大美本草

身边的中药材

编著 老中医养生堂

绘图 （按姓氏笔画排序）

卫　江　王习卢　邓盈丰　邓晶发　杨浚宣

余　峰　余汉平　陈文虎　陈素珍　黄明泓

梁顺坤

验方提供 朱濂溪　华碧春　江英志　冼建春

部分照片提供 周重建

本书所拍摄药材由福州瑞来春堂国药馆有限公司提供

 海峡出版发行集团 | 福建科学技术出版社
THE STRAITS PUBLISHING & DISTRIBUTING GROUP | FUJIAN SCIENCE & TECHNOLOGY PUBLISHING HOUSE

图书在版编目（CIP）数据

大美本草 . 身边的中药材 / 老中医养生堂编著 . 一
福州：福建科学技术出版社，2023.1
ISBN 978-7-5335-6859-7

Ⅰ . ①大…　Ⅱ . ①老…　Ⅲ . ①中药材 – 图集　Ⅳ .
① R282-64

中国版本图书馆 CIP 数据核字（2022）第 218518 号

书　　名	大美本草·身边的中药材	
编　　著	老中医养生堂	
出版发行	福建科学技术出版社	
社　　址	福州市东水路 76 号（邮编 350001）	
网　　址	www.fjstp.com	
经　　销	福建新华发行（集团）有限责任公司	
印　　刷	福州德安彩色印刷有限公司	
开　　本	700 毫米 ×1000 毫米　1 / 16	
印　　张	26.5	
字　　数	417 千字	
版　　次	2023 年 1 月第 1 版	
印　　次	2023 年 1 月第 1 次印刷	
书　　号	ISBN 978-7-5335-6859-7	
定　　价	68.00 元	

书中如有印装质量问题，可直接向本社调换

朱砂点 指药材，如苍术、羌活的横切面上可见散在的橙黄色或棕红色油点，即油室。

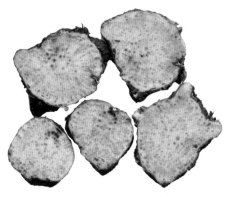

茅苍术（朱砂点）

蚯蚓头 指药材根头部有明显密集的环纹，形如蚯蚓头。

车轮纹(车辐) 指药材断面木部射线呈均匀放射状排列的纹理，形似古时马车轮。

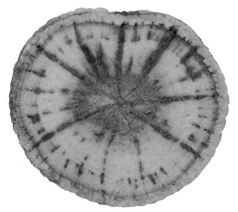

防风（车轮纹）

蚕羌 指羌活根茎略弯曲，环节紧密，形似蚕者。

条羌 指宽叶羌活根茎及根呈类圆形者。

1

大头羌 指宽叶羌活根茎粗大，不规则结节状，顶部具数个茎基，根较细者。

疙瘩丁 指白芷药材外皮皮孔样横向突起散生。

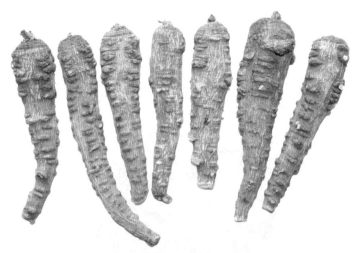

白芷（疙瘩丁）

过桥 指黄连根茎细长的节间，表面平滑如茎秆。

鸡爪黄连 指黄连根茎多分枝，成簇，形如鸡爪，又称"鸡爪连"。

毛笔头 指辛夷药材外被长茸毛，呈长卵形，形似毛笔头。

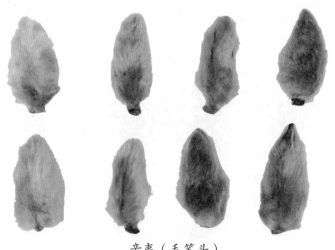

辛夷（毛笔头）

羊膻气 指药材白鲜皮所特有的一种类似羊膻气的气味。

青翘、黄翘、老翘 青翘指秋季连翘果实初熟尚带绿色时，摘下青色果实，除去杂质，蒸熟，晒干者。黄翘、老翘指连翘果实熟透时采收，色黄，除去杂质，晒干者。

金井玉栏　指根及根茎类药材如板蓝根、黄芪、桔梗，其断面皮部黄白色（玉栏），中心木部黄色（金井）。

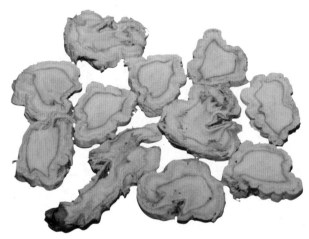

桔梗（金井玉栏）

原丹皮、刮丹皮（粉丹皮）　原丹皮指在每年10~11月，采收栽培3~5年的牡丹的根部，除去须根及茎基，剥取根皮，晒干者。其中趁鲜刮去外皮，纵剖，抽取木心者称为"刮丹皮"或"粉丹皮"。

锦纹　指大黄药材表面有类白色薄壁组织与红棕色射线所形成的类白色网状纹理。

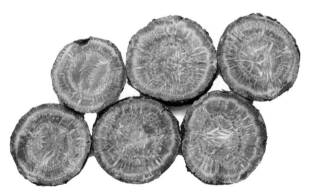

大黄（锦纹）

星点　指大黄药材断面可见暗红色放射状小点环列或散在髓部，如星星点缀。为大黄根茎髓部的异常维管束，放射状纹理是异常维管束的射线。

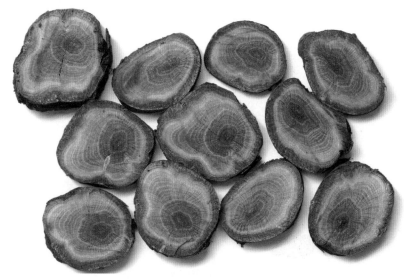

大黄（星点）

芒硝、土硝、朴硝、皮硝、玄明粉　取天然产的芒硝（俗称"土硝"），加水溶解，放置，沉淀，滤过，滤液加热浓缩，放冷后析出结晶，习称"朴硝"或"皮硝"。再将朴硝重新结晶即为"芒硝"。芒硝再精制并令其风化成无水硫酸钠，呈白色颗粒状结晶性粉末，即为"玄明粉"。

筒朴、靴筒朴、鸡肠朴（根朴）　厚朴干皮，呈卷筒状或双卷筒状，习称"筒朴"；近根部干皮一端展开如喇叭口，习称"靴筒朴"。厚朴根皮，呈筒状或不规则块片，有的弯曲似鸡肠，习称"鸡肠朴"或"根朴"。

阳春砂　阳春砂主产于广东，以阳春、阳江产者最为著名，故名。

壳砂、砂仁　绿壳砂（缩砂）连壳晒干，称"壳砂"；剥去果皮，将种子团晒干，并上白粉，称"砂仁"。

茯苓个、茯苓片、茯苓块、茯苓皮、赤茯苓、白茯苓、茯神　挖取新鲜的茯苓，经过反复数次"发汗"至外现皱纹，内部水分大部分散失后，阴干，称为"茯苓个"；鲜茯苓去皮后切片，为"茯苓片"；切成方形或长方形块者为"茯苓块"；

皮为"茯苓皮"；去茯苓皮后，内部显淡红色者为"赤茯苓"；切去赤茯苓后的白色部分为"白茯苓"；中有松根者为"茯神"。

犍干姜　指干姜以四川犍为所产者质量佳，色白，粉质多，辣味足。

桂通（官桂）　为剥取栽培5~6年生幼树的干皮和粗枝皮、老树枝皮，不经压制，自然卷曲成筒状。

企边桂　为剥取十年生以上肉桂树的干皮，将两端削成斜面，突出桂心，夹在木制的凹凸板中间，压成两侧向内卷曲的浅槽状。

板桂　为剥取老年树最下部近地面的干皮，夹在木制的桂夹内，晒至九成干，经纵横堆叠，加压，约一个月完全干燥，成扁平板状。

桂碎　指在桂皮加工过程中的碎块。

公丁香　指丁香的花蕾，芳香气味浓烈，质佳。

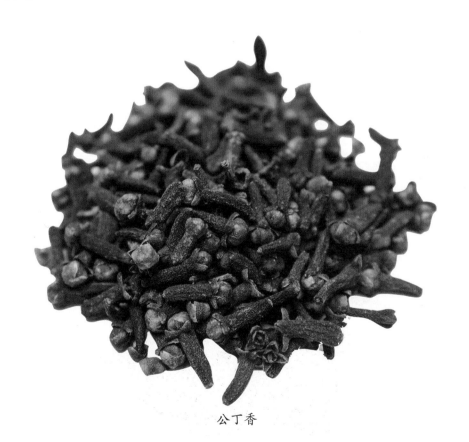

公丁香

母丁香 指丁香的果实，芳香气味稍淡，质量较次。

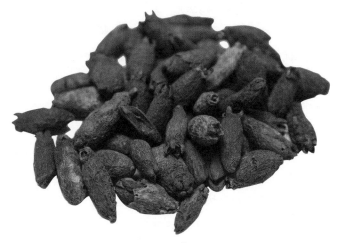

母丁香

乌药珠 指乌药药材多呈纺锤状，略弯曲，有的中部收缩成连珠状。

起霜 指苍术药材断面暴露稍久后，常可析出白色细针状结晶（为苍术醇和 β－桉油醇的混合物）。

槐花、槐米 豆科植物槐 *Sophora japonica* L. 的干燥花为"槐花"；干燥花蕾为"槐米"。

槟榔纹 指药材断面或表面呈深浅色相间的花纹，多数由于种皮内层与外胚乳的折合层常不规则地插入到内胚乳中，形成错入组织。

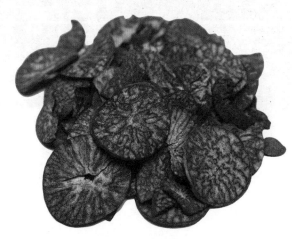

槟榔（槟榔纹）

田七　三七原以产于广西田阳（古名田州）者最为著名，故名。

铜皮铁骨　铜皮指三七药材的外皮颜色似金属铜的颜色；铁骨指药材质坚硬如骨，体重而坚实不易折断，内部似铁色。

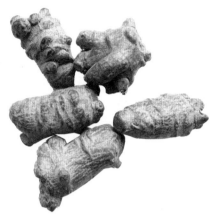

三七（铜皮铁骨）

亳菊、滁菊、贡菊、杭菊　菊花根据产地和加工方法不同分为"亳菊""滁菊""贡菊""杭菊"。亳菊是先将花枝摘下，阴干后再剪取花头。滁菊是剪下花头后，用硫黄熏蒸，再晒至半干，筛成球形，再晒干。贡菊是直接摘取新鲜花头烘干。杭菊是摘取花头后，上笼蒸3~5分钟后再取出晒干。

怀山药　山药多集中在河南沁阳（旧称怀庆府），为河南的道地药材，故名。

蝴蝶片　川芎根茎为不规则结节状拳形团块，加工纵切成饮片后，由于边缘不整齐，片形似蝴蝶，故名。

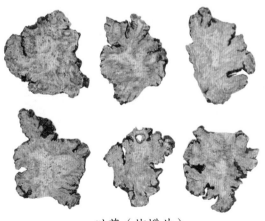

川芎（蝴蝶片）

怀中抱月 指松贝的外层鳞叶2瓣,大小悬殊,大瓣紧抱小瓣,未抱部分呈新月形。

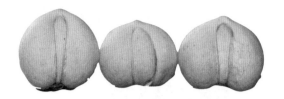

川贝母(怀中抱月)

虎皮斑 指炉贝表面类白色或浅棕黄色,有的具棕色斑点。

马牙嘴 炉贝外面鳞叶2瓣大小相近,顶端开裂而略尖,其开口即称"马牙嘴"。

狮子盘头、泥鳅头 指党参大条者根头部有多数疣状突起的茎痕及芽,每个茎痕的顶端呈凹下圆点状,形如狮子头,称为"狮子盘头"。而小条者根头部较小,称为"泥鳅头"。

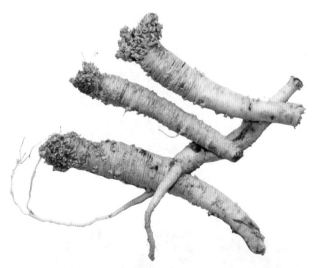

党参(狮子盘头)

毛知母、知母肉(光知母) 知母根据采收加工方式的不同分为"毛知母"、"知母肉"(光知母)。毛知母指除去残茎及须根,去掉泥沙土晒干者。知母肉(光知母)指新鲜根茎剥去外皮晒干者。

枯芩、子芩、条芩 枯芩指黄芩的老根,中间呈暗棕色或棕黑色,枯朽状或已成空洞者;子芩、条芩指黄芩的新根,内外鲜黄,质佳。

白颈 指蚯蚓第14~16环节,颜色黄白,光亮,为其生殖环带。

上党人参　古代最早的人参即产于山西上党（潞州），以此为道地，故名。

远志肉　指远志根除去木心（木质部）后，晒干者。

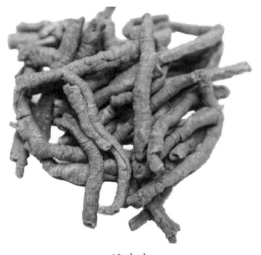

远志肉

鹦哥嘴（红小辫）、肚脐眼　天麻块茎顶端有红棕色至深棕色干枯芽苞，习称"鹦哥嘴"或"红小辫"；另端有自母麻脱落后的圆脐形疤痕，习称"肚脐眼"。

芝麻点　指天麻药材表面有略突起的芽，呈断续排列的环状小点。

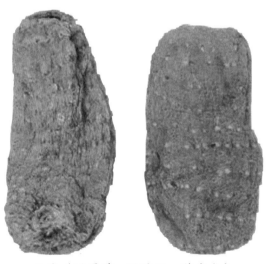

天麻（鹦哥嘴、肚脐眼、芝麻点）

甜大芸（淡大芸）　指肉苁蓉于春季苗未出或刚出土时采挖，除去花序，切段，晒干，通常将鲜品置沙土中半埋半露，较全部暴晒干得快，干后即为"甜大芸"或"淡大芸"，质量佳。

盐大芸　指肉苁蓉于秋季采收，但因其水分大，不易干燥，故将肥大者投入盐湖中腌 1~3 年，即为"盐大芸"，质量较次，用时需洗去盐分。

花鹿茸（黄毛茸）　指鹿科动物梅花鹿 *Cervus nippon* Temminck 的雄鹿未骨化密生茸毛的幼角。

马鹿茸（青毛茸）　指鹿科动物马鹿 *Cervus elaphus* Linnaeus 的雄鹿未骨化密生茸毛的幼角。

血片、蜡片、蛋黄片、老角片　花鹿茸尖部的切片习称"血片""蜡片"，中部上的切片习称"蛋黄片"，下部的切片习称"老角片"。

芦头　指根茎类药材顶端残留的根状茎。

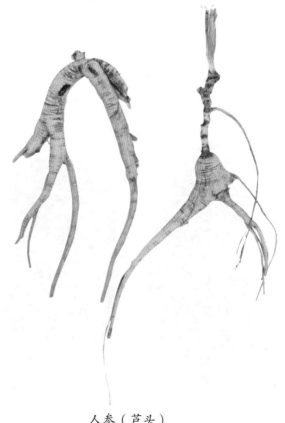

人参（芦头）

芦碗 指芦头上的数个凹窝状茎痕，形如小碗。

烘术、生晒术 每年霜降前后，挖取2~3年生的根茎，除去茎叶和细根，烘干，称为"烘术"；直接晒干者，称为"生晒术"。

毛山药、光山药 冬季采挖山药，切去芦头，用竹刀刮去外皮，晒干，即为"毛山药"；或选择肥大顺直的毛山药，置清水中，浸至无干心，闷透，用木板搓成圆柱形，切齐两端，晒干，打光，习称"光山药"。

浙八味 包括白术、白芍、浙贝母、杭菊花、延胡索、玄参、温郁金、笕麦冬。

金包头 指毛知母顶端有浅黄色的叶痕及茎痕。

菊花心 指药材横断面呈放射性纹理及裂隙，形如菊花状。

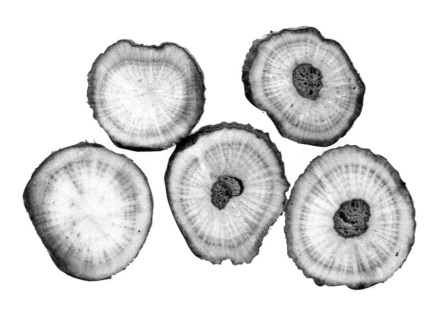

川赤芍（菊花心）

归头、归身、归尾、全归 指当归不同药用部位的名称。根上段称"归头"，主根称"归身"，支根称"归尾"，全体称"全归"。

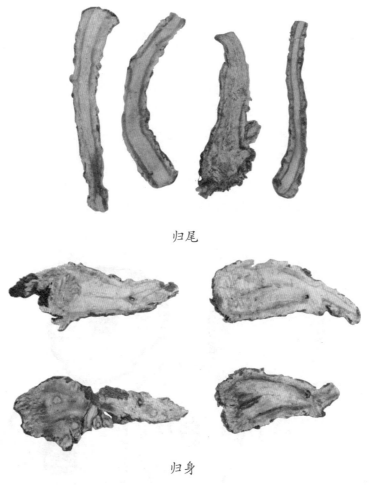

归尾

归身

云锦花纹 指何首乌的块根横切面皮部有4~11个异型维管束组成的云朵状花纹。

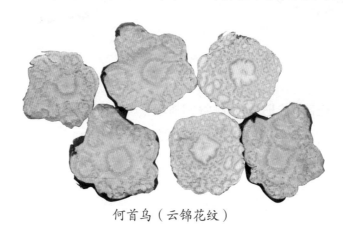

何首乌（云锦花纹）

罗盘纹 根类药材横切面有数轮同心排列环纹的异型构造，形似罗盘。

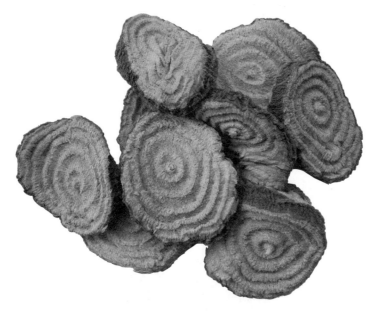

商陆（罗盘纹）

棕眼 一般指根茎类药材在其凹陷的茎基痕周围有很多麻点状须根痕。

凹窝 指根或根茎类药材顶端残留的凹陷茎痕。

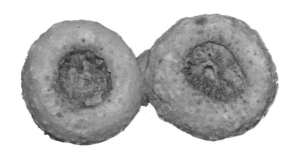

半夏（凹窝、棕眼）

扫帚头 指防风根头顶部有棕色或棕褐色毛状残存叶基，形似扫帚头。

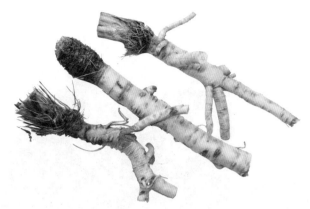

防风（扫帚头）

同心环纹 指白及药材表面的数圈同心环节。

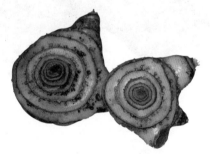

白及（同心环纹）

金盏银盘 指黄芪药材横切面，木部呈黄色，皮部呈白色，恰似金玉相映之感。

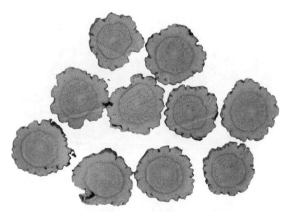

黄芪（金盏银盘）

鸡眼　指根及根茎类药材地上茎脱落而形成的凹陷茎痕。

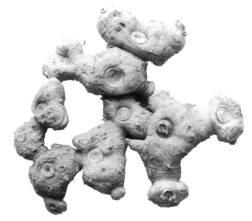

黄精（鸡眼）

钉角　一般指附子、川乌、草乌周围瘤状突起的支根。

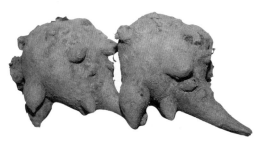

附子（钉角）

枫斗　指石斛剪去部分须根后，边炒边扭成螺旋形或弹簧状，烘干。

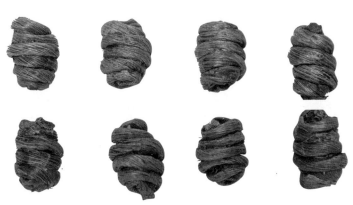

石斛（枫斗）

目录

CONTENTS

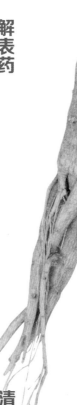
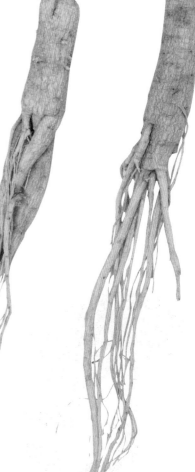

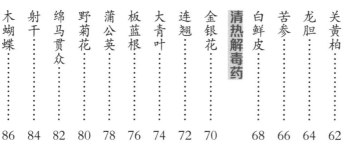
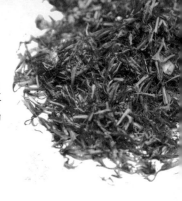
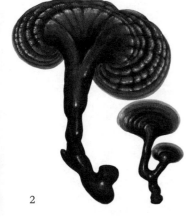

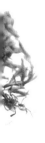

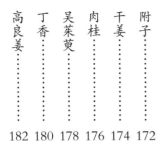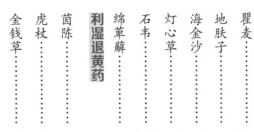
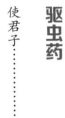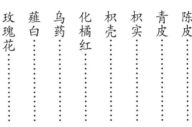
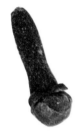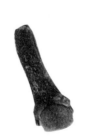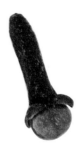

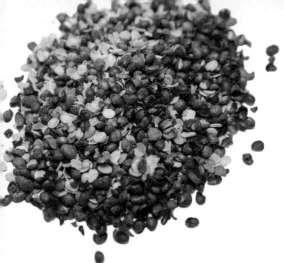

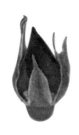

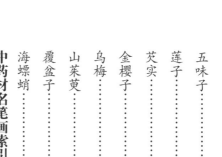

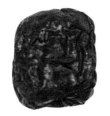

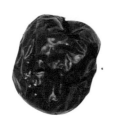

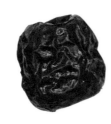

5

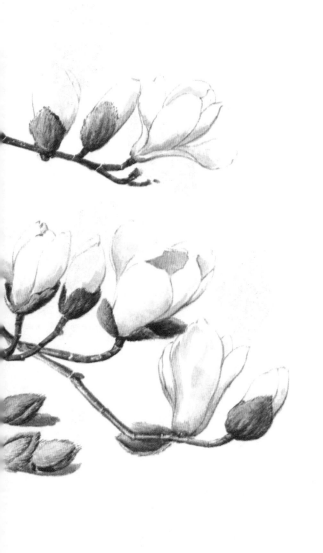

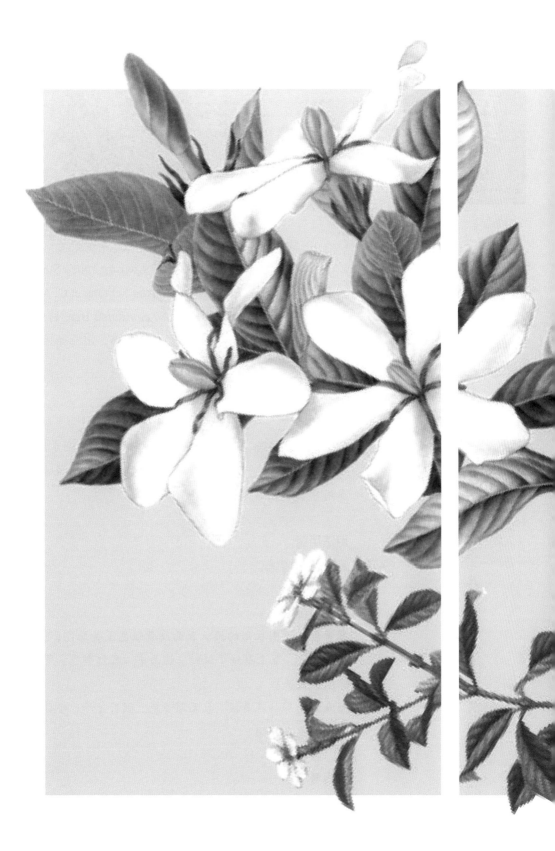

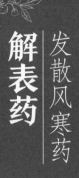

本草说

《本草纲目》记载，麻黄发汗之气，驶不能御，而根节止汗，效如影响，物理之妙，不可测度如此。

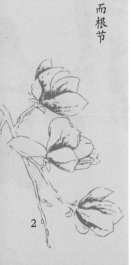

麻黄

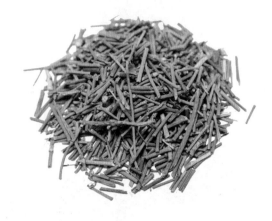

来源产地 为麻黄科植物草麻黄 *Ephedra sinica* Stapf、中麻黄 *Ephedra intermedia* Schrenk et C. A. Mey. 或木贼麻黄 *Ephedra equisetina* Bge. 的干燥草质茎。主产于内蒙古、山西、河北等地。

性味功效

麻黄，辛、微苦，温。发汗散寒，宣肺平喘，利水消肿。用于风寒感冒，胸闷喘咳，风水水肿。蜜麻黄，润肺止咳。多用于表证已解，气喘咳嗽。

用法用量

煎服，2~10克。

饮片特征

麻黄段 呈圆柱形的段。表面淡黄绿色至黄绿色，粗糙有细纵脊线，节上有细小鳞叶。切面中心显红黄色。气微香，味涩、微苦。

蜜麻黄 形如麻黄段。表面深黄色，微有光泽，略具黏性。有蜜香气，味甜。

品质要求

以干燥、茎粗、淡绿色、内心充实、味苦涩者为佳。

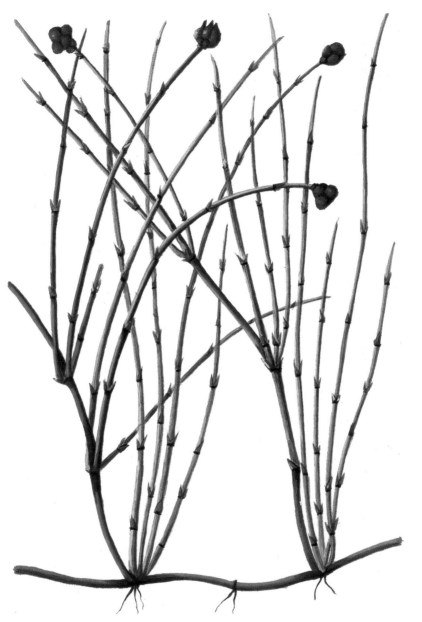

草麻黄

验方集萃

1. 小儿腹泻：麻黄 2~4 克，前胡 4~8 克，水煎取汁 300 毫升，稍加白糖，频频口服。

2. 荨麻疹：炙麻黄、蝉蜕、甘草各 5 克，生大黄、关黄柏、乌梅、板蓝根、槐米各 10 克，水煎服，7 日为 1 疗程。

桂枝

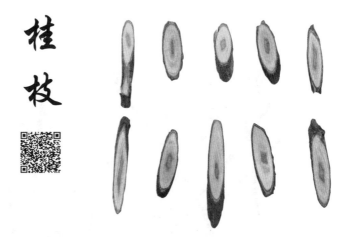

《本草纲目》记载，其嫩枝皮半卷多紫，而肉中皱起，肌理虚软，谓之桂枝，又名肉桂。

来源产地 为樟科植物肉桂 *Cinnamomum cassia* Presl 的干燥嫩枝。主产于广西、广东、云南。

性味功效

辛、甘，温。发汗解肌，温通经脉，助阳化气，平冲降气。用于风寒感冒，脘腹冷痛，血寒经闭，关节痹痛，痰饮，水肿，心悸，奔豚。

用法用量

煎服，3~10克。孕妇慎用。

饮片特征

呈类圆柱形或椭圆形的厚片。表面红棕色至棕色，有时可见点状皮孔或纵棱线。切面皮部红棕色，木部黄白色至浅黄棕色，髓部略呈方形。有特异香气，味甜、微辛。

品质要求

以幼嫩、色棕红、气香者为佳。

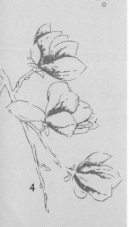

4

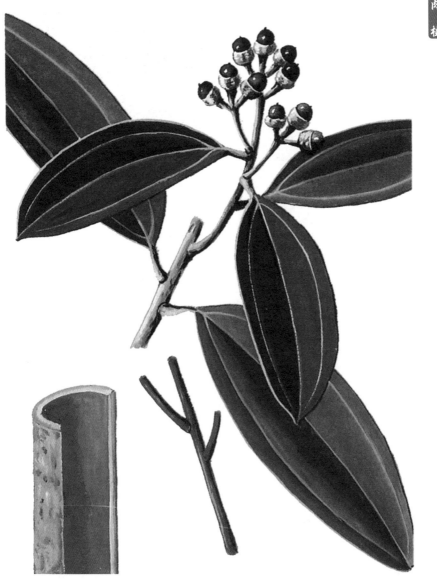

验方集萃

1. **感冒无汗**：桂枝、麻黄各9克，荆芥、防风各6克，水煎服。

2. **冻疮（未溃破）**：桂枝60克，白萝卜皮适量，加水1000毫升，煎煮后熏洗。

3. **发热、自汗、恶寒恶风**：桂枝、芍药、生姜各9克，炙甘草6克，大枣12克，水煎服。

《永类钤方》记载，金疮跌扑，血出不止，紫苏叶捣敷，无则以干者研末掺。

紫苏叶

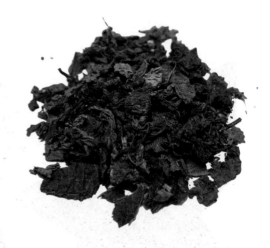

来源产地 为唇形科植物紫苏 *Perilla frutescens* (L.) Britt. 的干燥叶（或带嫩枝）。主产于湖北、河南、山东、江西、浙江、河北、黑龙江。

性味功效

辛，温。解表散寒，行气和胃。用于风寒感冒，咳嗽呕恶，妊娠呕吐，鱼蟹中毒，脾胃气滞，胸脘胀满。

用法用量

煎服，5~10克，不宜久煎。

饮片特征

呈不规则的段或未切叶。叶多皱缩卷曲、破碎，完整者展平后呈卵圆形，边缘具圆锯齿。两面紫色或上表面绿色，下表面紫色，疏生灰白色毛。叶柄紫色或紫绿色。带嫩枝者，枝的直径2~5毫米，紫绿色，切面中部有髓。气清香，味微辛。

品质要求

以叶大、色紫、不碎、香气浓、无杂质者为佳。

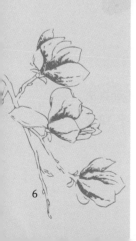

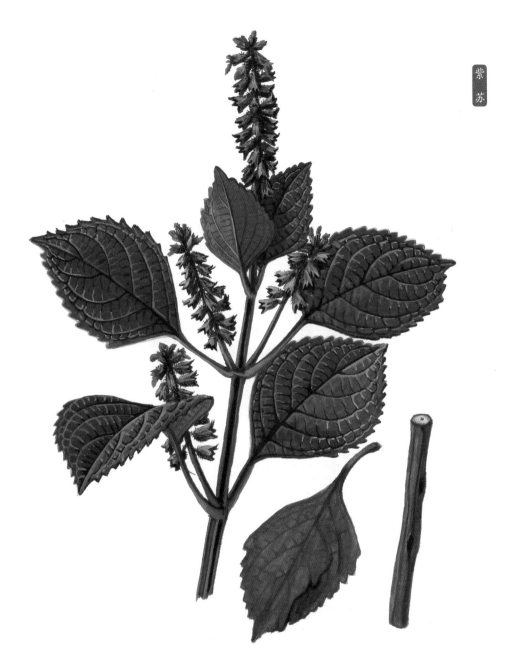

验方集萃

1. 感冒：紫苏叶 10 克，生姜 5 克，水煎热服，取汗。

2. 食鱼蟹中毒：紫苏叶 10 克，甘草 5 克，生姜 5 片，水煎服。

3. 感冒发热、呕吐腹泻：紫苏叶 12 克，陈皮 10 克，荆芥、防风、广藿香各 8 克，水煎服。

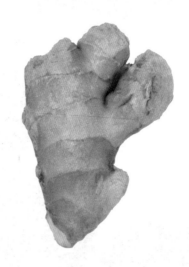

生姜

《竹屿山房杂部·养生部》记载，姜汤，春月宜用，四时皆宜。生姜，碎切，作沸汤泡，去姜，加白砂糖或蜜，冷饮。

来源产地 为姜科植物姜 *Zingiber officinale* Rosc. 的新鲜根茎。产于除东北外的大部分地区，主产于四川、贵州等地。

性味功效

生姜，辛，微温。解表散寒，温中止呕，化痰止咳，解鱼蟹毒。用于风寒感冒，胃寒呕吐，寒痰咳嗽，鱼蟹中毒。姜皮，辛，凉。和脾行水消肿。用于水肿，小便不利。

用法用量

生姜，煎服，3~9克，或捣汁服。姜皮，煎服，3~10克。

饮片特征

生姜 呈不规则的厚片，可见指状分枝。切面浅黄色，内皮层环纹明显，维管束散在。气香特异，味辛辣。

姜皮 呈不规则的薄片，表面黄褐色或灰棕色，有环节，切面浅黄色。气香特异，味辛辣。

品质要求

以块大、丰满、质嫩者为佳。

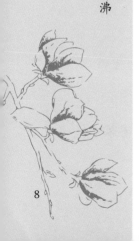

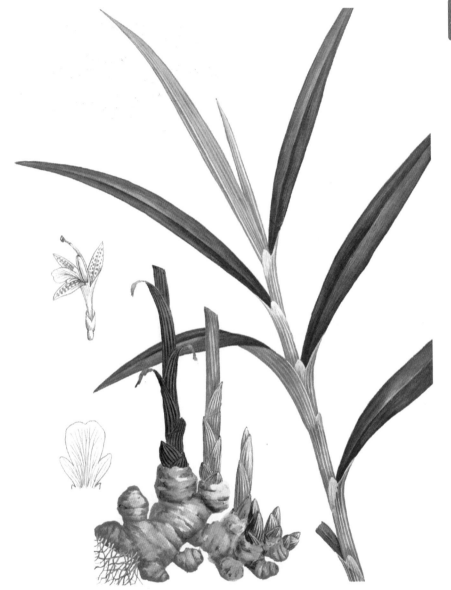

验方集萃

1. 反胃呕吐：生姜30克，胡椒1克（末），煎服，每日3次。

2. 胃脘冷痛、反胃呕吐：生姜、附子各6克，草果5克，大枣10枚，水煎服。

3. 水肿、小便不利：生姜皮10克，茯苓皮、冬瓜皮各15克，水煎服。

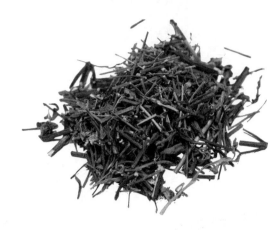

香薷

《食物本草》记载，人家暑月多煮以代茶，可无热病。一种香菜，味甘可食，三月种之。

来源产地

为唇形科植物石香薷 *Mosla chinensis* Maxim. 或江香薷 *Mosla chinensis* 'Jiangxiangru' 的干燥地上部分。前者习称"青香薷"，后者习称"江香薷"。石香薷主产于江西、广西、广东、湖南、湖北等地。江香薷主产于江西。

性味功效

辛，微温。发汗解表，化湿和中。用于暑湿感冒，恶寒发热，头痛无汗，腹痛吐泻，水肿，小便不利。

用法用量

煎服，3~10克。用于发表，量不宜过大，且不宜久煎；用于利水消肿，量宜稍大，且须浓煎。

饮片特征

呈不规则的段，全体密被白色茸毛，质较柔软。茎方柱形或类圆形。叶多皱缩或脱落，暗绿色或黄绿色。气清香而浓，味微辛而凉。

品质要求

以枝嫩、穗多、香气浓者为佳。

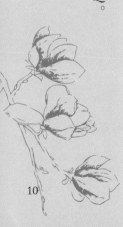

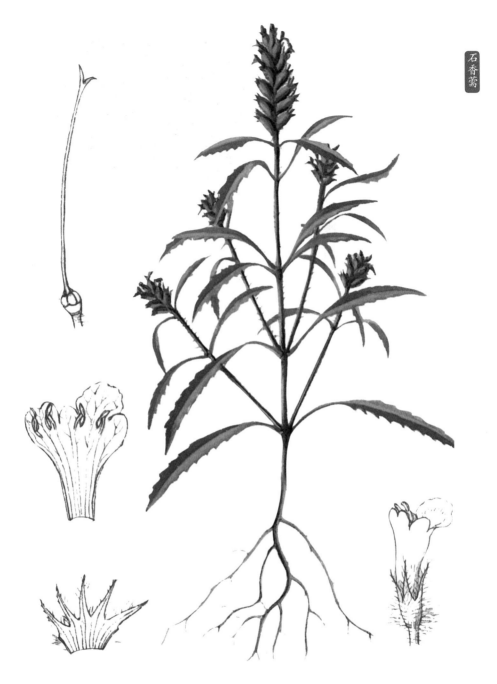

石香薷

验方集萃

1. **舌上忽出血如钻孔者**：香薷适量，煎汤服，每日3次。

2. **水肿、通身皆肿**：香薷9克，煎汤，冲白术细粉6克，每日3服。

3. **霍乱吐泻**：生香薷、小蒜碎、生姜各30克，炙厚朴18克，煎汤，分3次温服。

荆芥

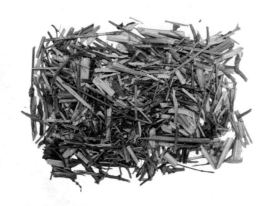

《食物辑要》记载，荆芥，忌驴肉、河鲀、一切无鳞鱼、蟹。

来源产地 为唇形科植物荆芥 *Schizonepeta tenuifolia* Briq. 的干燥地上部分。主产于河北、江苏、浙江、江西。

性味功效

荆芥、荆芥穗，辛，微温。解表散风，透疹，消疮。用于感冒，头痛，麻疹，风疹，疮疡初起。荆芥炭，辛、涩，微温。收敛止血。用于便血，崩漏，产后血晕。

用法用量

煎服，5~10克。

饮片特征

荆芥 呈不规则的段。茎呈方柱形，表面淡黄绿色或淡紫红色，被短柔毛。切面类白色。叶多已脱落。穗状轮伞花序。气芳香，味微涩而辛凉。

荆芥穗 穗状轮伞花序呈圆柱形，长3~15厘米，直径约7毫米。花冠多脱落，宿萼黄绿色，钟形，质脆易碎，内有棕黑色小坚果。气芳香，味微涩而辛凉。

荆芥炭 为不规则小段，长约5毫米。全体黑褐色。茎方柱形，体轻，质脆，断面焦褐色。叶对生，多已脱落。花冠多脱落，宿萼钟状。略具焦香气，味苦而辛。

品质要求

以色淡黄绿、穗长而密、香气浓者为佳。

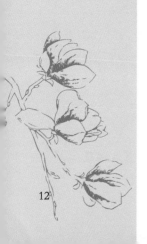

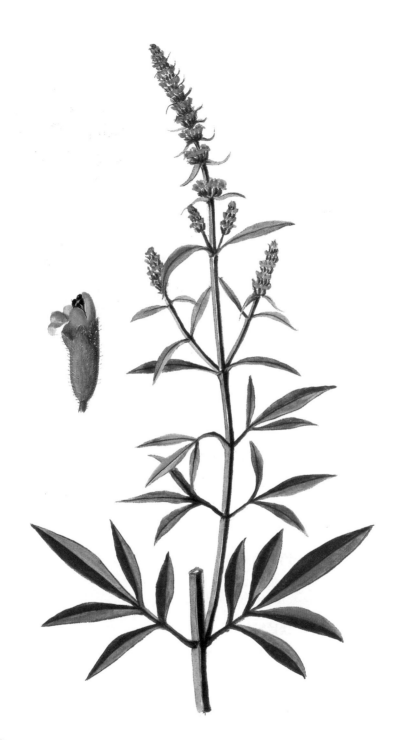

荆芥

验方集萃

1. **皮肤瘙痒**：荆芥、苦参各 15~30 克，煎水洗患处。

2. **麻疹不透**：荆芥、防风、浮萍各 6 克，芦根、紫草各 9 克，水煎服。

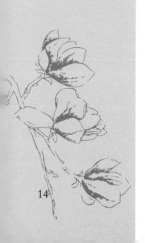

《遵生八笺·饮馔服食笺》记载，防风采苗，可作菜食，汤焯，料拌，极去风。

防风

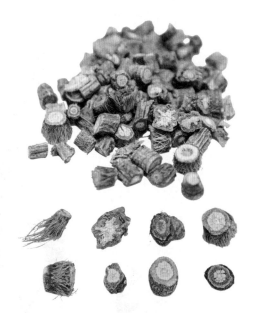

来源产地 为伞形科植物防风 *Saposhnikovia divaricata* (Turcz.) Schischk. 的干燥根。主产于黑龙江、吉林、内蒙古、辽宁，以黑龙江为道地。

性味功效

辛、甘，微温。祛风解表，胜湿止痛，止痉。用于感冒头痛，风湿痹痛，风疹瘙痒，破伤风。

用法用量

煎服，5~10 克。

饮片特征

为圆形或椭圆柱形的厚片。外表皮灰棕色，有纵皱纹，有的可见横长皮孔样突起、密集的环纹或残存的毛状叶基。切面皮部浅棕色，有裂隙，木部浅黄色，具放射状纹理。气特异，味微甘。

品质要求

以条粗壮、断面皮部色浅棕、木部浅黄色者为佳。

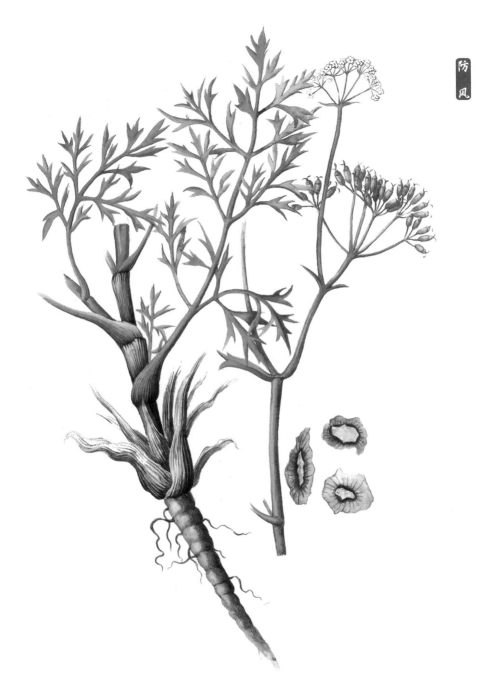

验方集萃

1. 湿疹瘙痒：防风、苍耳子、蛇床子、鬼针草各 30 克，煎水洗患处。

2. 风湿关节痛：防风 10 克，千年健 15 克，威灵仙 9 克，穿山龙 24 克，水煎服。

3. 小儿高热：防风 10 克，羚羊角 1 克（磨汁冲服），龙胆、钩藤各 8 克，水煎服。

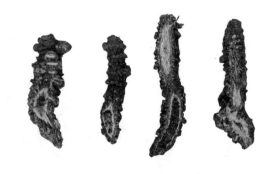

羌活

来源产地

为伞形科植物羌活 *Notopterygium incisum* Ting ex H. T. Chang 或宽叶羌活 *Notopterygium franchetii* H. de Boiss. 的干燥根茎及根。羌活主产于四川、青海、甘肃、西藏，以四川为道地。宽叶羌活主产于四川、青海、甘肃。

性味功效

辛、苦，温。解表散寒，祛风除湿，止痛。用于风寒感冒，头痛项强，风湿痹痛，肩背酸痛。

用法用量

煎服，3~10 克。

饮片特征

呈类圆形、不规则形横切或斜切片，表面棕褐色至黑褐色，切面外侧棕褐色，木部黄白色，有的可见放射状纹理。体轻，质脆。气香，味微苦而辛。

品质要求

以条粗、外皮棕褐色、断面朱砂点多、香气浓郁者为佳。

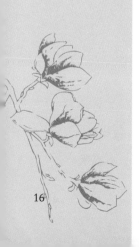

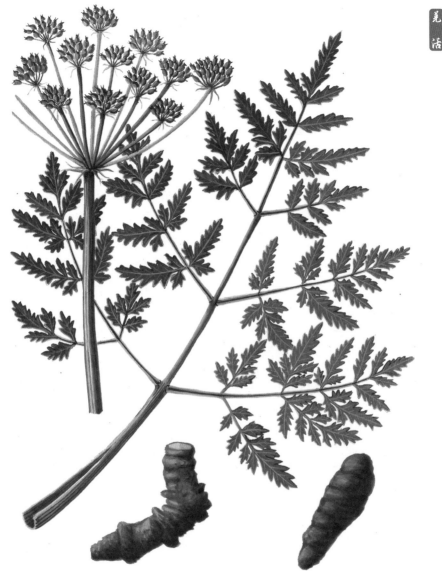

验方集萃

1. 风湿性关节炎：羌活、牛膝、狗脊各10克，徐长卿、防风各9克，桂枝6克，水煎服。

2. 感冒四肢酸痛：羌活、紫苏叶各9克，淡豆豉、制香附各10克，陈皮6克，水煎服。

3. 头风头痛、头身困重：羌活、苍术各9克，白芷、蔓荆子各10克，川芎8克，水煎服。

白芷

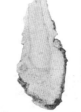

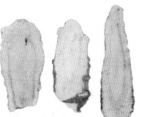

《备考食物本草纲目》记载，今人取作香料，入诸肉脯，得其芬芳，以辟臭气。

来源产地 为伞形科植物白芷 Angelica dahurica (Fiseh. ex Hoffm.) Benth. et Hook. f.或杭白芷 Angelica dahurica (Fisch. ex Hoffm.) Benth. et Hook. f. var. formosana (Boiss.) Shan et Yuan 的干燥根。主产于四川、浙江、河南、河北。

性味功效

辛，温。解表散寒，祛风止痛，宣通鼻窍，燥湿止带，消肿排脓。用于感冒头痛，眉棱骨痛，鼻塞流涕，鼻鼽，鼻渊，牙痛，带下病，疮疡肿痛。

用法用量

煎服，3~10 克。

饮片特征

呈类圆形的厚片。外表皮灰棕色或黄棕色。切面白色或灰白色，具粉性，形成层环棕色，近方形或近圆形，皮部散有多数棕色油点。气芳香，味辛、微苦。

品质要求

以条粗壮、体重、粉性足、香气浓郁者为佳。

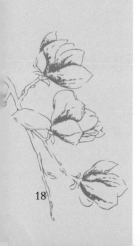

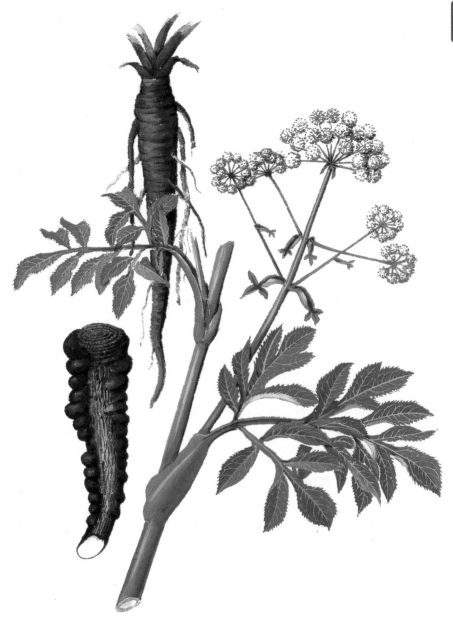

验方集萃

1. 头痛：白芷、蔓荆子、菊花、鸡肶花各9克，葛根15克，水煎服。

2. 腹痛：白芷、荜澄茄、制香附各15克，共研末，调水敷脐部。

3. 牙痛：白芷、细辛或吴茱萸各8克，水煎漱口或研末塞牙。

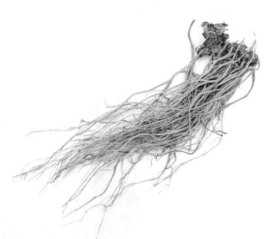

细辛

《饮食须知》记载，凡蜜饯诸果，用细辛置于顶，不虫蛀。

来源产地 为马兜铃科植物北细辛 *Asarum heterotropoides* Fr. Schmidt var. *mandshuricum* (Maxim.) Kitag.、汉城细辛 *Asarum sieboldii* Miq. var. *seoulense* Nakai 或华细辛 *Asarum sieboldii* Miq. 的干燥根及根茎。北细辛主产于辽宁、吉林、黑龙江。汉城细辛主产于辽宁、吉林。华细辛主产于陕西、河南、四川、湖北、湖南、安徽。

性味功效

辛，温。祛风散寒，通窍止痛，温肺化饮。用于风寒感冒，头痛，牙痛，鼻塞流涕，鼻衄，鼻渊，风湿痹痛，痰饮喘咳。

用法用量

煎服，1~3克。散剂每次服 0.5~1 克。外用适量。不宜与藜芦同用。

饮片特征

呈不规则的段。根茎呈不规则圆柱状，外表皮灰棕色，有时可见环形的节。根细，表面灰黄色，平滑或具纵皱纹。切面黄白色或白色。气辛香，味辛辣、麻舌。

品质要求

以根灰黄、叶绿、干燥、味辛辣而麻舌者为佳。

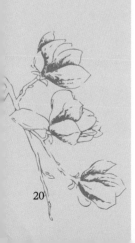

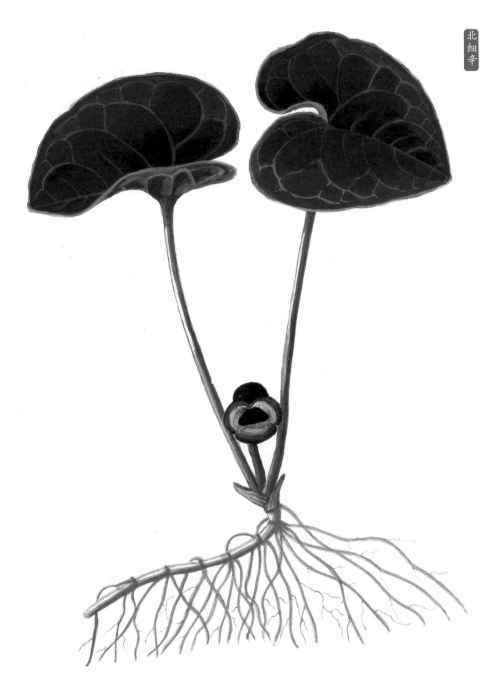

验方集萃

1. **风寒头痛**：细辛研末，加面粉及白酒调成糊状，敷太阳穴。

2. **鼻塞不通**：细辛少许，研末，吹入鼻中。

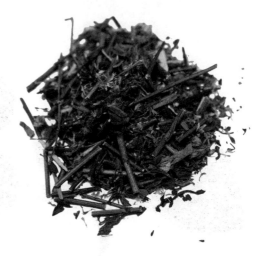

一枝黄花

为菊科植物一枝黄花 *Solidago decurrens* Lour. 的干燥全草。分布于全国大部分地区。

性味功效

辛、苦，凉。清热解毒，疏散风热。用于喉痹，乳蛾，咽喉肿痛，疮疖肿毒，风热感冒。

用法用量

煎服，9~15 克。

饮片特征

呈不规则的段。茎圆柱形；表面黄绿色、灰棕色或暗紫红色，有棱线，上部被毛；质脆，易折断，断面纤维性，有髓。单叶互生，多皱缩、破碎，完整叶片展平后呈卵形或披针形，先端稍尖或钝，全缘或有不规则的疏锯齿，基部下延成柄。头状花序直径约0.7厘米，排成总状，偶有黄色舌状花残留，多皱缩扭曲，苞片3层，卵状披针形。瘦果细小，冠毛黄白色。气微香，味微苦辛。

品质要求

以色黄绿、质脆、干燥、气香者为佳。

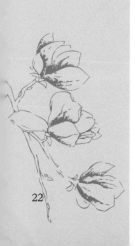

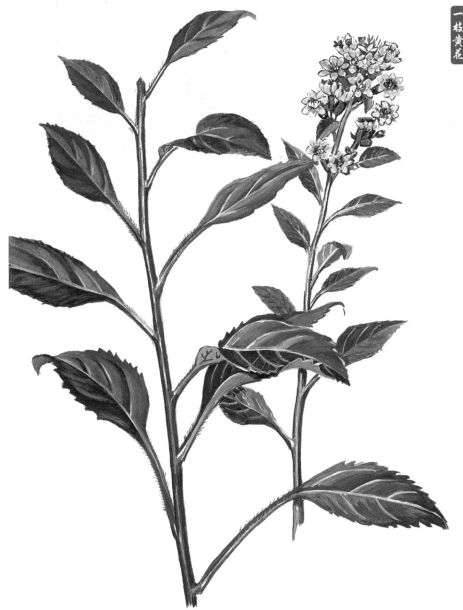

验方集萃

1. 中暑吐泻：一枝黄花 15 克，樟叶 3 片，水煎服。

2. 乳腺炎：一枝黄花、马兰各 15 克，鲜香附 30 克，葱头 7 个，捣烂外敷。

3. 感冒、咽喉肿痛、扁桃体炎：一枝黄花 9~15 克，水煎服。

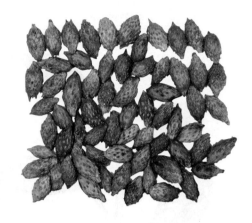

苍耳子

炒苍耳子

来源产地 为菊科植物苍耳 *Xanthium sibiricum* Patr. 的干燥成熟带总苞的果实。产于全国各地，自产自销。

性味功效

辛、苦，温；有毒。散风寒，通鼻窍，祛风湿。用于风寒头痛，鼻塞流涕，鼻鼽，鼻渊，风疹瘙痒，湿痹拘挛。

用法用量

煎服，3~10 克。

饮片特征

苍耳子 呈纺锤形或卵圆形，长 1~1.5 厘米，直径 0.4~0.7 厘米。表面黄棕色或黄绿色，全体有钩刺，顶端有 2 枚较粗的刺，分离或相连，基部有果梗痕。质硬而韧，横切面中央有纵隔膜，2 室，各有 1 枚瘦果。瘦果略呈纺锤形，一面较平坦，顶端具一突起的花柱基，具纵纹。气微，味微苦。

炒苍耳子 形如苍耳子，表面黄褐色，有刺痕。微有香气。

品质要求

以粒大、饱满、色棕黄者为佳。

本草说

《养生食鉴》记载，苍耳子粥，治目暗不明及诸风鼻流清涕，兼治下血、痔疮等症。用苍耳子五钱，取汁，和早米三合，煮粥食。又可作羹及煎之代茶。

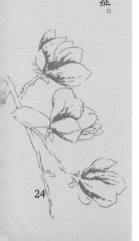

24

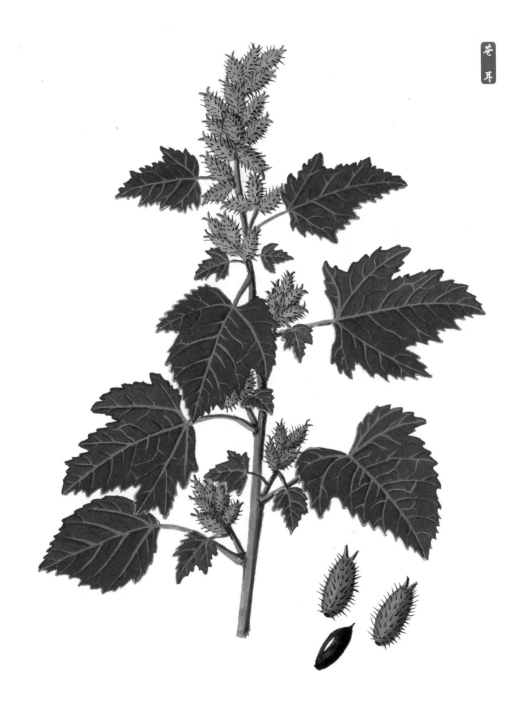

苍耳

验方集萃

1. **鼻塞不闻香臭**：苍耳子 3 克，研末，湿棉签蘸末塞入鼻腔。

2. **风湿痹痛**：苍耳子或全草 9 克，威灵仙、川芎各 8 克，水煎服或浸酒服。

辛夷

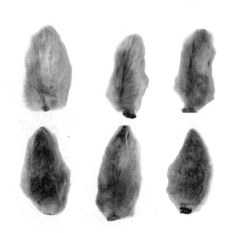

来源产地 为木兰科植物望春花 *Magnolia biondii* Pamp.、玉兰 *Magnolia denudata* Desr. 或武当玉兰 *Magnolia sprengeri* Pamp. 的干燥花蕾。望春花主产于河南。玉兰主产于安徽、江西、湖南。武当玉兰主产于湖北、四川。

性味功效

辛，温。散风寒，通鼻窍。用于风寒头痛，鼻塞流涕，鼻鼽，鼻渊。

用法用量

煎服，3~10克，包煎。外用适量。

饮片特征

呈长卵形，似毛笔头。基部具短梗，较粗壮，梗上有类白色点状皮孔。苞片外表面密被灰白色或灰绿色有光泽的茸毛，内表面类棕色，无毛。体轻，质脆。气芳香，味辛凉而稍苦。

品质要求

以花蕾未开、身干而完整、内瓣紧密、色绿、无枝梗、香气浓者为佳。

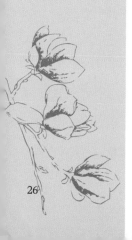

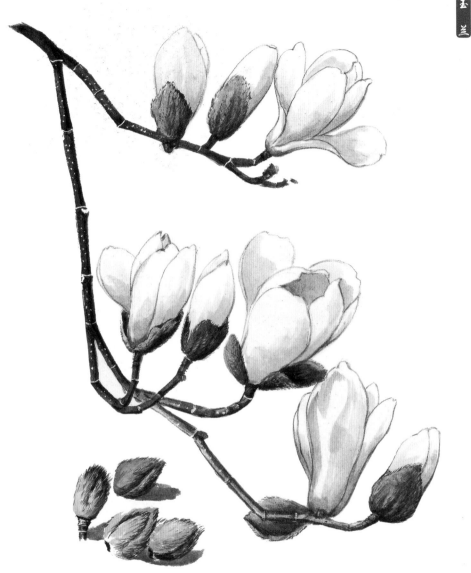

验方集萃

1. **鼻塞不知香臭**：辛夷、皂角、石菖蒲各等分，研细末，绵裹塞鼻中，待片刻取出。

2. **急、慢性鼻窦炎**：辛夷9克，苍耳草15克，薄荷6克，水煎服；渣再煎取浓汁，加入葱汁适量，滴鼻。

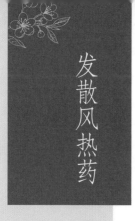

发散风热药

本草说

《药性全备食物本草》记载，薄荷茶，治火动咳嗽便闭，及妇人经水不调。细茶、薄荷各四两，用水七碗，煎至二碗，去渣，入蜂蜜四两，候冷，入童便二茶钟，露一宿，空心温服一钟。

薄荷

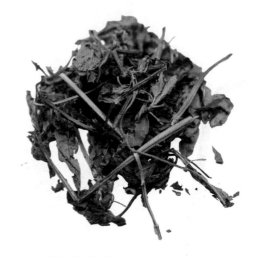

来源产地 为唇形科植物薄荷 *Mentha haplocalyx* Briq. 的干燥地上部分。主产于江苏、浙江、河北，以江苏为道地。

性味功效

辛，凉。疏散风热，清利头目，利咽，透疹，疏肝行气。用于风热感冒，风温初起，头痛，目赤，喉痹，口疮，风疹，麻疹，胸胁胀闷。

用法用量

煎服，3~6克，后下。

饮片特征

呈不规则的段。茎方柱形，表面紫棕色或淡绿色，具纵棱线，棱角处具茸毛。切面白色，中空。叶多破碎，上表面深绿色，下表面灰绿色，稀被茸毛。轮伞花序腋生，花萼钟状，先端5齿裂，花冠淡紫色。揉搓后有特殊清凉香气，味辛凉。

品质要求

以叶多、色深绿、味清凉、香气浓者为佳。

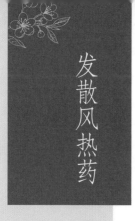

28

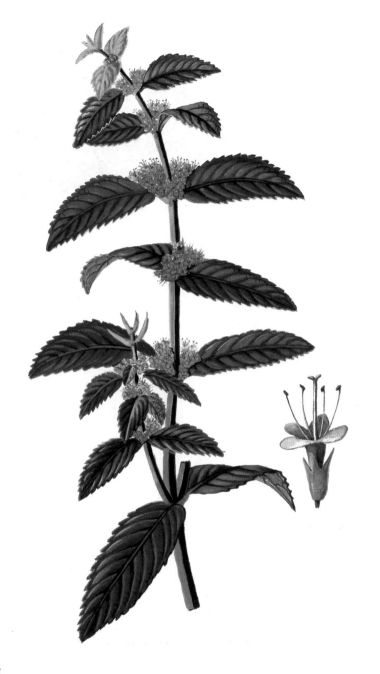

验方集萃

1. 感冒发热、头痛鼻塞： 薄荷、菊花、蔓荆子各9克，荆芥、金银花各12克，水煎服。

2. 慢性荨麻疹： 薄荷15克，桂圆干6粒，水煎服，每日2次，连服2~4周。

3. 腹胀： 薄荷、防风、紫苏、全蝎（研粉）各3克，和葱一起捣烂，均匀地摊在纱布上，烤热，敷脐部。

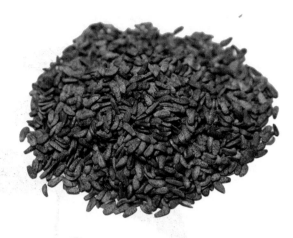

牛蒡子

来源产地 为菊科植物牛蒡 *Arctium lappa* L. 的干燥成熟果实。主产于山东、四川、吉林、辽宁、黑龙江。

性味功效

辛、苦，寒。疏散风热，宣肺透疹，解毒利咽。用于风热感冒，咳嗽痰多，麻疹，风疹，咽喉肿痛，痄腮，丹毒，痈肿疮毒。

用法用量

煎服，6~12克。

饮片特征

牛蒡子 呈长倒卵形，略扁，微弯曲，长 5~7 毫米，宽 2~3 毫米。表面灰褐色，带紫黑色斑点，有数条纵棱，通常中间 1~2 条较明显。顶端钝圆，稍宽，顶面有圆环，中间具点状花柱残迹；基部略窄，着生面色较淡。气微，味苦后微辛而稍麻舌。

炒牛蒡子 形如牛蒡子，色泽加深，略鼓起。微有香气。

品质要求

以粒大、饱满、花纹明显、色灰褐者为佳。

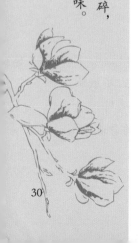

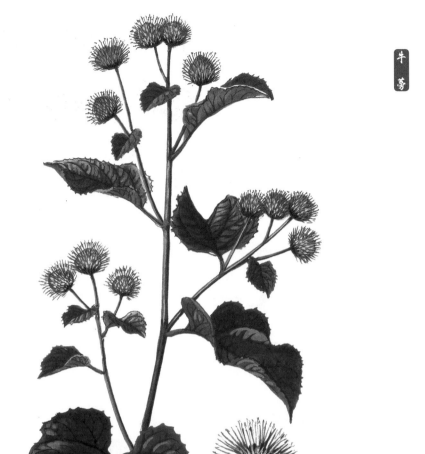

验方集萃

1. 感冒（头痛发热、咽喉肿痛）：牛蒡子9克，板蓝根15克，薄荷、甘草各3克，水煎服。

2. 流行性腮腺炎、疮痈肿痛：牛蒡子10克，黄芩9克，升麻、蒲公英各12克，水煎服。

3. 习惯性便秘：生牛蒡子（捣碎）15克，开水500毫升，冲泡20分钟后，代茶饮。

蝉蜕

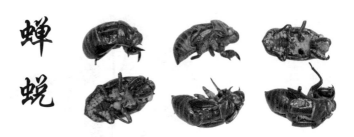

来源产地 为蝉科昆虫黑蚱 *Cryptotympana pustulata* Fabricius 的若虫羽化时脱落的皮壳。主产于浙江、山东、江苏、河北等地。

性味功效

甘，寒。疏散风热，利咽，透疹，明目退翳，解痉。用于风热感冒，咽痛音哑，麻疹不透，风疹瘙痒，目赤翳障，惊风抽搐，破伤风。

用法用量

煎服，3~6 克。

饮片特征

略呈椭圆形而弯曲，长约 3.5 厘米，宽约 2 厘米。表面黄棕色，半透明，有光泽。头部有丝状触角 1 对，多已断落，复眼突出。额部先端突出，口吻发达，上唇宽短，下唇伸长成管状。胸部背面呈十字形裂开，裂口向内卷曲，脊背两旁具小翅 2 对；腹面有足 3 对，被黄棕色细毛。腹部钝圆，共 9 节。体轻，中空，易碎。气微，味淡。

品质要求

以体轻、完整、色黄亮者为佳。

验方集萃

1. 目赤、翳膜遮睛： 蝉蜕、蒺藜、决明子各 10 克，水煎服。

2. 皮肤瘙痒： 蝉蜕、薄荷叶各等量，研细末，酒调服，每次 3 克，每日 3 次。

3. 感冒、咳嗽失音： 蝉蜕、甘草各 3 克，牛蒡子 9 克，桔梗 5 克，水煎服。

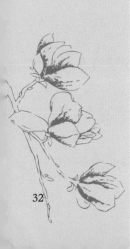

菊花

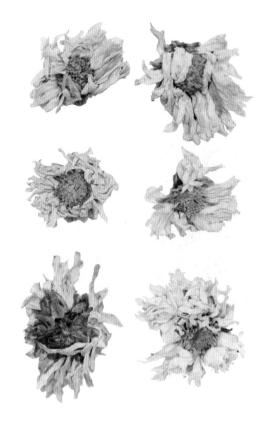

《养生食鉴》记载，菊花酒，壮筋骨，补髓，延年增寿。用菊花、生地、枸杞根各五升，以水一石，煮取汁五斗，糯米五斗，炊熟。大细曲末，拌匀入瓮内，密封，候澄清，温服之。

来源产地

为菊科植物菊 *Chrysanthemum morifolium* Ramat. 的干燥头状花序。主产于浙江、安徽、河南、河北、山东、四川等地。药材按产地和加工方法的不同，分为"亳菊""滁菊""贡菊""杭菊"等，以亳菊和滁菊品质最优。由于花的颜色不同，又分为黄菊花和白菊花。

性味功效

甘、苦，微寒。疏散风热，平肝明目，清热解毒。用于风热感冒，头痛眩晕，目赤肿痛，目暗昏花，疮痈肿毒。

用法用量

煎服，5~10克。

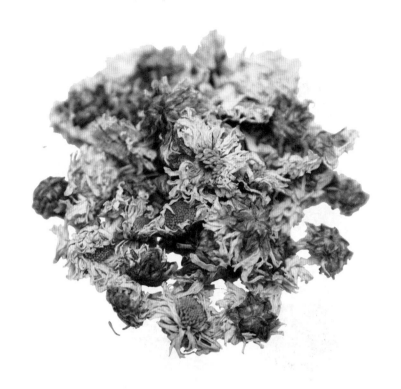

饮片特征

亳菊 呈倒圆锥形或圆筒形，有时稍压扁呈扇形，离散。总苞碟状；总苞片3~4层，卵形或椭圆形，草质，黄绿色或褐绿色，外面被柔毛，边缘膜质。花托半球形，无托片或托毛。舌状花数层，雌性，位于外围，类白色，劲直，上举，纵向折缩，散生金黄色腺点；管状花多数，两性，位于中央，为舌状花所隐藏，黄色，顶端5齿裂。体轻，质柔润，干时松脆。气清香，味甘、微苦。

滁菊 呈不规则球形或扁球形。舌状花类白色，不规则扭曲，内卷，边缘皱缩，有时可见淡褐色腺点；管状花大多隐藏。

贡菊 呈扁球形或不规则球形。舌状花白色或类白色，斜升，上部反折，边缘稍内卷而皱缩，通常无腺点；管状花少，外露。

杭菊 呈碟形或扁球形，常数个相连成片。舌状花类白色或黄色，平展或微折叠，彼此粘连，通常无腺点；管状花多数，外露。

品质要求

以花朵完整、颜色新鲜、气清香、少梗叶者为佳。

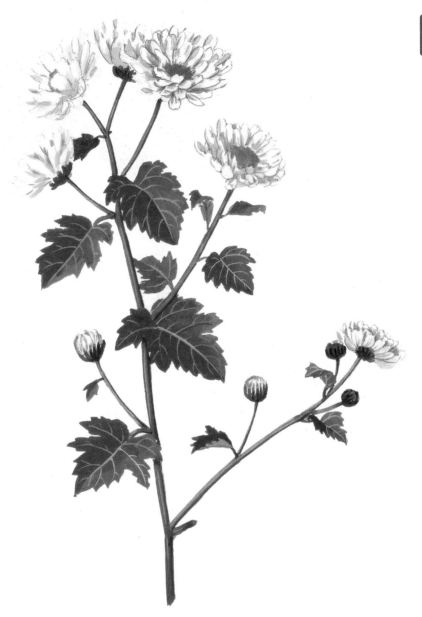

验方集萃

1. **风热头痛**：菊花、石膏、川芎各9克，研细末，每次4.5克，茶调服。

2. **目赤眩晕、眼花面肿**：菊花、白英、甘草各3克，分别焙干，研末，晚上睡前温开水调服，每次3克。

桑叶

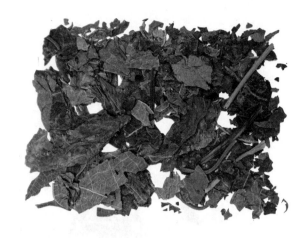

本草说

《日用本草》记载，桑叶主除寒热出汗，霍乱腹痛。炙煎饮之，止渴，一如茶法。又煎汤淋渫手足，去风痹。

来源产地

为桑科植物桑 *Morus alba* L. 的干燥叶。主产于安徽、浙江、江苏、四川、湖南等地，以南方育蚕区产量较大。

性味功效

苦、甘，寒。疏散风热，清肺润燥，清肝明目。用于风热感冒，肺热燥咳，头晕头痛，目赤昏花。

用法用量

煎服，5~10 克；或入丸、散。外用煎水洗眼。

饮片特征

为小碎片。上表面黄绿色或浅黄棕色，有的有小疣状突起；下表面颜色稍浅，叶脉突出，小脉网状，脉上被疏毛，脉基具簇毛。质脆。气微，味淡、微苦涩。

品质要求

以叶片完整、大而厚、色黄绿、质扎手者为佳。

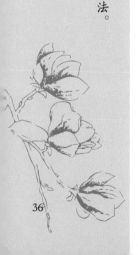

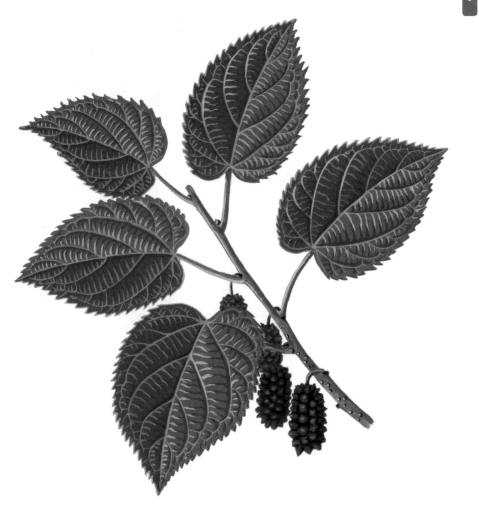

验方集萃

1. 盗汗： 桑叶 9 克，研细末，米汤送服。每日 1 剂，连服 3~5 日。

2. 风热感冒： 桑叶、菊花、连翘、苦杏仁各 9 克，桔梗、甘草各 6 克，薄荷 5 克，水煎服。

3. 黄褐斑： 桑叶 500 克，隔水蒸煮消毒，干燥后备用。每日 15 克，沸水浸泡后代茶饮。一般 15 日后即可显效。

《本草纲目》记载，劳有五劳，病在五脏。若劳在肝、胆、心，及包络有热，或少阳经寒热者，则柴胡乃手足厥阴少阳必用之药。劳在脾胃有热，或阳气下陷，则柴胡乃引清气、退热必用之药。惟劳在肺、肾者，不用可尔。

柴胡

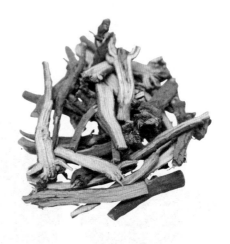

来源产地

为伞形科植物柴胡 *Bupleurum chinense* DC. 或狭叶柴胡 *Bupleurum scorzonerifolium* Willd. 的干燥根。柴胡（北柴胡）主产于北京、河北、河南、陕西、甘肃、山西等地。狭叶柴胡（南柴胡）主产于黑龙江、吉林、辽宁、河北等地。

性味功效

辛、苦，微寒。疏散退热，疏肝解郁，升举阳气。用于感冒发热，寒热往来，胸胁胀痛，月经不调，子宫脱垂，脱肛。

用法用量

煎服，3~10克。

饮片特征

呈不规则厚片。根头膨大，顶端残留3~15个茎基或短纤维状叶基。外表皮黑褐色或浅棕色，具纵皱纹和支根痕。有时可见根头处具细密环纹或有细毛状枯叶纤维。切面淡黄白色，纤维性，平坦。质硬。气微香，味微苦。

品质要求

以条粗长、须根少者为佳。

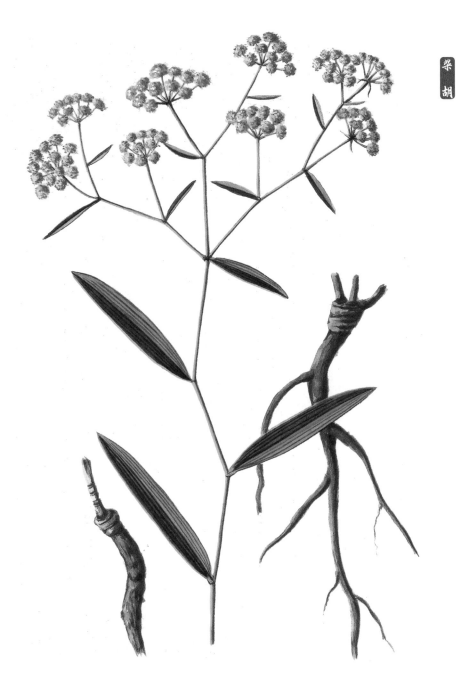

验方集萃

1. 乳腺小叶增生：柴胡、丝瓜络、郁金、丹参、枳壳各9克，水煎服。

2. 复发性口腔溃疡：柴胡9克，鱼腥草、一点红、积雪草各15克，水煎服。

3. 感冒发热：柴胡、葛根各10克，黄芩8克，石膏15克，水煎服。

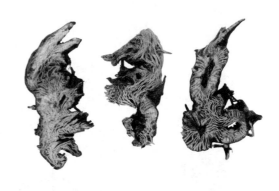

升麻

来源产地 为毛茛科植物大三叶升麻 *Cimicifuga heracleifolia* Kom.、兴安升麻 *Cimicifuga dahurica* (Turcz.) Maxim. 或升麻 *Cimicifuga foetida* L. 的干燥根茎。大三叶升麻和兴安升麻主产于辽宁、吉林、黑龙江。升麻主产于四川。

性味功效

辛、微甘，微寒。发表透疹，清热解毒，升举阳气。用于风热头痛，齿痛，口疮，咽喉肿痛，麻疹不透，阳毒发斑，脱肛，子宫脱垂。

用法用量

煎服，3~10 克。

饮片特征

呈不规则的厚片。表面黑褐色或棕褐色，粗糙不平，有坚硬的细须根残留。切面黄绿色或淡黄白色，皮部薄，木部有放射状裂隙。体轻，质坚硬。气微，味微苦而涩。

品质要求

以个大、体轻泡、质坚、断面有放射性网状条纹、表面黑褐色者为佳。

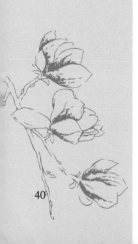

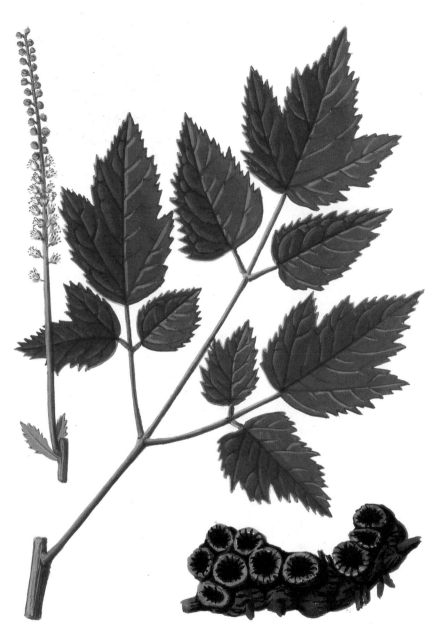

验方集萃

1. 口腔溃疡：升麻9克，金银花、爵床、积雪草各15克，水煎服。

2. 脱肛：升麻、枳壳各9克，仙鹤草根30克，猪大肠60克，水炖服。

《备考食物本草纲目》有诗云，丰年宴逸，曲蘖迷人。采彼葛根，解我宿酲。一年劳苦，不继饔飧。何如葛根，饱我黎民。

葛根

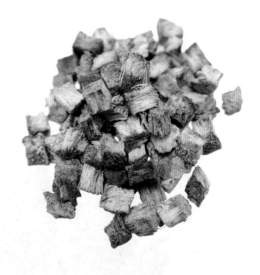

来源产地 为豆科植物野葛 *Pueraria lobata* (Willd.) Ohwi 的干燥根。主产于湖南、河南、广东、浙江、四川、江西。

性味功效
甘、辛，凉。解肌退热，生津止渴，透疹，升阳止泻，通经活络，解酒毒。用于外感发热头痛，项背强痛，口渴，消渴，麻疹不透，热痢，泄泻，眩晕头痛，中风偏瘫，胸痹心痛，酒毒伤中。

用法用量
煎服，10~15 克。

饮片特征
呈不规则的厚片、粗丝或边长为 5~12 毫米的方块。切面浅黄棕色到黄色。质韧，纤维性强。气微，味微甜。

品质要求
以块大、质坚实、色白、粉性足、纤维少者为佳。

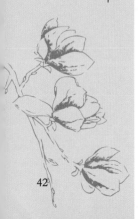

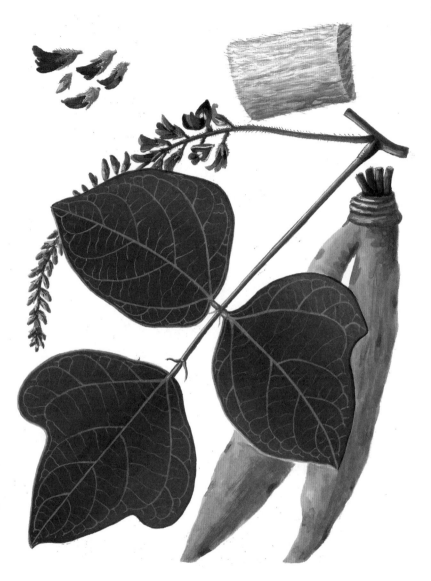

验方集萃

1. **口渴：**葛根、天花粉、女贞子各15克，水煎服。

2. **颈椎病：**葛根、鸡血藤各18克，丹参、赤芍各10克，桑寄生15克，水煎服。

3. **冠状动脉粥样硬化性心脏病（冠心病）：**葛根15克，丹参、赤芍各10克，盐肤木30克，水煎服。

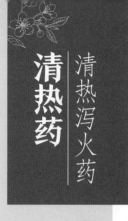
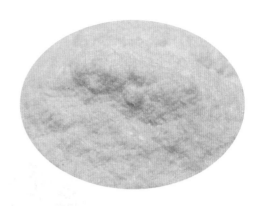

石膏

《食医心鉴》记载，石膏粥，石膏四两，细米一合。上以水三升，煮石膏，取一升汁，去滓，下米，煮粥食之。

来源产地 为硫酸盐类矿物硬石膏族石膏，主含含水硫酸钙（$CaSO_4·2H_2O$）。主产于湖北、甘肃、四川、安徽等地，以湖北应城产者最佳。

性味功效

生石膏，甘、辛，大寒。清热泻火，除烦止渴。用于外感热病高热烦渴，肺热喘咳，胃火亢盛，头痛，牙痛。煅石膏，敛疮生肌，收湿止血。用于溃疡不敛，湿疹瘙痒，水火烫伤。

用法用量

煎服，生石膏 15~60 克，先煎。煅石膏外用适量，研末撒敷患处。

饮片特征

生石膏 为纤维状的集合体，呈长块状、板块状或不规则块状，通常粉碎成粗粉。呈白色、灰白色或淡黄色，半透明，有光泽。体重，质松脆。气微，味淡。

煅石膏 为白色的粉末或酥松块状物，表面透出微红色光泽，不透明。体轻，质软，易碎，捏之成粉。气微，味淡。

品质要求

以色白、质松、半透明、纵断面如丝者为佳。

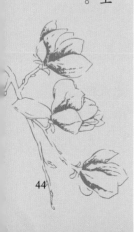

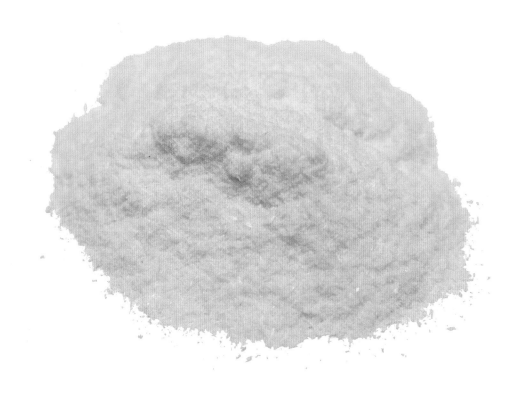

验方集萃

1. **风火牙痛**：石膏、芦根各 30 克，龙胆 10 克，知母 9 克，水煎服。

2. **痰热而喘**：石膏、寒水石各等量，研为细末，煎人参汤，调下 3 克，饭后服。

3. **溃疡不敛、湿疹、烫伤、出血**：煅石膏、青黛、白及各 15 克，研细末敷。

知母

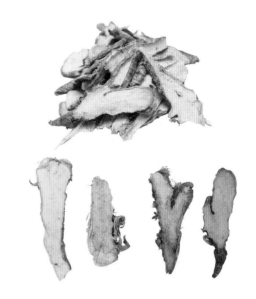

来源产地 为百合科植物知母 *Anemarrhena asphodeloides* Bge. 的干燥根茎。主产于河北、山西、内蒙古和北京郊区，以河北易县为道地。

性味功效

苦、甘，寒。清热泻火，滋阴润燥。用于外感热病，高热烦渴，肺热燥咳，骨蒸潮热，内热消渴，肠燥便秘。

用法用量

煎服，6~12 克。

饮片特征

知母 呈不规则类圆形厚片。外表皮黄棕色或棕色，有的可见少量残存的黄棕色叶基纤维和凹陷或突起的点状根痕。切面黄白色至黄色。气微，味微甜、略苦，嚼之带黏性。

盐知母 形如知母，色黄或微带焦斑。味微咸。

品质要求

以肥大、坚硬、断面黄白色者为佳。

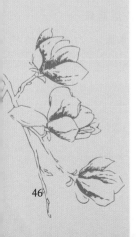

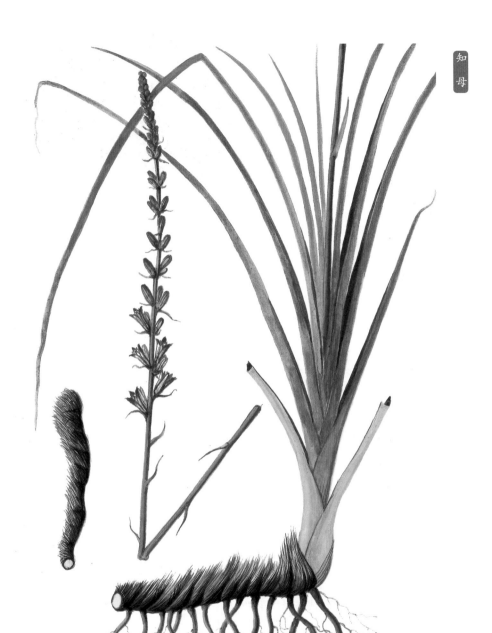

知母

验方集萃

1. **盗汗**：知母、女贞子各10克，生地黄15克，荞麦24克，水煎服。

2. **慢性支气管炎**：知母、藕节、桔梗、南沙参各10克，款冬花9克，水煎服。

3. **慢性咽喉炎**：知母、玄参、麦冬各10克，胖大海5克，水煎服。

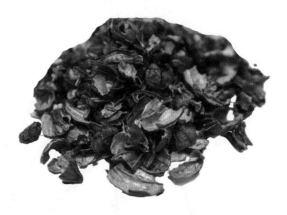

栀子

《遵生八笺·饮馔服食笺》记载，采花洗净，水漂去腥，用面入糖、盐作糊，花拖，油炸食。

来源产地 为茜草科植物栀子 *Gardenia jasminoides* Ellis 的干燥成熟果实。主产于湖南、四川、江西。

性味功效

栀子、炒栀子，苦，寒。泻火除烦，清热利湿，凉血解毒；外用消肿止痛。用于热病心烦，湿热黄疸，淋证涩痛，血热吐衄，目赤肿痛，火毒疮疡；外治扭挫伤痛。焦栀子，苦，寒。凉血止血。用于血热吐血，衄血，尿血，崩漏。

用法用量

煎服，6~10克。外用生品适量，研末调敷。

饮片特征

栀子 呈不规则的碎块。果皮表面红黄色或棕红色，有的可见翅状纵棱。种子多数，扁卵圆形，深红色或红黄色。气微，味微酸而苦。

炒栀子 形如栀子碎块，黄褐色。

焦栀子 形状同栀子或为不规则的碎块，表面焦褐色或焦黑色。果皮薄而脆，内表面棕色，种子团棕色或棕褐色。气微，味微酸而苦。

品质要求

以个小、完整、皮薄、饱满、色红黄者为佳。

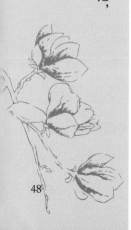

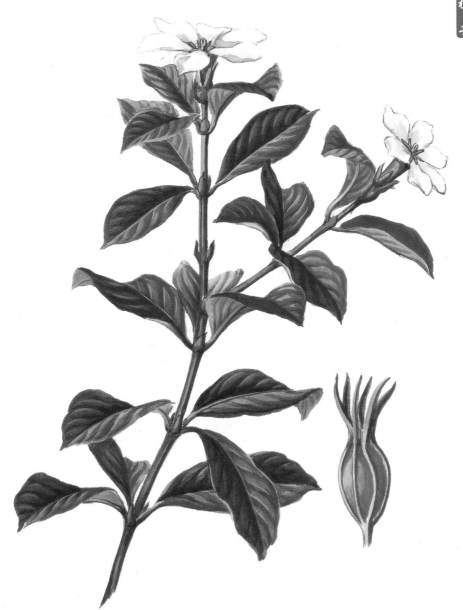

验方集萃

1. 黄疸型肝炎、面目身黄：生栀子、鲜茵陈各 15 克，垂盆草 20 克，水煎服。

2. 热病心烦：生栀子 9 克，淡豆豉 15 克，水煎服；或生栀子 5 粒，去外壳，炖糯米饭食用。

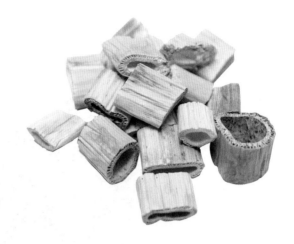

芦根

《千金方》记载，治食河豚、鲶、鳢、虾、蟹等毒，并用芦根煮汁，不计多少，频饮之。暑月常用代茶，暑热、疟、痢诸病，可以一概消除也。

此物味甘近补而不助邪，性凉善清而不伤胃。无病之人，

来源产地 为禾本科植物芦苇 *Phragmites communis* Trin. 的新鲜或干燥根茎。主产于安徽、上海、江苏、浙江、湖北等地。

性味功效

甘，寒。清热泻火，生津止渴，除烦，止呕，利尿。用于热病烦渴，肺热咳嗽，肺痈吐脓，胃热呕哕，热淋涩痛。

用法用量

煎服，15~30克；鲜品用量加倍，或捣汁用。

饮片特征

鲜芦根 呈圆柱形的段。表面黄白色，有光泽，节呈环状。切面黄白色，中空，有小孔排列成环。气微，味甘。

芦根 呈扁圆柱形段。表面黄白色，节间有纵皱纹。切面明显中空，有小孔排列成环。

品质要求

以条粗壮、表面黄白色、有光泽、无须根、体轻质韧、不易折断者为佳。

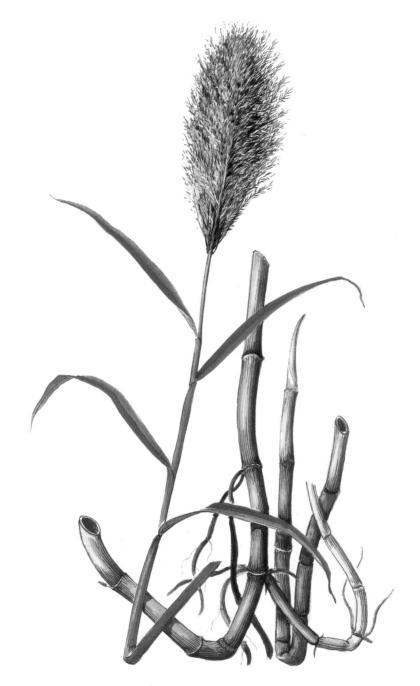

芦苇

验方集萃

1. **鱼蟹中毒、面肿心烦**：芦根适量，煎汤，频饮。

2. **咽喉炎**：芦根 24 克，大青叶、卤地菊各 15 克，水煎服。

3. **尿路感染**：芦根 30 克，蒲公英、车前草、半枝莲各 15 克，水煎服。

天花粉

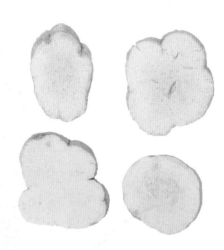

来源产地

为葫芦科植物栝楼 *Trichosanthes kirilowii* Maxim. 或双边栝楼 *Trichosanthes rosthornii* Harms 的干燥根。栝楼主产于河南、河北、山东。双边栝楼主产于四川。

性味功效

甘、微苦，微寒。清热泻火，生津止渴，消肿排脓。用于热病烦渴，肺热燥咳，内热消渴，疮疡肿毒。

用法用量

煎服，10~15克。孕妇慎用，不宜与川乌、制川乌、草乌、制草乌、附子同用。

饮片特征

呈类圆形、半圆形或不规则形的厚片。外表皮黄白色或淡棕黄色。切面可见黄色木质部小孔，略呈放射状排列。气微，味微苦。

品质要求

以质坚实、断面白色或淡黄色、富粉性者为佳。

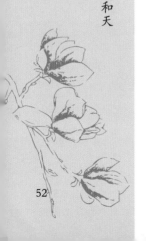

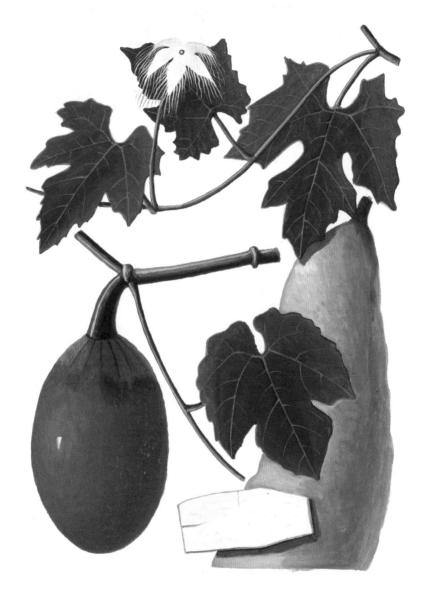

验方集萃

1. **乳头溃疡**：天花粉 6 克，研细末，鸡蛋清调敷。

2. **肺热燥咳**：天花粉、麦冬各 15 克，仙鹤草 12 克，水煎服。

3. **糖尿病**：天花粉、山药各 15 克，知母、山茱萸各 10 克，水煎服。

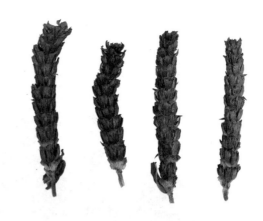

夏枯草

来源产地 为唇形科植物夏枯草 *Prunella vulgaris* L. 的干燥果穗。主产于河南、安徽、浙江、江苏、湖南。

性味功效

苦、辛，寒。清肝泻火，明目，散结消肿。用于目赤肿痛，头痛眩晕，瘰疬，瘿瘤，乳痈，乳癖，乳房胀痛。

用法用量

煎服，9~15克。

饮片特征

呈圆柱形，略扁，长 1.5~8 厘米，直径 0.8~1.5 厘米；淡棕色至棕红色。全穗由数轮至 10 数轮宿萼与苞片组成，每轮有对生苞片 2 片，呈扇形，先端尖尾状，脉纹明显，外表面有白毛。每一苞片内有花 3 朵，花冠多已脱落，宿萼二唇形，内有小坚果 4 枚，卵圆形，棕色，尖端有白色突起。体轻。气微，味淡。

品质要求

以穗大、色棕红、不易破裂者为佳。

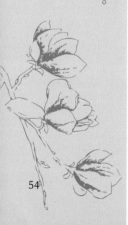

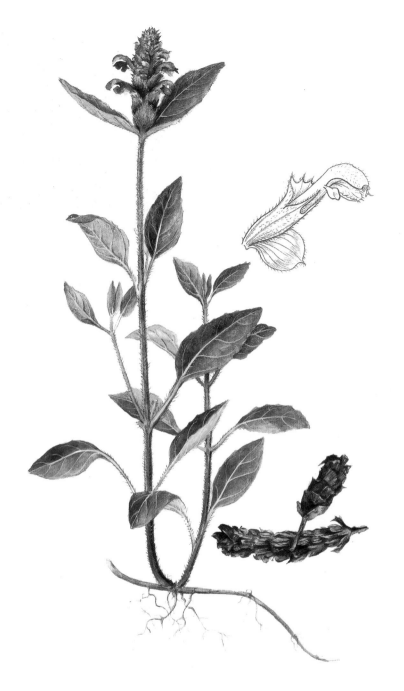

夏枯草

验方集萃

1. 高血压： 夏枯草、决明子、钩藤各 12 克，水煎服。

2. 眼睛红肿、怕光流泪： 夏枯草、决明子、栀子各 12 克，水煎服。

3. 乳腺炎肿痛： 夏枯草、蒲公英各 30 克，水煎服。

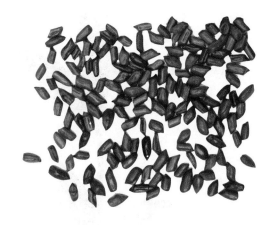

决明子

来源产地 为豆科植物决明 *Cassia obtusifolia* L. 或小决明 *Cassia tora* L. 的干燥成熟种子。决明主产于江苏、安徽、四川。小决明主产于广西、云南。

性味功效

苦、甘、咸，微寒。清热明目，润肠通便。用于目赤涩痛，羞明多泪，头痛眩晕，目暗不明，大便秘结。

用法用量

煎服，9~15克。

饮片特征

决明子 略呈菱形或短圆柱形，两端平行倾斜，表面绿棕色或暗棕色，平滑有光泽。一端较平坦，另端斜尖，表面棱线两侧各有1片宽广的浅黄棕色带。质坚硬，不易破碎。微有香气，味微苦。

炒决明子 形如决明子，微鼓起，表面绿褐色或暗棕色，偶见焦斑。微有香气。

品质要求

以颗粒饱满、色绿棕者为佳。

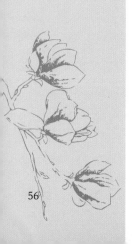

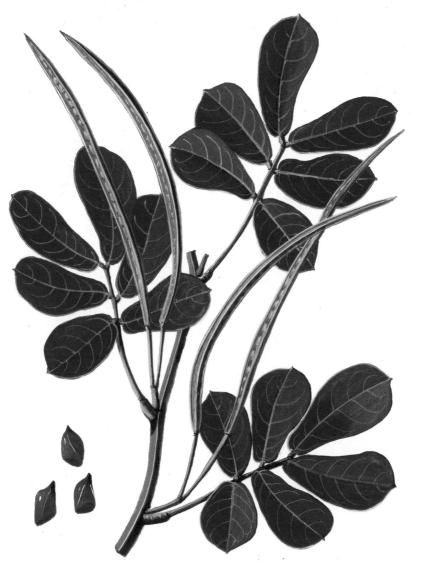

验方集萃

1. 高血压：决明子、钩藤、夏枯草各12克，水煎服；或决明子适量，炒黄捣成粗粉，泡开水服，每次3克，每日3次。

2. 小儿疳积：决明子20克，鸡内金、山楂各10克，共研粉，每次10克，入鲜母鸡肝1具，炖服，每日1剂。

本草说

《本草纲目》记载，宿芩乃旧根，多中空，外黄内黑，即今所谓片芩，故又有腐肠、妒妇诸名。子芩乃新根，多内实，即今所谓条芩。

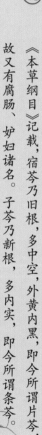

黄芩

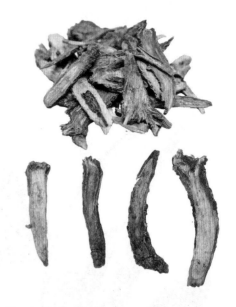

来源产地　为唇形科植物黄芩 *Scutellaria baicalensis* Georgi 的干燥根。主产于内蒙古、河北、山西。

性味功效

苦，寒。清热燥湿，泻火解毒，止血，安胎。用于湿温、暑温，胸闷呕恶，湿热痞满，泻痢，黄疸，肺热咳嗽，高热烦渴，血热吐衄，痈肿疮毒，胎动不安。

用法用量

煎服，3~10 克。

饮片特征

黄芩片　为类圆形或不规则形薄片。外表皮黄棕色至棕褐色。切面黄棕色或黄绿色，具放射状纹理。质坚实。气微，味苦。

酒黄芩　形如黄芩，略带焦斑，微有酒香气。

品质要求

以条长、质坚实、色黄者为佳。

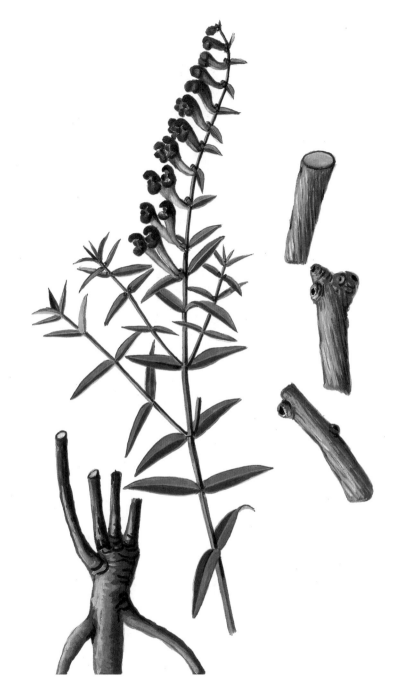

验方集萃

1. 急性结膜炎：黄芩、菊花各 10 克，叶下珠 24 克，水煎服。

2. 急性咽喉炎：黄芩 10 克，大青叶 15 克，胖大海 6 克，水煎服。

3. 头痛：黄芩片适量，酒浸透，晒干研末，每次 3 克，茶、酒送服。

黄连

《遵生八笺·饮馔服食笺》记载，采头，盐腌，晒干，入茶最佳，或以熟食亦美。

来源产地 为毛茛科植物黄连 *Coptis chinensis* Franch.、三角叶黄连 *Coptis deltoidea* C. Y. Cheng et Hsiao 或云连 *Coptis teeta* Wall. 的干燥根茎。黄连主产于四川、湖北、重庆，以重庆为道地。三角叶黄连主产于四川。云连主产于云南。

性味功效

苦，寒。清热燥湿，泻火解毒。用于湿热痞满，呕吐吞酸，泻痢，黄疸，高热神昏，心火亢盛，心烦不寐，心悸不宁，血热吐衄，目赤，牙痛，消渴，痈肿疔疮；外治湿疹，湿疮，耳道流脓。

用法用量

煎服，2~5 克。外用适量。

饮片特征

黄连片 呈不规则的薄片。外表皮灰黄色或黄褐色，粗糙，有细小的须根。切面或碎断面鲜黄色或红黄色，具放射状纹理。气微，味极苦。

酒黄连 形如黄连片，色泽加深。略有酒香气。

姜黄连 形如黄连片，表面棕黄色。有姜的辛辣味。

萸黄连 形如黄连片，表面棕黄色。有吴茱萸的辛辣香气。

品质要求

以粗壮、坚实、断面红黄色者为佳。

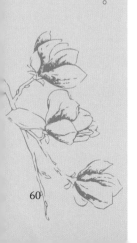

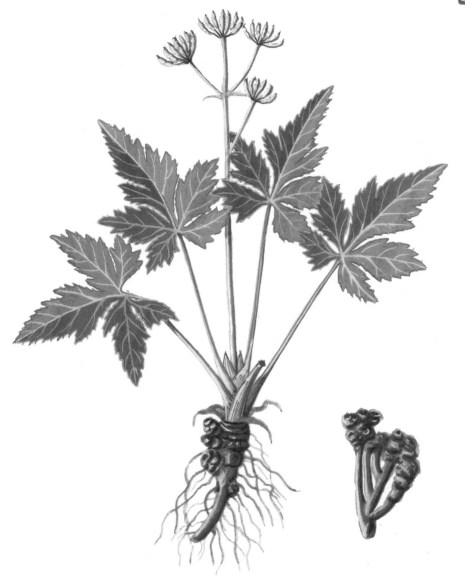

验方集萃

1. 口舌生疮：黄连6克，穿心莲、玄参、生地黄各10克，水煎服。

2. 急性结膜炎：黄连泡于适量开水中，取纱布或棉花，蘸黄连水，敷于眼睑上。

关黄柏

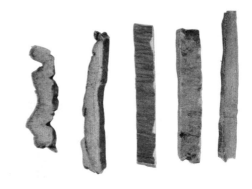

来源产地 为芸香科植物黄檗 *Phellodendron amurense* Rupr. 的干燥树皮。主产于辽宁、吉林、河北，以辽宁产量大。

性味功效

关黄柏，苦，寒。清热燥湿，泻火除蒸，解毒疗疮。用于湿热泻痢，黄疸尿赤，带下阴痒，热淋涩痛，脚气痿躄，骨蒸劳热，盗汗，遗精，疮疡肿毒，湿疹湿疮。盐关黄柏，滋阴降火。用于阴虚火旺，盗汗骨蒸。

用法用量

煎服，3~12克。外用适量。

饮片特征

关黄柏丝 呈丝状。外表面黄绿色或淡棕黄色；内表面黄色或黄棕色。切面鲜黄色或黄绿色，有的呈片状分层。气微，味极苦。

盐关黄柏 形如关黄柏丝，深黄色，偶有焦斑。略具咸味。

关黄柏炭 形如关黄柏丝，表面焦黑色，断面焦褐色。质轻而脆。味微苦、涩。

品质要求

以皮厚、断面色黄、嚼之有黏性者为佳。

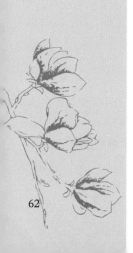

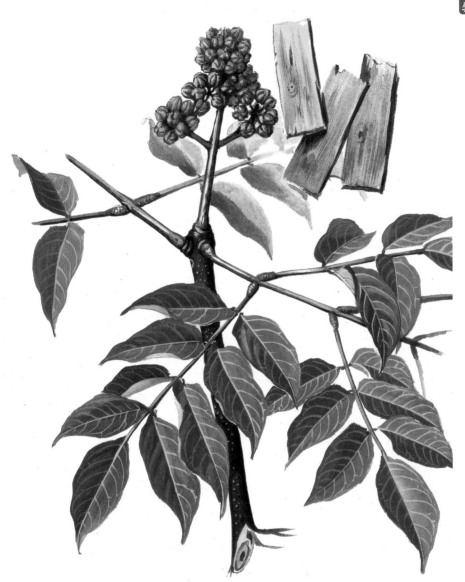

验方集萃

1. **带下色黄、气味腥臭**：黄柏、芡实、鸡冠花各 10 克，水煎服。

2. **盗汗、遗精、低热**：黄柏、知母各 12 克，熟地黄 15 克，鳖甲 10 克，水煎服。

龙胆

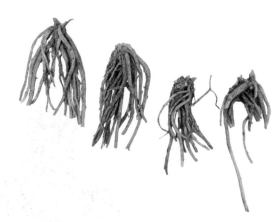

《本草纲目》记载，叶如龙葵，味苦如胆，因以为名。

来源产地

为龙胆科植物条叶龙胆 *Gentiana manshurica* Kitag.、龙胆 *Gentiana scabra* Bge.、三花龙胆 *Gentiana triflora* Pall. 或滇龙胆 *Gentiana rigescens* Franch. 的干燥根及根茎。条叶龙胆主产于东北、内蒙古、江苏、浙江、安徽。龙胆、三花龙胆主产于东北和内蒙古。滇龙胆主产于云南、贵州、四川。

性味功效

苦，寒。清热燥湿，泻肝胆火。用于湿热黄疸，阴肿阴痒，带下病，湿疹瘙痒，肝火目赤，耳鸣耳聋，胁痛口苦，强中，惊风抽搐。

用法用量

煎服，3~6克。

饮片特征

呈不规则的段。根圆柱形，表面淡黄色或黄棕色，有的有横皱纹，具纵皱纹。切面皮部黄白色至棕黄色，木部色较浅。气微，味甚苦。

品质要求

以根条粗长、色黄或色黄棕、无碎断者为佳。

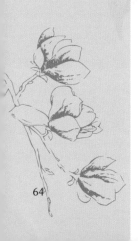

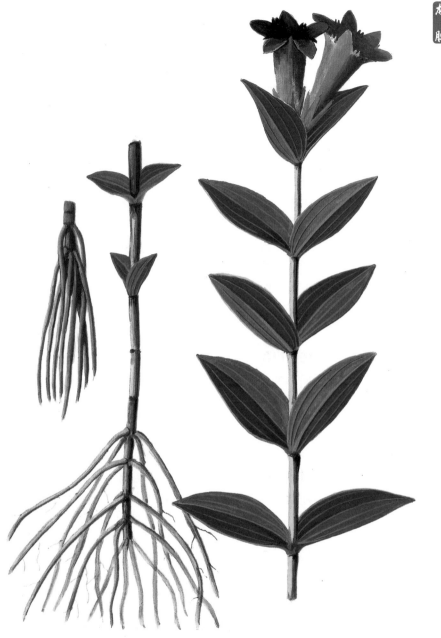

验方集萃

1. **风火牙痛**：龙胆10克，石膏、芦根各30克，知母9克，水煎服。

2. **胆囊炎**：龙胆10克，蒲公英15克，青皮9克，半枝莲24克，水煎服。

《千金方》记载，治饮食中毒方，苦参三两，酒二升半，煮取一升，顿服，取吐愈。

苦参

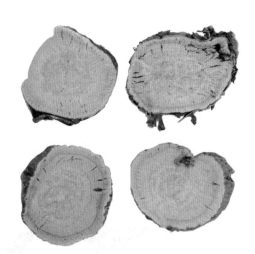

来源产地 为豆科植物苦参 *Sophora flavescens* Ait. 的干燥根。全国各地均产，多自产自销。

性味功效

苦，寒。清热燥湿，杀虫，利尿。用于热痢，便血，黄疸尿闭，赤白带下，阴肿阴痒，湿疹，湿疮，皮肤瘙痒，疥癣麻风；外用于滴虫性阴道炎。

用法用量

煎服，4.5~9克。外用适量，煎汤洗患处。不宜与藜芦同用。

饮片特征

呈类圆形或不规则形的厚片。外表皮灰棕色或棕黄色，有时可见横长皮孔样突起，外皮薄，常破裂反卷或剥落，脱落处显黄色或棕黄色，光滑。切面黄白色，纤维性，具放射状纹理和裂隙，有的可见同心性环纹。气微，味极苦。

品质要求

以条匀、断面色黄白者为佳。

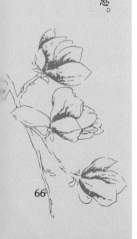

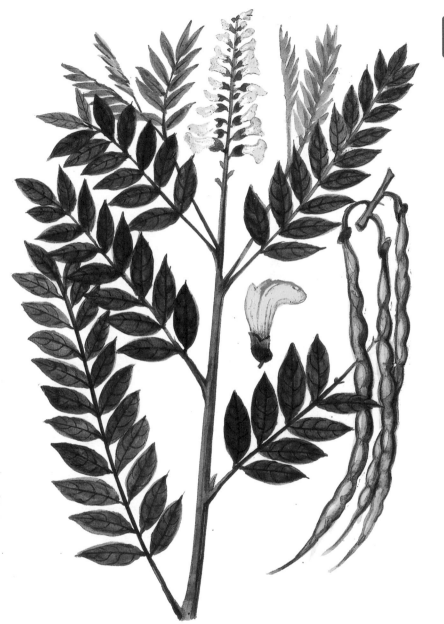

苦参

验方集萃

1. **癣、痔疮出血**：苦参适量，水煎熏洗患处。

2. **浑身瘙痒**：苦参、白鲜皮、蒺藜、苍耳子各30克，水煎洗。

3. **痔疮肿痛**：香加皮、苦参根、板蓝根各30克，水煎熏洗患处。

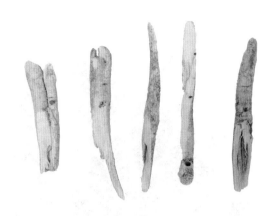

白鲜皮

来源产地

为芸香科植物白鲜 *Dictamnus dasycarpus* Turcz. 的干燥根皮。主产于辽宁、吉林、河北、山东。

性味功效

苦，寒。清热燥湿，祛风解毒。用于湿热疮毒，黄水疮，湿疹，风疹，疥癣，风湿热痹，黄疸尿赤。

用法用量

煎服，5~10克。外用适量，煎汤洗或研粉敷。

饮片特征

呈不规则的厚片。外表皮灰白色或淡灰黄色，具细纵皱纹及细根痕，常有突起的颗粒状小点；内表面类白色，有细纵纹。切面类白色，略呈层片状。有羊膻气，味微苦。

品质要求

以肉厚、无木心、色灰白、羊膻气浓者为佳。

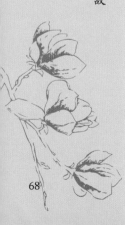

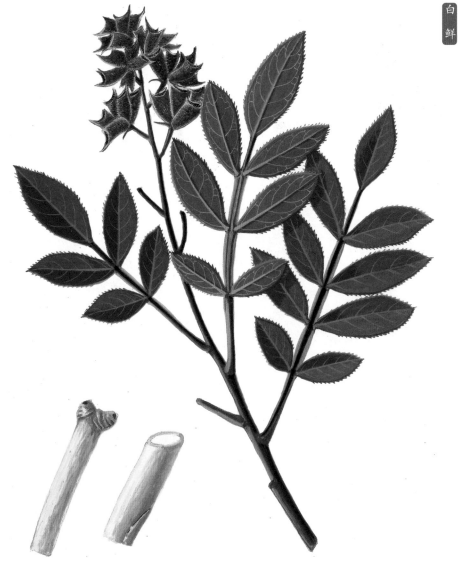

白
鲜

验方集萃

1. **湿疹**：白鲜皮 10 克，徐长卿、白蒺藜各 9 克，苍耳子 15 克，水煎服。

2. **下肢静脉曲张、溃疡**：白鲜皮、土荆皮、半枝莲各适量，水煎浸洗患处。

3. **皮肤湿疹、阴囊湿疹、带下阴痒**：地肤子、蛇床子、白鲜皮、苦参各 30 克，白矾 15 克，水煎熏洗，每日 2 次。

清热解毒药

本草说

《本草纲目》记载，其花初开色白，一二日变黄，前后相续则黄白相间，故名金银花。

金银花

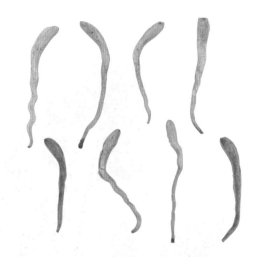

来源产地

为忍冬科植物忍冬 *Lonicera japonica* Thunb. 的干燥花蕾或带初开的花。主产于山东、河南，以山东平邑、河南新密为道地。

性味功效

甘，寒。清热解毒，疏散风热。用于痈肿疔疮，喉痹，丹毒，热毒血痢，风热感冒，温病发热。

用法用量

煎服，6~15克。

饮片特征

呈棒状，上粗下细，略弯曲，长2~3厘米，上部直径约3毫米，下部直径约1.5毫米。表面黄白色或绿白色（贮久色渐深），密被短柔毛。偶见叶状苞片。花萼绿色，先端5裂，裂片有毛，长约2毫米。开放者花冠筒状，先端二唇形。气清香，味淡、微苦。

品质要求

以花蕾初开、完整、色黄绿、肥大者为佳。

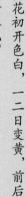
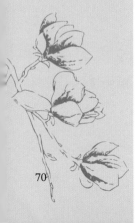

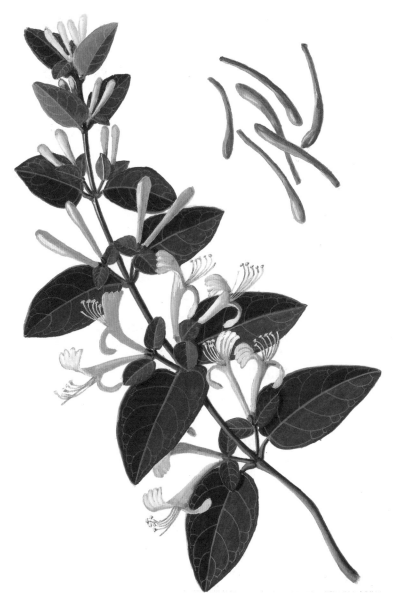

忍冬

验方集萃

1. **急性扁桃体炎**：金银花 15~30 克，山豆根 9~15 克，硼砂 15 克（冲服），甘草 9 克，水煎服。

2. **一切肿毒**：金银花（连同茎叶）适量，煎汤内服，渣敷患处。

3. **暑热烦渴**：金银花、荷叶各 15 克，水煎服，或开水泡服。

连翘

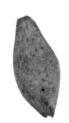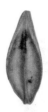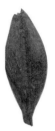

 来源产地　为木犀科植物连翘*Forsythia suspense* (Thunb.) Vahl 的干燥果实。主产于山西、河南、陕西。

性味功效

苦，微寒。清热解毒，消肿散结，疏散风热。用于痈疽，瘰疬，乳痈，丹毒，风热感冒，温病初起，温热入营，高热烦渴，神昏发斑，热淋涩痛。

用法用量

煎服，6~15 克。

饮片特征

连翘　呈长卵形至卵形，稍扁。表面有不规则的纵皱纹及多数突起的小斑点，两面各有1条明显的纵沟。顶端锐尖，基部有小果梗或已脱落。

青翘　多不开裂，表面绿褐色，突起的灰白色小斑点较少。质硬。种子多数，黄绿色。

老翘　自顶端开裂或裂成两瓣，表面黄棕色或红棕色，内表面多为浅黄棕色，平滑，具一纵隔。质脆。种子棕色，多已脱落。气微香，味苦。

品质要求

青翘以色青绿、不开裂、无枝梗为佳；老翘以色黄、瓣大、壳厚、无种子者为佳。

本草说

《本草纲目》记载，连翘状似人心，两片合成，其中有仁甚香，其能为十二经疮家圣药，乃少阴心经、厥阴包络气分主药也。诸痛痒疮疡皆属心火，故

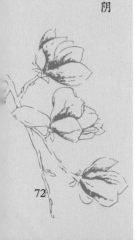

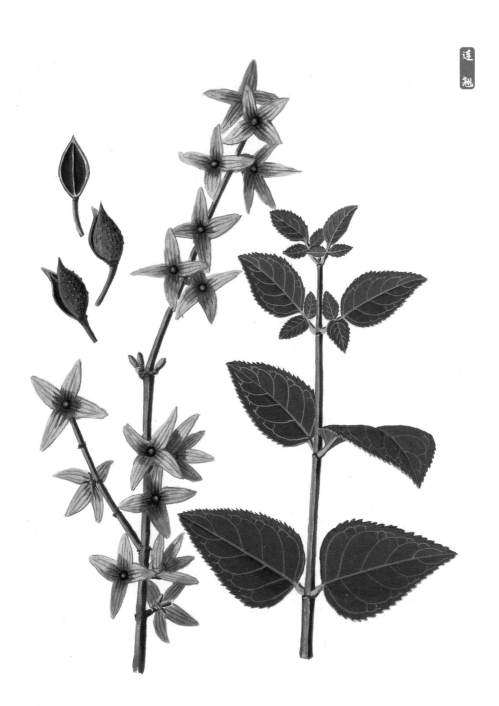

验方集萃

1. **咽喉肿痛**：连翘、黄芩各 10 克，玄参、板蓝根各 15 克，水煎服。

2. **热毒疮痈、红肿热痛**：连翘、金银花各 10 克，紫花地丁 15 克，水煎服。

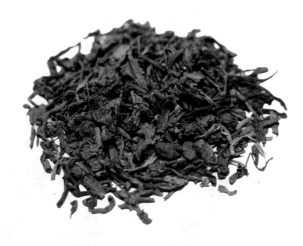

大青叶

《古今治验食物单方》记载，口疮，蜜浸大青叶含之。

来源产地

为十字花科植物菘蓝 *Isatis indigotica* Fort. 的干燥叶。主产于安徽、河北、江苏、浙江等地。

性味功效

苦，寒。清热解毒，凉血消斑。用于温病高热，神昏，发斑发疹，痄腮，喉痹，丹毒，痈肿。

用法用量

煎服，9~15 克。

饮片特征

为不规则的碎段。叶片暗灰绿色，叶上表面有的可见色较深、稍突起的小点；叶柄碎片淡棕黄色。质脆。气微，味微酸、苦、涩。

品质要求

以身干、叶大完整、色暗灰绿、无枝梗杂质者为佳。

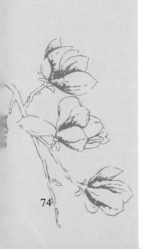

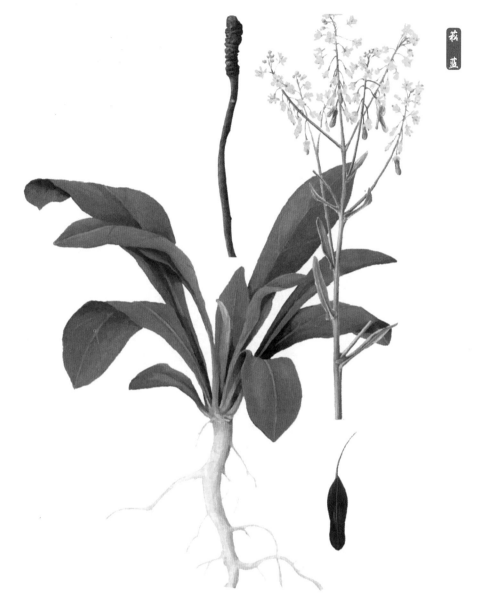

菘蓝

验方集萃

1. **流行性感冒**：大青叶、贯众各15克，紫苏叶10克，水煎服。

2. **急性咽喉炎**：大青叶、金银花、穿心莲各15克，马勃10克，水煎服。

3. **上呼吸道感染**：大青叶、板蓝根各18克，草河车、连翘各9克，水煎服，每4～8小时服1次。

4. **疮痈、丹毒**：大青叶、野菊花各15克，水煎服。

板蓝根

来源产地
为十字花科植物菘蓝 *Isatis indigotica* Fort. 的干燥根。主产于安徽、河北、江苏、浙江等地。

性味功效

苦，寒。清热解毒，凉血利咽。用于温疫时毒，发热咽痛，温毒发斑，痄腮，烂喉丹痧，大头瘟疫，丹毒，痈肿。

用法用量

煎服，9~15 克。

饮片特征

呈类圆形的厚片。外表皮淡灰黄色至淡棕黄色，有纵皱纹。切面皮部黄白色，木部黄色，呈菊花心样。气微，味微甜后苦涩。

品质要求

以粗大、色棕黄、断面呈菊花心样、质坚、无虫蛀者为佳。

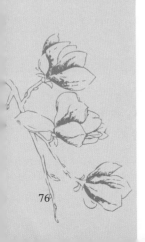

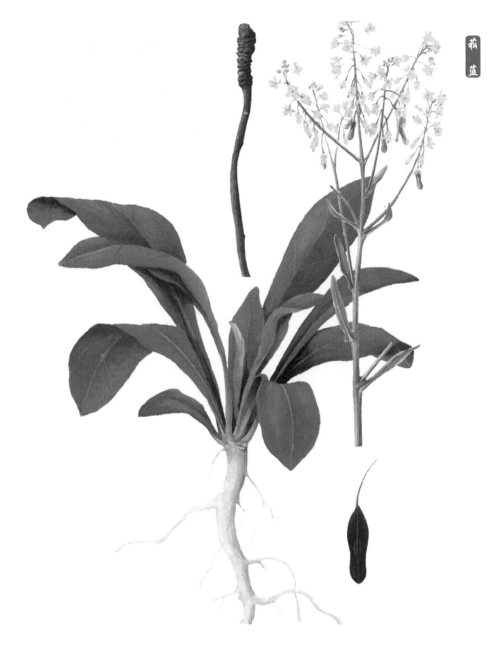

验方集萃

1. **湿热头痛**：板蓝根 15 克，蔓荆子 10 克，石菖蒲 9 克，水煎服。

2. **流行性感冒头痛发热**：板蓝根 15 克，薄荷 6 克，金银花 10 克，水煎服。

3. **咽喉肿痛**：板蓝根、金银花各 15 克，桔梗 9 克，水煎服。

4. **急性病毒性肝炎**：板蓝根 15 克，白毛藤、地耳草各 30 克，水煎服。

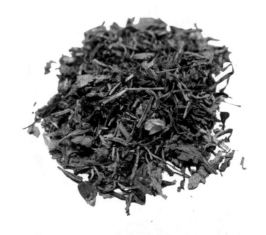

蒲公英

《备考食物本草纲目》记载，蒲公英处处有之。春初生苗，叶如苦苣，有细刺。中心抽一茎，茎端出一花，色黄如金钱。

来源产地

为菊科植物蒲公英 *Taraxacum mongolicum* Hand.-Mazz.、碱地蒲公英 *Taraxacum borealisinense* Kitam. 或同属数种植物的干燥全草。全国各地均产，多自产自销。

性味功效

甘、苦，寒。清热解毒，消肿散结，利尿通淋。用于疔疮肿毒，乳痈，瘰疬，目赤，咽痛，肺痈，肠痈，湿热黄疸，热淋涩痛。

用法用量

煎服，10~15 克。

饮片特征

为不规则的段，常呈皱缩卷曲的团块。叶多皱缩破碎，绿褐色或暗灰色，完整者展平后呈倒披针形，边缘浅裂或羽状分裂，基部渐狭，下延呈柄状。头状花序，花冠黄褐色或淡黄白色。有时可见具白色冠毛的长椭圆形瘦果。气微，味微苦。

品质要求

以叶多、灰绿、根完整、花黄、无杂质者为佳。

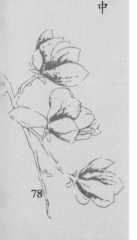

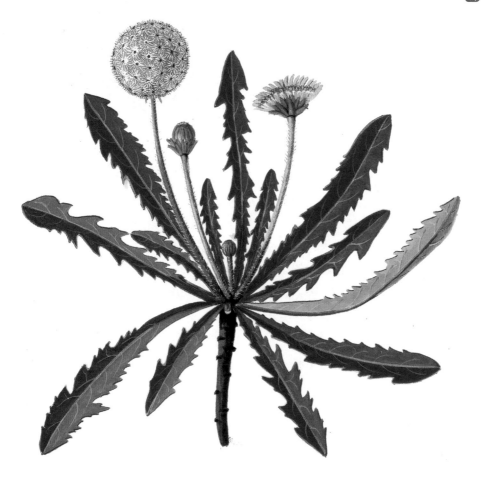

验方集萃

1. **甲沟炎：**鲜蒲公英适量，洗净晾干，捣烂呈糊状。患处常规消毒后，敷患处，每日换药 1 次。

2. **乳腺炎：**蒲公英、忍冬藤各适量，煎浓汤，加酒调服。

3. **浅表性胃炎：**蒲公英 40 克，加水 300 毫升，煎取 150 毫升，加白及粉 30 克，调成糊状，分 2 次于早晚空腹服，连服 6 周。

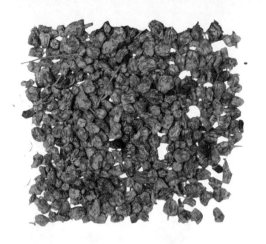

野菊花

《本草纲目》记载，苦薏（野菊的别名，薏乃莲子之心，此物味苦似之，故与之同名）处处原野极多，与菊无异，但叶薄小而多尖，花小而蕊多，如蜂窠状，气味苦辛惨烈。

来源产地
为菊科植物野菊 *Chrysanthemum indicum* L. 的干燥头状花序。主产于江苏、四川、安徽、广东、山东等地。

性味功效
苦、辛，微寒。清热解毒，泻火平肝。用于疔疮痈肿，目赤肿痛，头痛眩晕。

用法用量
煎服，9~15克。外用适量，煎汤外洗或制膏外涂。

饮片特征
呈类球形，直径 0.3~1 厘米，棕黄色。总苞由 4~5 层苞片组成，外层苞片卵形或条形，外表面中部灰绿色或浅棕色，通常被白毛，边缘膜质；内层苞片长椭圆形，膜质，外表面无毛。总苞基部有的残留总花梗。舌状花 1 轮，黄色至棕黄色，皱缩卷曲；管状花多数，深黄色。体轻。气芳香，味苦。

品质要求
以类球形、色黄、完整、体轻、气芳香、味苦而有清凉感者为佳。

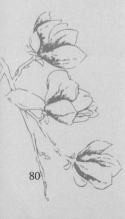

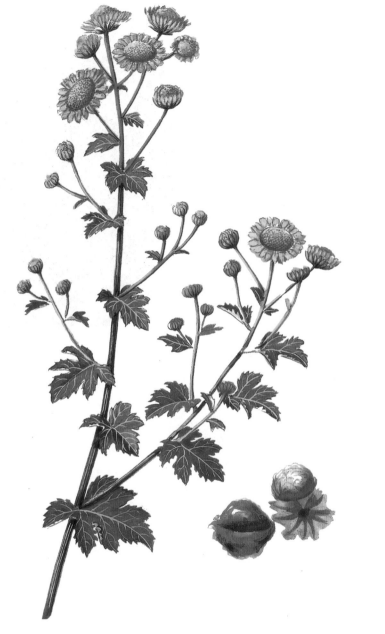

验方集萃

1. 流行性腮腺炎：野菊花 15 克，水煎代茶饮。

2. 无痰干咳：野菊花、白茅根各 30 克，水煎 2 次，取汁加白糖 30 克，早、晚各服 1 次。

3. 风热感冒：野菊花、积雪草各 15 克，水煎服。

绵马贯众

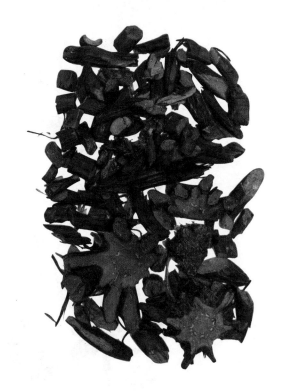

来源产地 为鳞毛蕨科植物粗茎鳞毛蕨 *Dryopteris crassirhizoma* Nakai 的干燥根茎和叶柄残基。主产于黑龙江、辽宁、吉林等地。

性味功效

绵马贯众，苦，微寒；有小毒。清热解毒，止血，杀虫。用于时疫感冒，风热头痛，温毒发斑，疮疡肿毒，崩漏下血，虫积腹痛。绵马贯众炭，苦、涩，微寒；有小毒。收涩止血。用于崩漏下血。

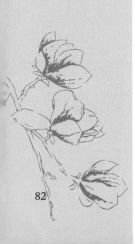

用法用量

煎服，5~10 克。

饮片特征

绵马贯众　呈不规则的厚片或碎块，根茎外表皮黄棕色至黑褐色，多被有叶柄残基，有的可见棕色鳞片，切面淡棕色至红棕色，有黄白色维管束小点，环状排列。气特异，味初淡而微涩，后渐苦、辛。

绵马贯众炭　为不规则的厚片或碎片。表面焦黑色，内部焦褐色。味涩。

品质要求

以个大、质坚实、叶柄残基断面棕绿色者为佳。

验方集萃

1. **腮腺炎**：绵马贯众 10 克，板蓝根、金银花各 15 克，水煎服。

2. **风热感冒**：绵马贯众、大青叶各 15 克，连翘、桑叶各 10 克，水煎服。

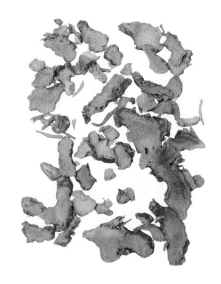

射干

苏颂曰，射干之形，茎梗疏长，正如射人长竿之状，得名由此尔。

来源产地

为鸢尾科植物射干 *Belamcanda chinensis* (L.) DC. 的干燥根茎。主产于湖北、河南、陕西，以湖北孝感、黄冈为道地。

性味功效

苦，寒。清热解毒，消痰，利咽。用于热毒痰火郁结，咽喉肿痛，痰涎壅盛，咳嗽气喘。

用法用量

煎服，3~10 克。

饮片特征

呈不规则形或长条形的薄片。外表面黄褐色、棕褐色或黑褐色，皱缩，可见残留的须根和须根痕，有的可见环纹。切面淡黄色或鲜黄色，具散在筋脉小点或筋脉纹，有的可见环纹。气微，味苦、微辛。

品质要求

以干燥、肥壮、断面色黄、无根须为佳。

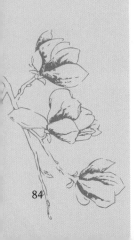

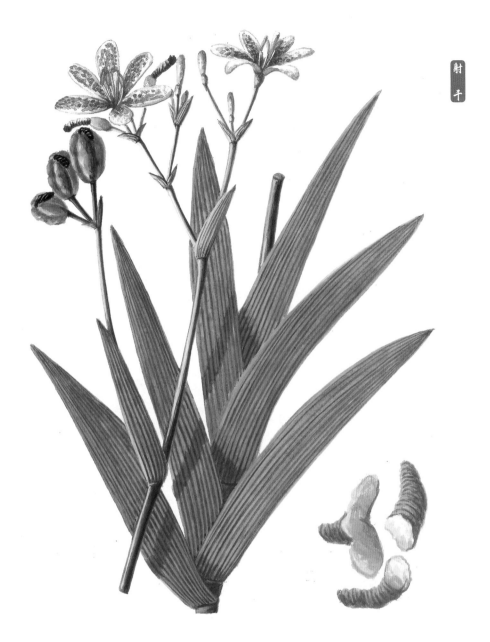

验方集萃

1. 急性咽喉炎：射干、金银花各 10 克，穿心莲、牛蒡子各 9 克，大青叶 15 克，水煎服。

2. 急性扁桃体炎：射干 10 克，牛蒡子 9 克，爵床、一点红各 15 克，甘草 3 克，水煎服。

3. 腮腺炎：射干鲜根 3~5 克，水煎，饭后服，每日 2 次。

《本草纲目拾遗》记载，其种子质薄，形如蝴蝶，故名。

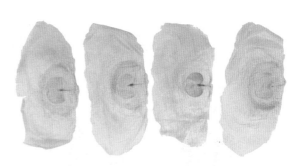

木蝴蝶

来源产地 为紫葳科植物木蝴蝶 *Oroxylum indicum* (L.) Vent. 的干燥成熟种子。产于福建、广东、广西、云南、贵州、四川等地，主产于云南、广西、贵州。

性味功效

苦、甘，凉。清肺利咽，疏肝和胃。用于肺热咳嗽，喉痹，音哑，肝胃气痛。

用法用量

煎服，1~3 克。

饮片特征

为蝶形薄片，除基部外三面延长成宽大菲薄的翅，长 5~8 厘米，宽 3.5~4.5 厘米。表面浅黄白色，翅半透明，有绢丝样光泽，上有放射状纹理，边缘多破裂。体轻，剥去种皮，可见一层薄膜状的胚乳紧裹于子叶之外。子叶 2，蝶形，黄绿色或黄色，长径 1~1.5 厘米。气微，味微苦。

品质要求

以干燥、色白、翼片大而完整、种子饱满者为佳。

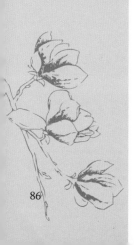

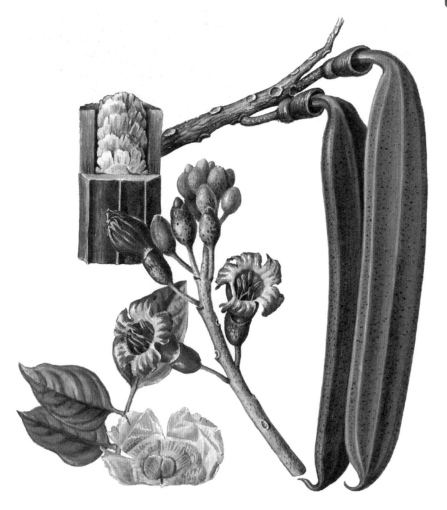

验方集萃

1. **慢性咽喉炎**：木蝴蝶 3 克，金银花、菊花、沙参、麦冬各 9 克，煎水代茶饮。

2. **干咳、声音嘶哑、咽痛喉痛**：木蝴蝶 24 克，胖大海 9 克，蝉蜕 3 克，甘草 6 克，冰糖适量，水煎服。

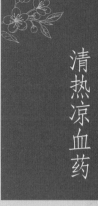

清热凉血药

 本草说

《本草纲目》记载，生者以水浸验之。浮者名天黄，半浮半沉者名人黄，沉者名地黄。入药沉者为佳，半沉者次之，浮者不堪。

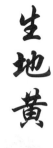

生地黄

来源产地
为玄参科植物地黄 *Rehmannia glutinosa* Libosch. 的干燥块根。主产于河南、山西、河北，以河南为道地。

性味功效
甘，寒。清热凉血，养阴生津。用于热入营血，温毒发斑，吐血衄血，热病伤阴，舌绛烦渴，津伤便秘，阴虚发热，骨蒸劳热，内热消渴。

用法用量
煎服，10~15 克。

饮片特征
呈类圆形或不规则的厚片。外表皮棕黑色或棕灰色，极皱缩，具不规则的横曲纹。切面棕黑色或乌黑色，有光泽，具黏性。体重，质较软而韧，不易折断。气微，味微甜。

品质要求
以块大、体重、断面乌黑油润者为佳。

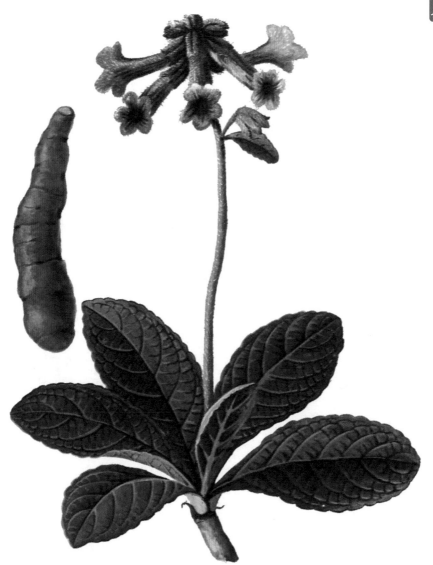

验方集萃

1. 贫血：生地黄、鸡血藤、党参各 15 克，当归 10 克，水煎服。

2. 肺燥咯血：生地黄 15 克，川贝母、山茶花、藕节各 10 克，水煎服。

3. 便秘：生地黄 30 克，生大黄 10 克，草决明 15 克，大枣 5 枚，水煎服。

牡丹皮

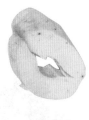
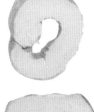

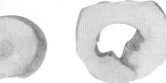
来源产地 为毛茛科植物牡丹 *Paeonia suffruticosa* Andr. 的干燥根皮。主产于安徽、四川、重庆、湖南、河南、山东。

《本草纲目》记载，牡丹以色丹者为上，虽结子而根上生苗，故谓之牡丹。唐人谓之木芍药，以其花似芍药，而宿干似木也。群花品中，以牡丹第一，芍药第二，故世谓牡丹为花王，芍药为花相。

性味功效

苦、辛，微寒。清热凉血，活血化瘀。用于热入营血，温毒发斑，吐血衄血，夜热早凉，无汗骨蒸，闭经，痛经，跌仆伤痛，痈肿疮毒。

用法用量

煎服，6~12克。孕妇慎用。

饮片特征

连丹皮 呈圆形或卷曲形的薄片。外表面灰褐色或黄褐色，栓皮脱落处粉红色。内表面有时可见发亮的结晶。切面淡粉红色，粉性。气芳香，味微苦而涩。
刮丹皮 外表面红棕色或淡灰黄色。其他性状同连丹皮。

品质要求

以皮厚、断面色白、粉性足、香气浓、结晶物多者为佳。

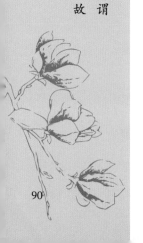

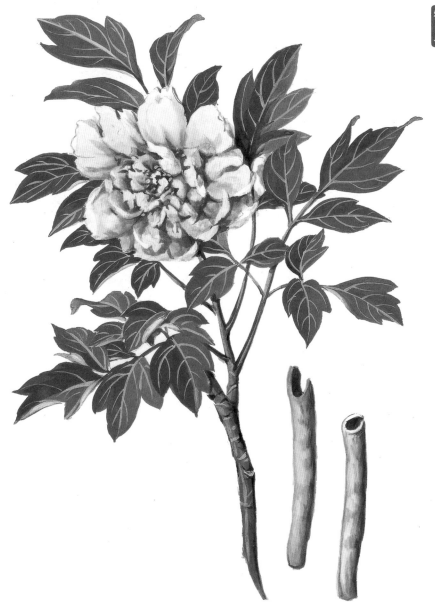

牡丹

验方集萃

1. 鼻出血：牡丹皮、侧柏叶各 10 克，旱莲草 15 克，仙鹤草 5 克，水煎服。

2. 痛经：牡丹皮、延胡索各 10 克，川芎、川楝子、乌药各 9 克，水煎服。

3. 高血压：牡丹皮、赤芍各 10 克，钩藤 15 克，水煎服。

《本草纲目》记载，赤芍、白芍二药同出一物。赤者利小便下气，白者止痛散血。赤芍药散邪，能行血中之滞。白芍药益脾，能于土中泻木。

赤芍

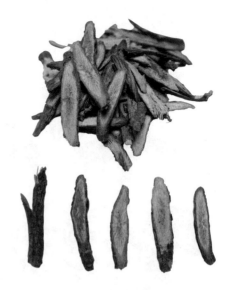

来源产地 为毛茛科植物芍药 *Paeonia lactiflora* Pall. 或川赤芍 *Paeonia veitchii* Lynch 的干燥根。芍药主产于内蒙古。川赤芍主产于四川。

性味功效

苦，微寒。清热凉血，散瘀止痛。用于热入营血，温毒发斑，吐血衄血，目赤肿痛，肝郁胁痛，闭经，痛经，癥瘕腹痛，跌仆损伤，痈肿疮疡。

用法用量

煎服，6~12克。不宜与藜芦同用。

饮片特征

为长条形斜切厚片。外表皮棕褐色，可见突起的皮孔。切面棕白色或棕黄色，皮部窄，颜色较深，木部放射状纹理明显，有的有裂隙。气微香，味微苦、酸涩。

品质要求

以外皮易脱落、皱纹粗而深、断面粉性大、质坚实者为佳。

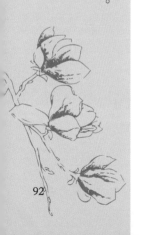

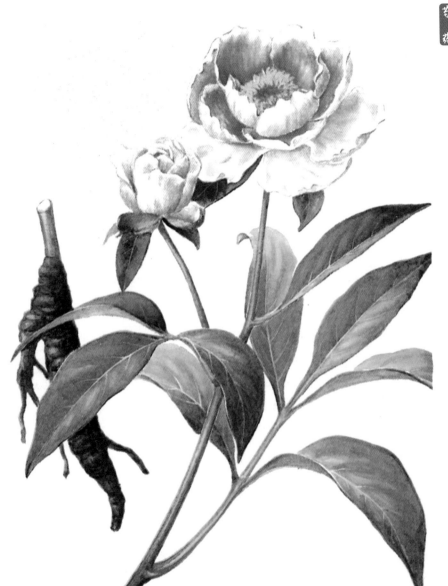

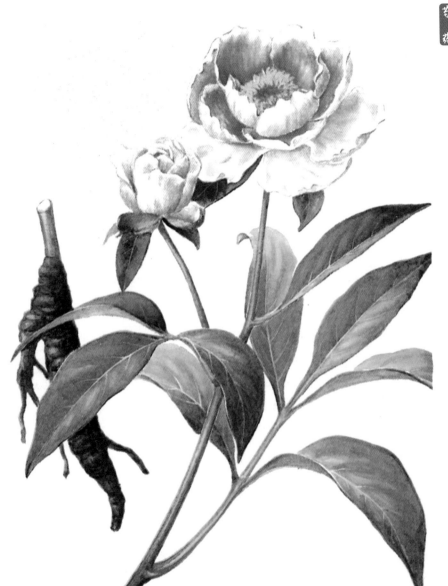

验方集萃

1. **带下病**：赤芍、香附各6克，研末，加盐1克，水煎，饭前服。

2. **尿路感染**：赤芍9克，焦槟榔6克，研为末，每次3克，水煎，空腹服。

3. **衄血**：赤芍适量，研为末，开水送服，每次3克。

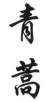

青蒿

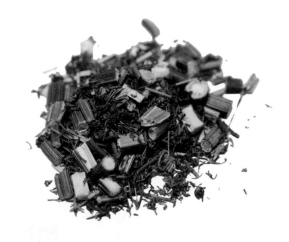

来源产地 为菊科植物黄花蒿 *Artemisia annua* L. 的干燥地上部分。产于全国大部分地区。

性味功效

苦、辛，寒。清虚热，除骨蒸，解暑热，截疟，退黄。用于温邪伤阴，夜热早凉，阴虚发热，骨蒸劳热，暑邪发热，疟疾寒热，湿热黄疸。

用法用量

煎服，6~12克，后下。

饮片特征

呈不规则的段。茎呈圆柱形，直径 0.2~0.6 厘米；表面黄绿色或棕黄色，具纵棱线；质略硬，易折断，切面中部有髓。叶互生，暗绿色或棕绿色，卷缩易碎，完整者展平后为 3 回羽状深裂，裂片及小裂片矩圆形或长椭圆形，两面被短毛。气香特异，味微苦。

品质要求

以身干、色青绿、质嫩、未开花、香气浓郁者为佳。

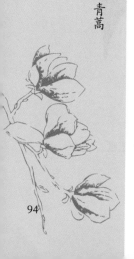

《本草医旨食物类》记载，青蒿酒，治虚劳久疟。青蒿捣汁煎过，如常酿酒饮。

本草说

94

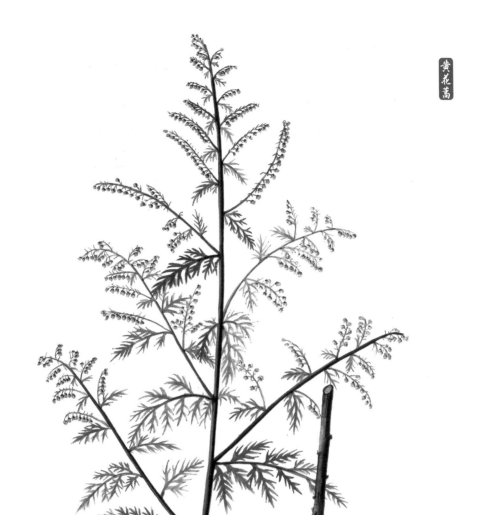

黄花蒿

验方集萃

1. 秋季腹泻：青蒿 20~25 克，水煎，分 3 次温服（过热易致恶心呕吐），至体温恢复正常，消化道症状消失即停药。

2. 尿潴留：鲜青蒿 200~300 克，捣碎（不让汁水流掉），旋即敷于脐部，外覆塑料薄膜及棉垫，固定。待排尿后去药。

白薇

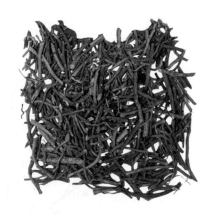

《本草纲目》记载，微，细也。其根细而白也。

来源产地

为萝藦科植物白薇 *Cynanchum atratum* Bge. 或蔓生白薇 *Cynanchum versicolor* Bge. 的干燥根和根茎。白薇主产于安徽、湖北、辽宁、黑龙江、吉林、陕西、河北、山东、江苏等地。蔓生白薇主产于辽宁、河北、河南、山西、山东、安徽等地。

性味功效

苦、咸，寒。清热凉血，利尿通淋，解毒疗疮。用于温邪伤营发热，阴虚发热，骨蒸劳热，产后血虚发热，热淋，血淋，痈疽肿毒。

用法用量

煎服，5~10克。

饮片特征

呈不规则的段。根茎呈不规则块片；根圆柱形，表面棕黄色，质脆，易折断。断面皮部黄白色，木部黄色。气微，味微苦。

品质要求

以根粗长、色棕黄者为佳。

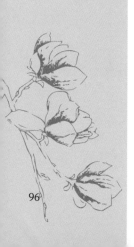

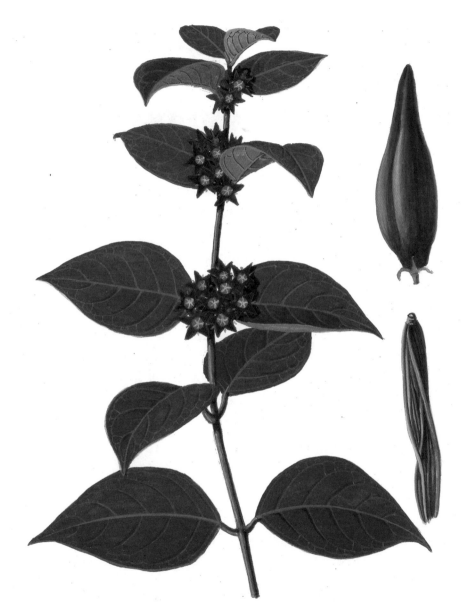

白薇

验方集萃

1. 肺气肿咯血：白薇、白茶花、白石榴花各 15 克，水煎服。

2. 肺热咳嗽：白薇、麦冬、天冬、炒栀子各 9 克，藕片 15 克，水煎服。

3. 血尿：白薇 12 克，车前草、旱莲草、荠菜各 15 克，水煎服。

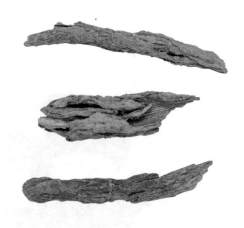

《备考食物本草纲目》记载，春夏采嫩头，熟食。秋采实，即枸杞子。冬采根，即地骨皮。并有诗云，枸杞头，生高丘，实为药饵来甘州。二载淮南谷不收，采春采夏还采秋，饥人饱食如珍馐。

地骨皮

来源产地

为茄科植物枸杞 *Lycium chinense* Mill . 或宁夏枸杞 *Lycium barbarum* L . 的干燥根皮。枸杞全国各地均产，主产于山西。宁夏枸杞产于河北、内蒙古、山西、陕西、甘肃、宁夏、青海、新疆。

性味功效

甘，寒。凉血除蒸，清肺降火。用于阴虚潮热，骨蒸盗汗，肺热咳嗽，咯血，衄血，内热消渴。

用法用量

煎服，9~15 克。

饮片特征

呈筒状或槽状，长 3~10 厘米，宽 0.5~1.5 厘米，厚 0.1~0.3 厘米。外表面灰黄色至棕黄色，粗糙，有不规则纵裂纹，易成鳞片状剥落。内表面黄白色至灰黄色，较平坦，有细纵纹。体轻，质脆，易折断，断面不平坦，外层黄棕色，内层灰白色。气微，味微甘而后苦。

品质要求

以筒粗、肉厚、整齐、无木心及碎片者为佳。

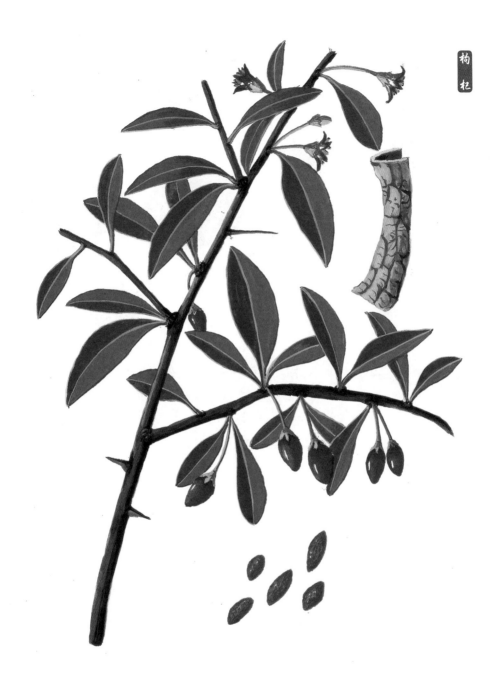

枸杞

验方集萃

1. 盗汗：地骨皮 15 克，荞麦 30 克，白芍 10 克，五味子 9 克，水煎服。

2. 更年期多汗症：地骨皮、生地黄、桑寄生各 15 克，淫羊藿 10 克，水煎服。

3. 鼻出血：地骨皮 5 克，侧柏叶、紫珠草各 10 克，白茅根 15 克，水煎服。

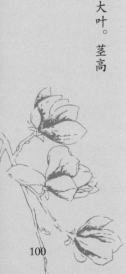

泻下药

大黄

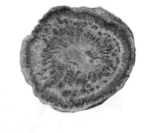

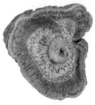

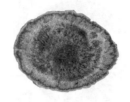

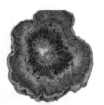

本草说

《备考食物本草纲目》记载，大黄赤茎，大叶。茎高六七尺而脆，味酸，堪生啖。根巨如碗。

来源产地

为蓼科植物掌叶大黄 *Rheum palmatum* L.、唐古特大黄 *Rheum tanguticum* Maxim. ex Balf. 或药用大黄 *Rheum officinale* Baill. 的干燥根和根茎。掌叶大黄主产于甘肃。唐古特大黄主产于青海。药用大黄主产于四川、湖北。

性味功效

苦，寒。泻下攻积，清热泻火，凉血解毒，逐瘀通经，利湿退黄。用于实热积滞便秘，血热吐衄，目赤咽肿，痈肿疔疮，肠痈腹痛，瘀血经闭，产后瘀阻，跌打损伤，湿热痢疾，黄疸尿赤，淋证，水肿；外治烧烫伤。

用法用量

煎服，3~15克；用于泻下不宜久煎。外用适量，研末敷于患处。孕妇及月经期、哺乳期慎用。

100

饮片特征

大黄片　为类圆形或不规则块片。外表面黄棕色至红棕色，有的可见类白色网状纹理及星点（异型维管束）散在，残留的外皮棕褐色；切面淡红棕色或黄棕色，显颗粒性；若为根茎则髓部宽广，有星点环列或散在；根木部发达，具放射状纹理，无星点。气清香，味苦而微涩，嚼之粘牙，有沙粒感。

酒大黄　同大黄块或片，表面深褐色，偶有焦斑。略有酒气。

熟大黄　同大黄块或片，表面黑褐色。有特异芳香。

大黄炭　同大黄块或片，表面焦黑色，断面黑褐色。

品质要求

以外表黄棕色、锦纹及星点明显、体重、质坚实、有油性者为佳。

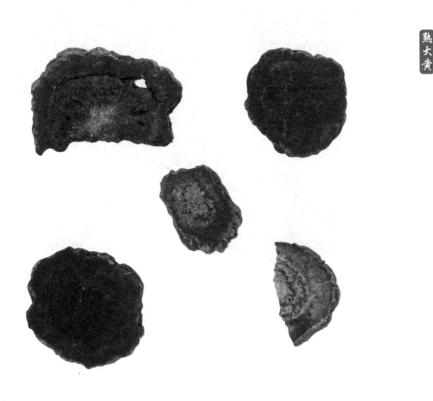

熟大黄

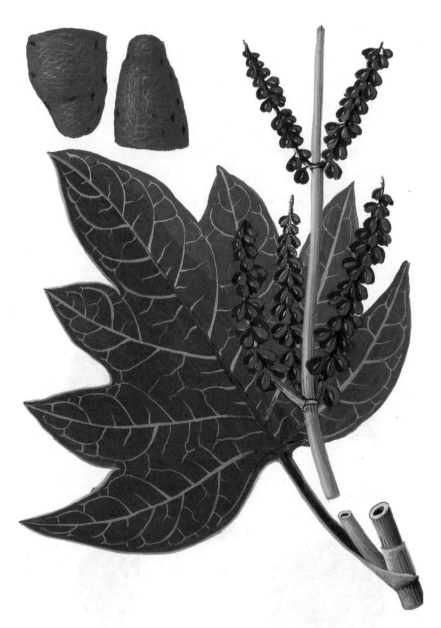

掌叶大黄

验方集萃

1. 便秘：生大黄 10 克，草决明 15 克，生地黄 30 克，大枣 5 枚，水煎服。

2. 跌打损伤：生大黄粉、白芷粉、栀子粉各适量，酒、水各半，调敷患处。

芒硝

来源产地 为硫酸盐类矿物芒硝族芒硝，经加工精制而成的结晶体。主含含水硫酸钠（$Na_2SO_4 \cdot 10H_2O$）。全国大部分地区均有产。

性味功效

咸、苦，寒。泻下通便，润燥软坚，清火消肿。用于实热积滞，腹满胀痛，大便燥结，肠痈肿痛；外治乳痈，痔疮肿痛。

用法用量

6~12克，一般不入煎剂，待汤剂煎得后，溶入汤液中服用。外用适量。

饮片特征

为棱柱状、长方形或不规则块状及粒状。无色透明或类白色半透明。质脆，易碎，断面呈玻璃样光泽。气微，味咸。

品质要求

以无色、透明、呈长条棱柱结晶者为佳。

验方集萃

1. **鹅口疮**：芒硝适量，研细撒于患处，每日3~5次。
2. **火丹毒**：水调芒硝，涂患处。
3. **热结便秘**：芒硝（冲服）、枳实、厚朴各9克，大黄8克，水煎服。

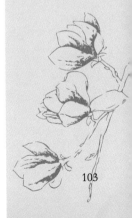

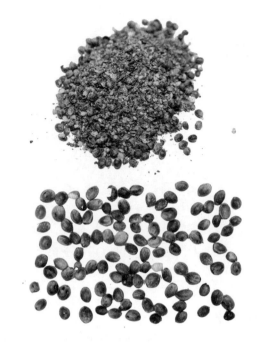

火麻仁

来源产地 为桑科植物大麻 *Cannabis sativa* L. 的干燥成熟种子。主产于山东、浙江、山西、陕西。

性味功效

甘，平。润肠通便。用于血虚津亏，肠燥便秘。

用法用量

煎服，10~15克，捣碎。

饮片特征

火麻仁 呈卵圆形。种皮灰绿色或灰黄色，有细微的白色或棕色网纹，两边有棱，顶端略尖。子叶2，乳白色，富油性。气香，味淡。

炒火麻仁 形如火麻仁，表面微黄色。具香气，味淡。

品质要求

以粒大、种仁饱满者为佳。

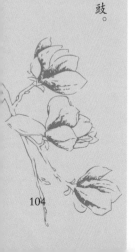

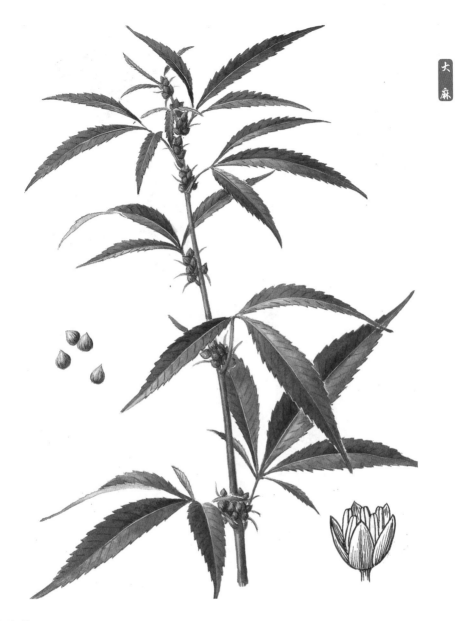

验方集萃

1. 习惯性便秘(数日大便不解、腹胀)：火麻仁 12 克，大黄 6 克，枳实、厚朴各 8 克，水煎服。

2. 烧烫伤、丹毒：火麻仁 20 克，地榆 15 克，黄连 10 克，大黄 12 克，研末，加麻油或猪油调敷患处。

3. 老人、产妇及体虚、津血不足者肠燥便秘：火麻仁 15 克，水煎服；或火麻仁 10 克，当归、生地黄、肉苁蓉各 12 克，水煎服。

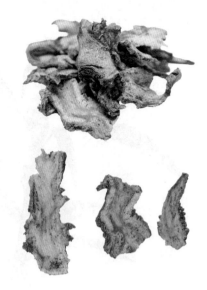

祛风湿药

祛风寒湿药

《名医别录》记载，此草得风不摇，无风自动，故名独摇草。

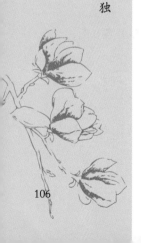

来源产地 为伞形科植物重齿毛当归 *Angelica pubescens Maxim.* f. *biserrata* Shan et Yuan 的干燥根。主产于湖北、重庆、四川、陕西等地。

性味功效

辛、苦，微温。祛风除湿，通痹止痛。用于风寒湿痹，腰膝疼痛，少阴伏风头痛，风寒挟湿头痛。

用法用量

煎服，3~10 克。

饮片特征

呈不规则或类圆形的薄片。外表皮灰褐色或棕褐色，具皱纹。切面皮部灰白色至灰褐色，有多数散在的棕色油点，木部灰黄色至黄棕色，形成层环棕色。有特异香气，味苦、辛，微麻舌。

品质要求

以切片均匀、油润、香气浓郁者为佳。

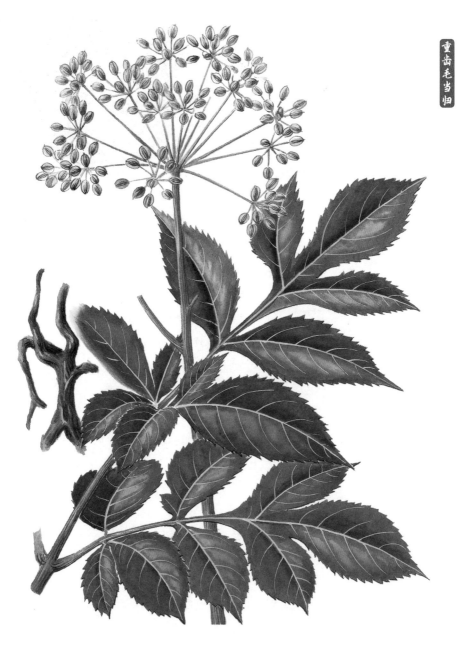

验方集萃

1. 皮肤湿疹： 独活 24 克，徐长卿 15 克，忍冬藤、豨莶草各 30 克，水煎，熏洗患处。

2. 风湿性关节炎： 独活、川牛膝各 10 克，穿山龙、鸡血藤各 24 克，山鸡椒根 15 克，水煎服。

3. 寒湿腰痛： 独活、川芎各 15 克，苍术、防风、细辛各 10 克，甘草 6 克，水煎服。

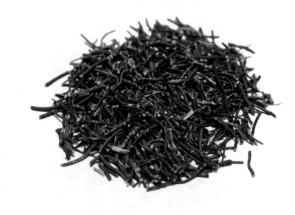

威灵仙

《本草纲目》记载，威，言其性猛也。灵仙，言其功神也。

来源产地

为毛茛科植物威灵仙 *Clematis chinensis* Osbeck、棉团铁线莲 *Clematis hexapetala* Pall. 或东北铁线莲 *Clematis manshurica* Rupr. 的干燥根和根茎。威灵仙主产于江苏、安徽、浙江。棉团铁线莲主产于山东、河北、辽宁、黑龙江。东北铁线莲主产于辽宁、吉林、黑龙江。

性味功效

辛、咸，温。祛风湿，通经络。用于风湿痹痛，肢体麻木，筋脉拘挛，屈伸不利。

用法用量

煎服，6~10克。

饮片特征

呈不规则的段。表面黑褐色、棕褐色或棕黑色，有细纵纹，有的皮部脱落，露出黄白色木部。切面皮部较广，木部淡黄色，略呈方形或近圆形，皮部与木部间常有裂隙。气微，味淡。

品质要求

以根粗、条匀、皮黑、肉白、质坚实、地上残基短者为佳。

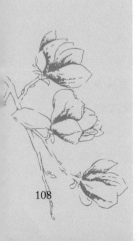

108

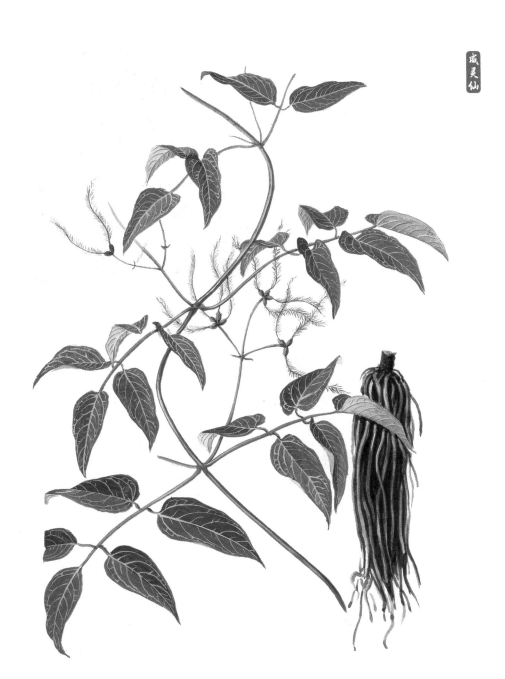

威灵仙

验方集萃

1. 腰腿疼痛：威灵仙 150 克，捣为散，饭前温酒调服，每次 3 克。

2. 跌仆肿痛：威灵仙（炒）150 克，生川乌、五灵脂各 120 克，研末，醋盐汤送服，
每次 1~2 克。

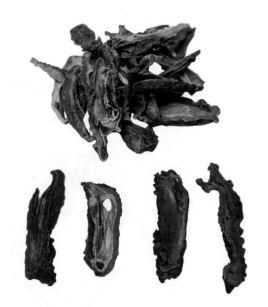

木瓜

《本草纲目》记载，木实如小瓜，酢而可食。则木瓜之名，取此义也。

来源产地 为蔷薇科植物贴梗海棠 *Chaenomeles speciosa* (Sweet) Nakai 的干燥近成熟果实。主产于四川、重庆、湖北、湖南、安徽、浙江，以安徽宣城为道地。

性味功效

酸，温。舒筋活络，和胃化湿。用于湿痹拘挛，腰膝关节酸重疼痛，暑湿吐泻，转筋挛痛，脚气水肿。

用法用量

煎服，6~9 克。

饮片特征

呈类月牙形薄片。外表紫红色或棕红色，有不规则的深皱纹，边缘向内卷曲。果肉棕红色，中心部分凹陷，棕黄色，可见种痕。质坚实。气微清香，味酸。

品质要求

以个大、皮皱、紫红色、质坚实、味酸者为佳。

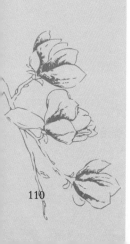

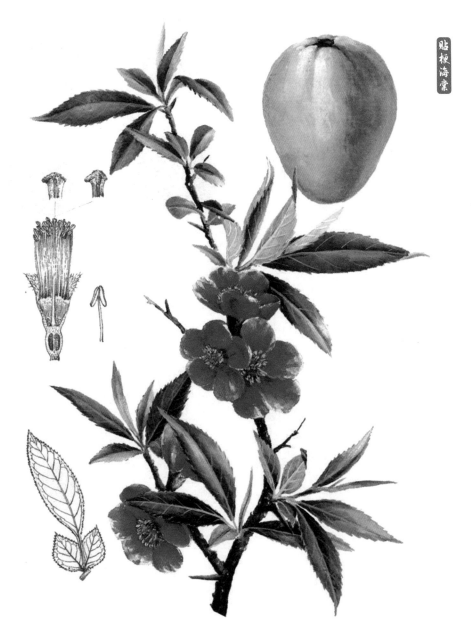

贴梗海棠

验方集萃

1. 脐下绞痛：木瓜 1~2 片，桑叶 7 片，大枣 3 枚（捣破），加水 2 升，煮取 0.5 升，顿服。

2. 风湿致手足、腰膝不能举动：木瓜 1 枚，去皮脐，开窍，填吴茱萸 3 克，去梗，蒸熟细研，入青盐 15 克，细研后和为小丸如梧桐子大，每次服 40 丸，茶酒送服。

《本草纲目》记载，枫树枝弱善摇，故字从风，俗呼枫香。

路路通

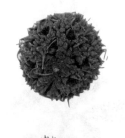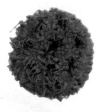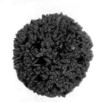

来源产地 为金缕梅科植物枫香树 *Liquidambar formosana* Hance 的干燥成熟果序。主产于江苏、浙江、安徽、福建、湖北。

性味功效

苦，平。祛风活络，利水，通经。用于关节痹痛，麻木拘挛，水肿胀满，乳少，闭经。

用法用量

煎服，5~10 克。

饮片特征

为聚花果，由多数小蒴果集合而成，呈球形，直径 2~3 厘米。基部有总果梗。表面灰棕色或棕褐色，有多数尖刺及喙状小钝刺，长 0.5~1 毫米，常折断，小蒴果顶部开裂，呈蜂窝状小孔。体轻，质硬，不易破开。气微，味淡。

品质要求

以个大、色黄、无果梗者为佳。

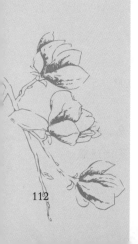

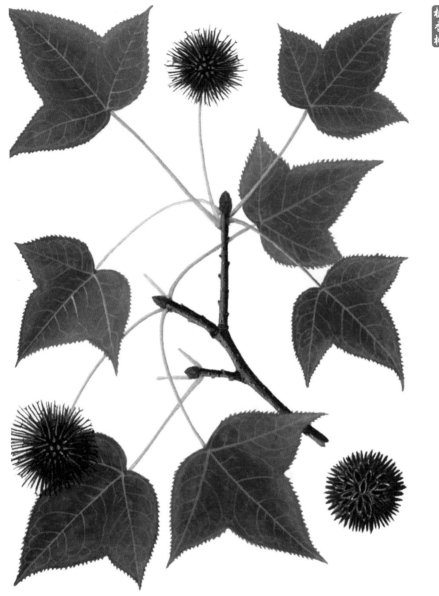

枫香树

验方集萃

1. **风湿痹痛**：路路通、桑枝、橘络、海风藤、秦艽、薏苡仁各9克，水煎服。

2. **乳汁不通、乳房胀痛**：路路通、丝瓜络各9克，猪蹄半具，炖服。

3. **耳内流脓**：路路通15克，水煎服。

4. **胃脘疼痛**：鲜枫香树叶30克，绞汁冲服。

徐长卿

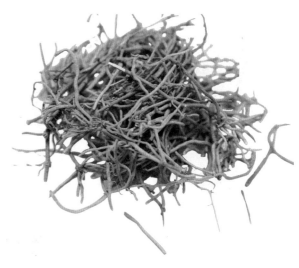

《本草纲目》记载，徐长卿，人名也，常以此药治邪病，人遂以名之。

来源产地 为萝藦科植物徐长卿 *Cynanchum paniculatum* (Bge.) Kitag. 的干燥根和根茎。主产于江苏、浙江、安徽。

性味功效

辛，温。祛风，化湿，止痛，止痒。用于风湿痹痛，胃痛胀满，牙痛，腰痛，跌打损伤，风疹，湿疹。

用法用量

煎服，3~12克，后下。

饮片特征

呈不规则的段。根茎有节，四周着生多数根。根为细长圆柱形，表面淡黄白色至淡棕黄色或棕色，具微细纵皱纹。切面粉性，皮部类白色或黄白色，形成层环淡棕色，木部细小。气香，味微辛凉。

品质要求

以根粗长、灰黄色、气芳香、洁净者为佳。

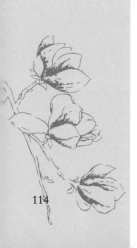

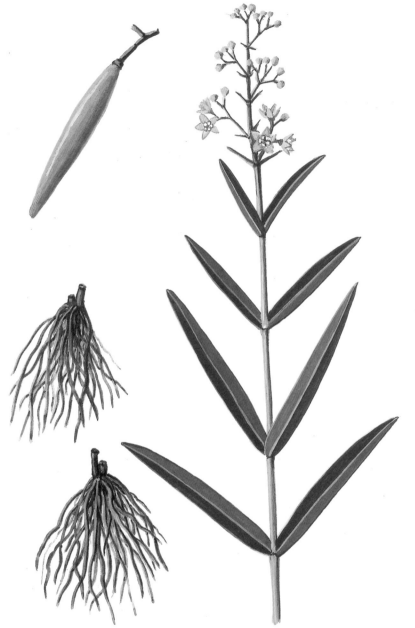

验方集萃

1. 荨麻疹: 徐长卿、苎环干各 9 克,杠板归 24 克,水煎服。

2. 毒蛇咬伤: 徐长卿 10 克,一枝黄花、盐肤木各 30 克,水煎服。

3. 牙痛: 徐长卿 15 克,水煎服。

4. 胃痛: 徐长卿 10 克,枳壳 9 克,木香 6 克,鸡矢藤 15 克,水煎服。

本草说

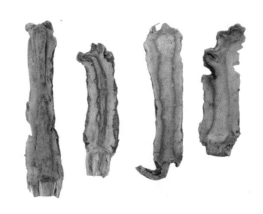

秦艽

《本草纲目》记载，秦艽出秦中，以根作罗纹交纠者佳，故名。

来源产地

为龙胆科植物秦艽 *Gentiana macrophylla* Pall.、麻花秦艽 *Gentiana straminea* Maxim.、粗茎秦艽 *Gentiana crassicaulis* Duthie ex Burk. 或小秦艽 *Gentiana dahurica* Fisch. 的干燥根。主产于陕西、甘肃、内蒙古、四川。

性味功效

苦、辛，平。祛风湿，清湿热，止痹痛，退虚热。用于风湿痹痛，中风半身不遂，筋脉拘挛，骨节酸痛，湿热黄疸，骨蒸潮热，小儿疳积发热。

用法用量

煎服，3~10 克。

饮片特征

呈长条形纵切片。外表皮黄棕色或棕褐色，粗糙，有扭曲纵纹或网状孔纹。切面皮部黄色或棕黄色，木部黄色，有的中心呈枯朽状。质硬而脆，略显油性。气特异，味苦、微涩。

品质要求

以根条粗大、肉厚、色棕黄、气味浓厚者为佳。

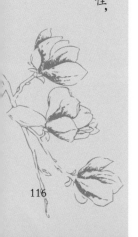

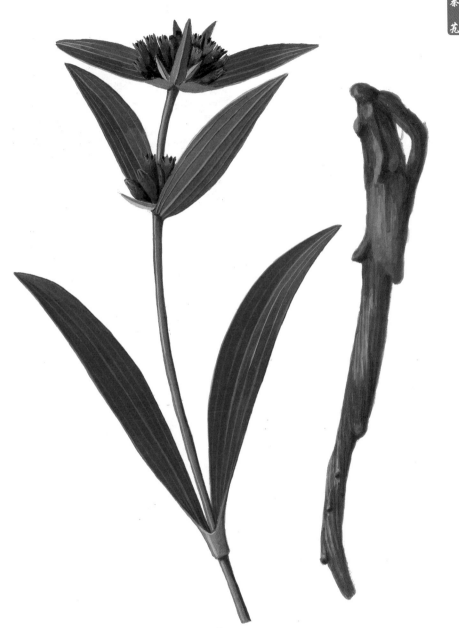

验方集萃

1. 风湿头痛：秦艽、鸡肫花各10克，川芎、炒苍术、蔓荆子各9克，水煎服。

2. 风湿关节痛：秦艽、徐长卿各10克，无花果根、忍冬藤各30克，水煎服。

络石藤

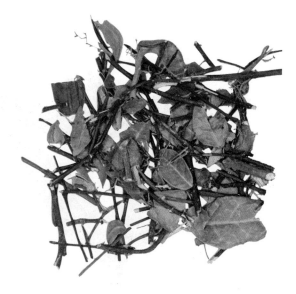

《本草纲目》记载，以其包络石木而生，故名络石。山南人谓之石血，疗产后血结，大良也。

来源产地 为夹竹桃科植物络石 *Trachelospermum jasminoides* (Lindl.) Lem . 的干燥带叶藤茎。主产于江苏、安徽、湖北、山东。

性味功效

苦，微寒。祛风通络，凉血消肿。用于风湿热痹，筋脉拘挛，腰膝酸痛，喉痹，痈肿，跌仆损伤。

用法用量

煎服，6~12克。

饮片特征

呈不规则的段。茎圆柱形，表面红褐色，长短不一，可见点状皮孔，质硬；断面淡黄白色，常中空。叶椭圆形，多破碎，全缘，略反卷，翠绿色；革质。气微，味微苦。

品质要求

以身干、条长、叶多、色绿者为佳。

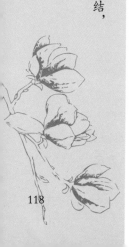

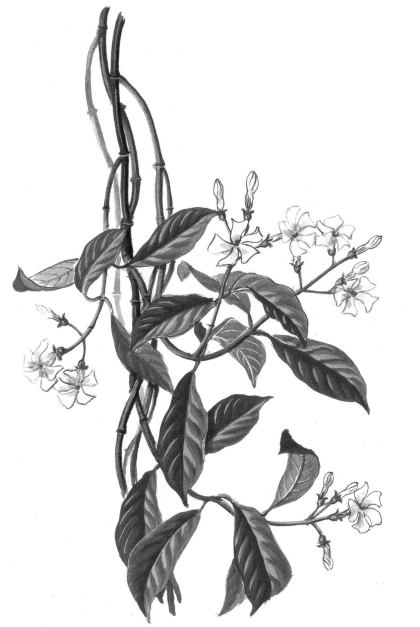

验方集萃

1. 颈椎病: 络石藤、葛根、鸡血藤、骨碎补各15克,丹参、赤芍各10克,水煎服。

2. 肋间神经痛: 络石藤、千年健各15克,延胡索9克,紫苏梗、丝瓜络各10克,水煎服。

3. 肺结核: 络石藤、地苍各30克,猪肺120克,同炖,服汤食肺,每日1剂。

桑枝

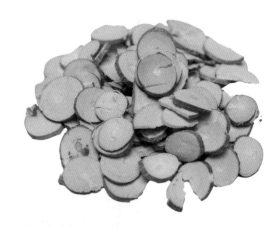

《说文解字》对桑字的解释为『叒』（音若），东方自然神木之名，其字象形。桑乃蚕所食，异于东方自然之神木，故加木于『叒』下而别之。

来源产地 为桑科植物桑 *Morus alba* L. 的干燥嫩枝。主产于安徽、浙江、江苏、四川、湖南，以南方育蚕区产量较大。

性味功效

微苦，平。祛风湿，利关节。用于风湿痹病，肩臂、关节酸痛麻木，水肿，皮肤瘙痒，消渴。

用法用量

煎服，9~15 克。

饮片特征

桑枝 呈类圆形或椭圆形的横切厚片。外表皮灰黄色或黄褐色，有点状皮孔。切面皮部较薄，木部黄白色，射线放射状，髓部白色或黄白色。气微，味淡。

炒桑枝 形如桑枝片，切面深黄色。微有香气。

品质要求

以质嫩、断面黄白色者为佳。

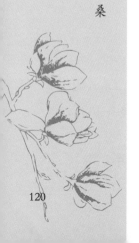

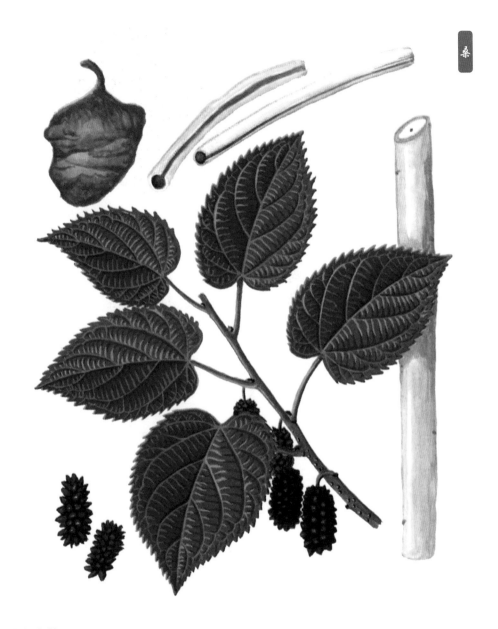

验方集萃

1. 湿热脚气：桑枝、薏苡仁各30克，黄柏、苍术各8克，水煎服。

2. 风湿关节红肿热痛：桑枝、忍冬藤各15克，防风、秦艽各10克，水煎服。

3. 风湿病：桑枝、防风各10克，络石藤、桑寄生各15克，川芎、威灵仙各9克，水煎服。

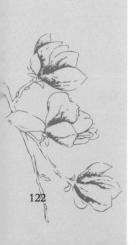

《救荒本草》记载，采其嫩苗，沥去苦味，煠熟盐拌食之。

豨莶草

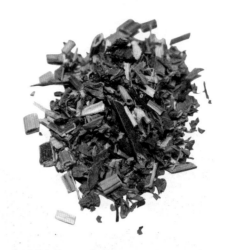

来源产地
为菊科植物豨莶 *Siegesbeckia orientalis* L.、腺梗豨莶 *Siegesbeckia pubescens* Makino 或毛梗豨莶 *Siegesbeckia glabrescens* Makino 的干燥地上部分。主产于湖南、湖北、江苏。

性味功效
辛、苦，寒。祛风湿，利关节，解毒。用于风湿痹痛，筋骨无力，腰膝酸软，四肢麻痹，半身不遂，风疹湿疮。

用法用量
煎服，9~12 克。

饮片特征
呈不规则的段。茎略呈方柱形，表面灰绿色、黄棕色或紫棕色，有纵沟和细纵纹，被灰色柔毛。切面髓部类白色。叶多皱缩破碎，灰绿色，边缘有钝锯齿，两面皆有白色柔毛；有时可见黄色头状花序。气微，味微苦。

品质要求
以叶多、质嫩、色绿者为佳。

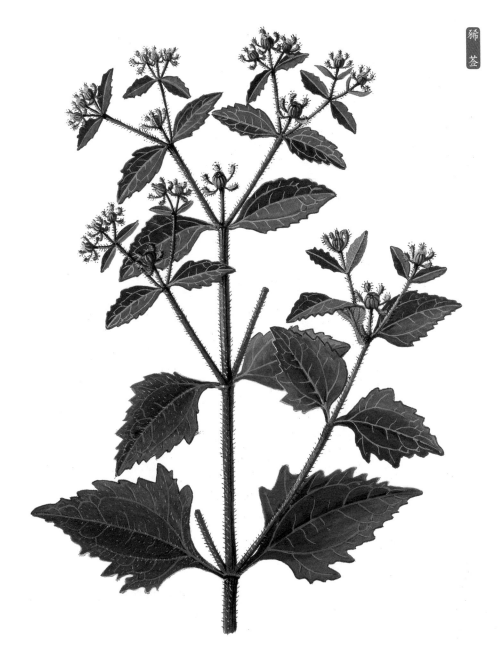

验方集萃

1. 夜盲： 豨莶草叶焙干研末，每次 3 克，和鸡肝 (猪肝亦可)15 克共煎服，每日 1 剂。

2. 高血压： 豨莶草 30 克，地骨皮 10 克，加水浓煎，分 2~3 次服；或鲜豨莶草、
臭牡丹根各 30 克，水煎服。

《本草纲目》记载，丝瓜老者，筋络贯串，房隔联属。故能通人脉络脏腑，而去风解毒，消肿化痰，祛痛杀虫，及治诸血病也。

丝瓜络

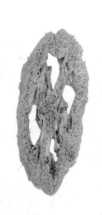
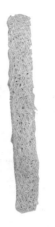
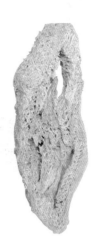

来源产地 为葫芦科植物丝瓜 *Luffa cylindrica* (L.) Roem. 的干燥成熟果实的维管束。全国各地均产，主产于浙江慈溪，江苏南通、苏州。

性味功效

甘，平。祛风，通络，活血，下乳。用于痹痛拘挛，胸胁胀痛，乳汁不通，乳痈肿痛。

用法用量

煎服，5~12 克。

饮片特征

为不规则的厚片或段。由丝状维管束交织而成，多呈长棱形或长圆筒形，略弯曲，表面淡黄白色。体轻，质韧，有弹性，不能折断。横切面可见子房3~4室，呈空洞状。气微，味淡。

品质要求

以个大、无外皮、网状维管束黄白色者为佳。

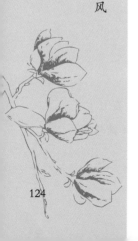

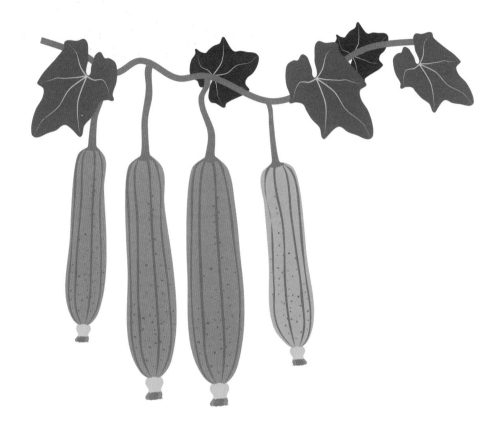

验方集萃

1. 风湿关节痛：丝瓜络 9 克，忍冬藤 24 克，威灵仙 12 克，鸡血藤 15 克，水煎服。

2. 乳少不通：丝瓜络 30 克，无花果 60 克，炖猪蹄或猪肉服。

3. 乳汁缺少：路路通、丝瓜络各 10 克，当归 9 克，通草 24 克，水煎服。

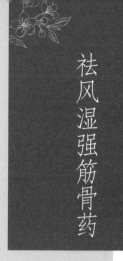

祛风湿强筋骨药

本草说

《饮膳正要》记载五加皮酒，五加皮浸酒，或依法酿酒。治骨弱不能行走，久服壮筋骨，延年不老。

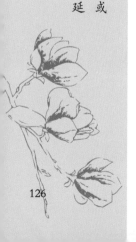

五加皮

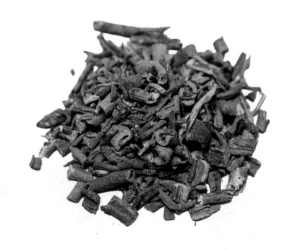

来源产地

为五加科植物细柱五加 Acanthopanax gracilistylus W. W. Smith 的干燥根皮。产于山西、陕西、山东及长江以南各省区，主产于湖北、河南、安徽。

性味功效

辛、苦，温。祛风除湿，补益肝肾，强筋壮骨，利水消肿。用于风湿痹病，筋骨痿软，小儿行迟，体虚乏力，水肿，脚气。

用法用量

煎服，5~10 克。

饮片特征

呈不规则的卷筒状或厚片状。外表面灰褐色，有稍扭曲的纵皱纹及横长皮孔样斑痕；内表面淡黄色或灰黄色，有细纵纹。切面灰白色。体轻，质脆，易折断，断面不整齐，灰白色。气微香，味微辣而苦。

品质要求

以粗长、皮厚、气香、无木心者为佳。

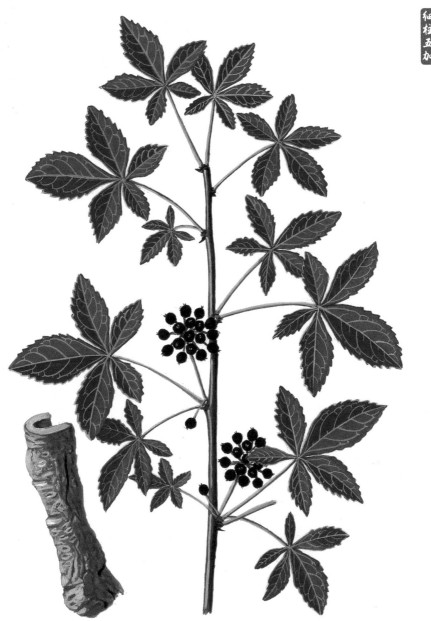

验方集萃

1. 阴囊湿疹：五加皮、大腹皮、薏苡根各适量，水煎熏洗患处。

2. 风湿性关节炎：五加皮、络石藤各 15 克，威灵仙 9 克，忍冬藤 24 克，水煎服。

3. 风湿腰痛：五加皮、狗脊、骨碎补各 15 克，炒杜仲、川牛膝各 10 克，水煎服。

狗脊

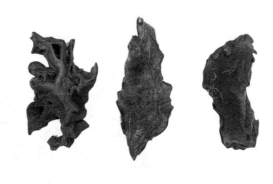

来源产地 为蚌壳蕨科植物金毛狗脊 *Cibotium barometz* (L.) J. Sm. 的干燥根茎。主产于四川、重庆、广东、贵州、浙江、福建。

性味功效

苦、甘，温。除风湿，补肝肾，强腰膝。用于风寒湿痹，腰膝酸软，下肢无力。

用法用量

煎服，6~12 克。

饮片特征

生狗脊片 呈不规则长条形或圆形，厚 1.5~5 毫米。切面浅棕色，较平滑，近边缘 1~4 毫米处有 1 条棕黄色隆起的木质部环纹或条纹，边缘不整齐，偶有金黄色绒毛残留。质脆，易折断，有粉性。气微，味淡。

熟狗脊片 形如生狗脊片，呈黑棕色，质坚硬。

烫狗脊 形如生狗脊片，表面略鼓起。棕褐色。气微，味淡、微涩。

品质要求

以片厚薄均匀、坚实无毛、不空心者为佳。

《本草纲目》记载，狗脊有二种。一种根黑色，如狗脊骨；一种有金黄毛，如狗形，其根大如拇指，有硬黑发簇之。其茎细而叶花两两对生，正似大叶蕨，比贯众叶有齿，面背皆光。皆可入药。

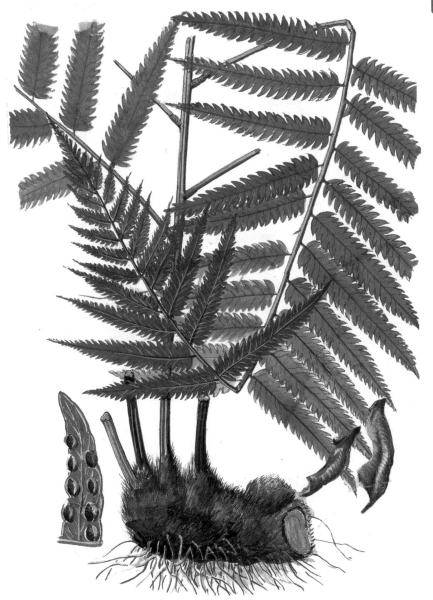

验方集萃

1. **拔牙创面出血、外伤出血**：狗脊茸毛适量，消毒后外敷贴创面。

2. **白带量多清稀、腰酸头晕**：狗脊、鹿角霜各 15 克，银杏树根 20 克，水煎服。

《本草纲目》记载，此物寄寓他木而生，如鸟立于上，故曰寄生、寓木、茑木。俗呼为寄生草。

桑寄生

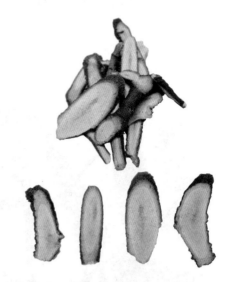

来源产地 为桑寄生科植物桑寄生 *Taxillus chinensis* (DC.) Danser 的干燥带叶茎枝。主产于广东、广西。

性味功效

苦、甘，平。祛风湿，补肝肾，强筋骨，安胎。用于风湿痹痛，腰膝酸软，筋骨无力，崩漏经多，妊娠漏血，胎动不安，头晕目眩。

用法用量

煎服，9~15 克。

饮片特征

为厚片或不规则短段。外表皮红褐色或灰褐色，具细纵纹，并有多数细小突起的棕色皮孔，嫩枝有的可见棕褐色茸毛；切面皮部红棕色，木部色较浅。叶多卷曲或破碎，完整者展平后呈卵形或椭圆形，表面黄褐色，幼叶被细茸毛，先端钝圆，基部圆形或宽楔形，全缘；革质。气微，味涩。

品质要求

以干燥、外皮棕褐色、条匀、叶多、附有桑树干皮者为佳。

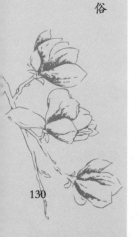

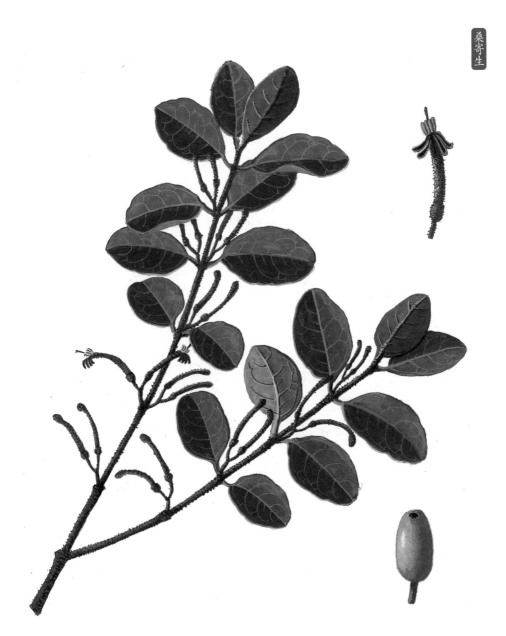

验方集萃

1. 风湿腰痛：桑寄生、骨碎补、狗脊各 15 克，炒杜仲 10 克，盐肤木 24 克，水煎服。

2. 风湿性关节炎：桑寄生 30 克，当归、木瓜、独活各 9 克，生黄芪 24 克，川牛膝 10 克，水煎服。

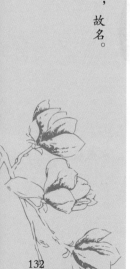

《本草纲目》记载，豆叶曰藿，其叶似之，故名。

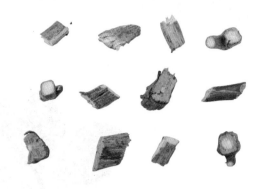

广藿香

来源产地 为唇形科植物广藿香 *Pogostemon cablin* (Blanco) Benth. 的干燥地上部分。主产于广东、海南。

性味功效

辛，微温。芳香化浊，和中止呕，发表解暑。用于湿浊中阻，脘痞呕吐，暑湿表证，湿温初起，发热倦怠，胸闷不舒，寒湿闭暑，腹痛吐泻，鼻渊头痛。

用法用量

煎服，3~10克。

饮片特征

呈不规则的段。茎略呈方柱形，表面灰褐色、灰黄色或带红棕色，被柔毛；切面有白色髓。叶破碎或皱缩成团，完整者展平后呈卵形或椭圆形，两面均被灰白色绒毛；基部楔形或钝圆，边缘具大小不规则的钝齿；叶柄细，被柔毛。气香特异，味微苦。

品质要求

以身干、整齐、叶厚柔软、香气浓厚者为佳。

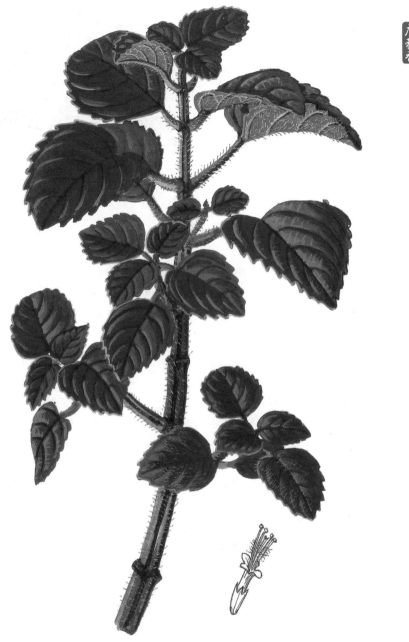

验方集萃

1. 寻常疣：鲜广藿香叶数片，擦揉患处 3~5 分钟。

2. 单纯性胃炎：广藿香、佩兰、半夏、黄芩各 9 克，陈皮 6 克，炙川厚朴 5 克，水煎服。食积加麦芽 15 克；呕吐剧烈加姜竹茹 9 克，黄连 3 克；腹痛加木香 6 克。

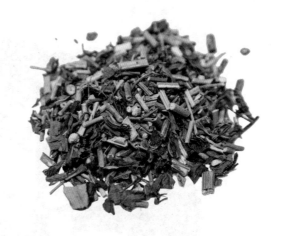

佩兰

《本草纲目》记载，叶似马兰，故名兰草，其叶有歧，俗呼燕尾香。时人煮水以浴，疗风，故又名香水兰。

来源产地 为菊科植物佩兰 *Eupatorium fortunei* Turcz. 的干燥地上部分。主产于江苏、上海、河北、天津、山东，以江苏产量最大。

性味功效

辛，平。芳香化湿，醒脾开胃，发表解暑。用于湿浊中阻，脘痞呕恶，口中甜腻，口臭，多涎，暑湿表证，湿温初起，发热倦怠，胸闷不舒。

用法用量

煎服，3~10 克。

饮片特征

呈不规则的段。茎圆柱形，表面黄棕色或黄绿色，有的带紫色，有明显的节及纵棱线；切面髓部白色或中空。叶对生，叶片多皱缩、破碎，绿褐色。气芳香，味微苦。

品质要求

以质嫩、叶多、色绿、香气浓者为佳。

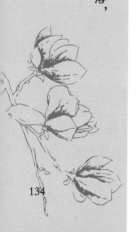

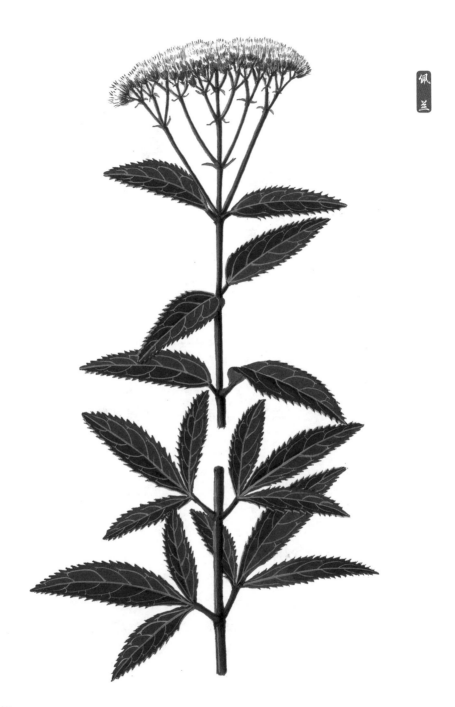

佩兰

验方集萃

1. **脾经湿热、口臭**：佩兰 10~15 克，开水冲泡，代茶常饮。

2. **蛇咬伤**：鲜佩兰叶适量，洗净，捣烂，局部清理吸出蛇毒后敷药，每日换药 2~3 次。

3. **中暑头痛**：佩兰、青蒿、菊花各 9 克，水煎服。

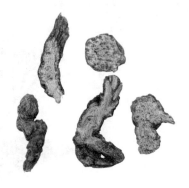

苍术

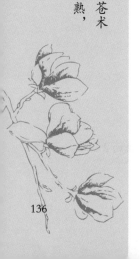

来源产地　为菊科植物茅苍术 Atractylodes lancea (Thunb.) DC. 或北苍术 Atractylodes chinensis (DC.) Koidz. 的干燥根茎。主产于河北、山西、陕西、辽宁、湖北、江苏，以江苏句容为道地。

性味功效

辛、苦，温。燥湿健脾，祛风散寒，明目。用于湿阻中焦，脘腹胀满，泄泻，水肿，脚气痿躄，风湿痹痛，风寒感冒，夜盲，眼目昏涩。

用法用量

煎服，3~9 克。

饮片特征

苍术片　呈不规则类圆形或条形厚片。外表皮灰棕色至黄棕色，有皱纹，有时可见根痕。切面黄白色或灰白色，散有多数橙黄色或棕红色油室，有的可析出白色细针状结晶。气香特异，味微甘、辛、苦。

麸炒苍术　形如苍术片，表面深黄色，散有黄棕色油室。有焦香气。

品质要求

以个大、质坚实、无毛须、气芳香、内有朱砂点、断面起白霜者为佳。

《药性全备食物本草》记载，苍术酒，除万病，润皮肤，久服延年益寿。用苍术三十斤洗净捣碎，以东流水三石渍二十日，去渣，以汁浸曲，如家酿酒法。酒熟，任意饮之。忌桃李。

136

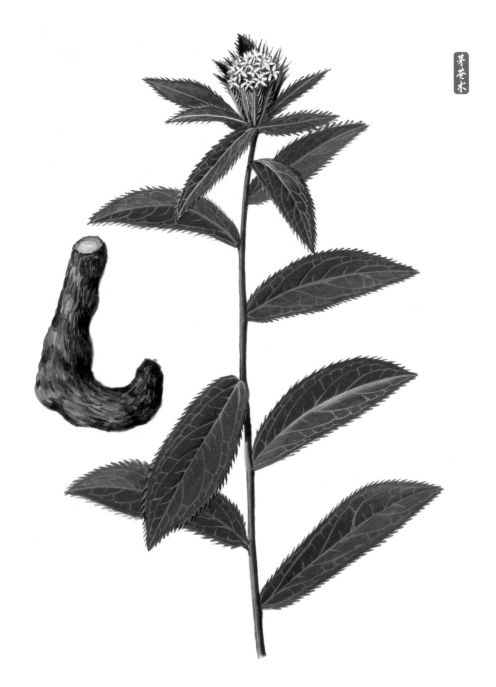

茅苍术

验方集萃

1. 白带异常：炒苍术 10 克，薏苡仁、一点红各 30 克，水煎服。

2. 脚气病：苍术、泽泻、茯苓、川牛膝各 10 克，薏苡仁 30 克，紫苏叶、木瓜各 9 克，水煎服。

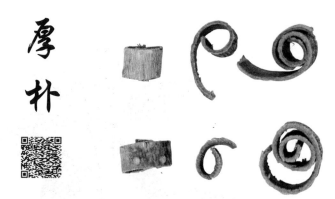

厚朴

《竹屿山房杂部·养生部》记载，厚朴汤，宋朝士俟朝于文德殿，守堂卒每以厚朴汤进。厚朴去粗皮，锉片，用生姜汁三染三焙之，一斤；桂心三两。上和一处。心下痞闷不下饮食，沸汤泡服。

来源产地

为木兰科植物厚朴 *Magnolia officinalis* Rehd. et Wils. 或凹叶厚朴 *Magnolia officinalis* Rehd. et Wils. var. *biloba* Rehd. et Wils. 的干燥干皮、根皮及枝皮。主产于四川、重庆、湖北、浙江、福建、湖南。

性味功效

苦、辛，温。燥湿消痰，下气除满。用于湿滞伤中，脘痞吐泻，食积气滞，腹胀便秘，痰饮喘咳。

用法用量

煎服，3~10克。

饮片特征

厚朴丝　呈弯曲的丝条状或单、双卷筒状。外表面灰褐色，有时可见椭圆形皮孔或纵皱纹。内表面紫棕色或深紫褐色，较平滑，具细密纵纹，划之显油痕。切面颗粒性，有油性，有的可见小亮星。气香，味辛辣、微苦。

姜厚朴　形如厚朴丝，表面灰褐色，偶见焦斑。略有姜辣气。

品质要求

以皮厚、油性足、内表面紫棕色而有发亮结晶状物、香气浓者为佳。

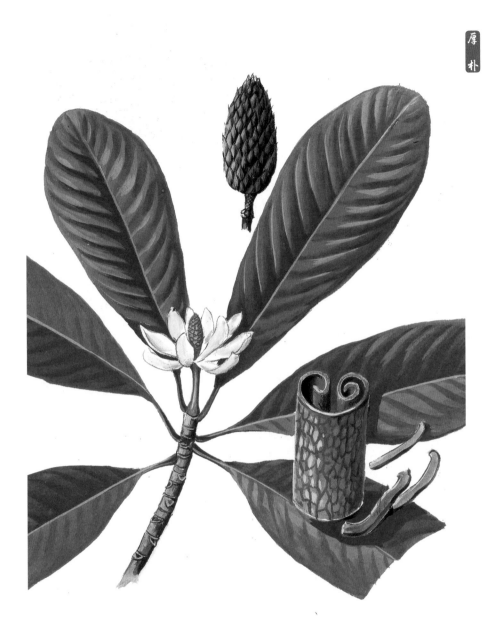

验方集萃

1. **急性肠炎：** 厚朴9克，鱼腥草15克，凤尾草30克，水煎服。

2. **哮喘：** 厚朴、旋覆花各10克，佛手柑6克，紫苏子、葶苈子各9克，水煎服。

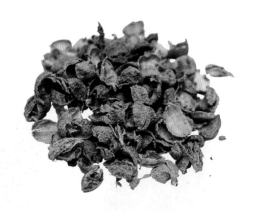

砂仁

来源产地

为姜科植物阳春砂 *Amomum villosum* Lour.、绿壳砂 *Amomum villosum* Lour. var. *xanthioides* T. L. Wu et Senjen 或海南砂 *Amomum longiligulare* T. L. Wu 的干燥成熟果实。阳春砂主产于广东、云南，以广东阳春为道地。绿壳砂主产于云南。海南砂主产于海南、广东湛江。

性味功效

辛，温。化湿开胃，温脾止泻，理气安胎。用于湿浊中阻，脘痞不饥，脾胃虚寒，呕吐泄泻，妊娠恶阻，胎动不安。

用法用量

煎服，3~6克，捣碎，后下。

饮片特征

呈椭圆形或卵圆形，有三棱。表面棕褐色，密生刺状突起，顶端有花被残基，基部常具果梗痕。果皮薄而软。种子集结成团，为不规则多面体，表面棕红色或暗褐色，有细皱纹，质硬。气芳香而浓烈，味辛凉、微苦。

品质要求

以身干、个大、坚实、仁饱满、气味浓者为佳。

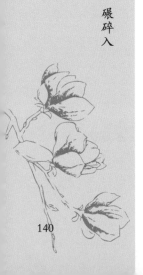

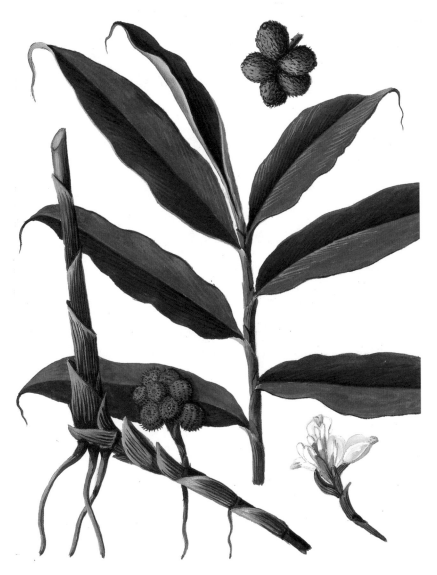

阳春砂

验方集萃

1. **寒湿吐泻：**砂仁、花椒、草豆蔻各 6 克，苍术 10 克，水煎服。

2. **妊娠呕吐：**砂仁不拘多少，研为细末，每次 6 克，姜汁少许，用开水冲服。

豆蔻

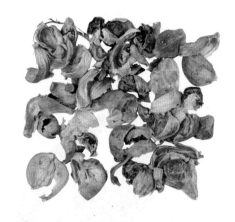

为姜科植物白豆蔻 *Amomum kravanh* Pierre ex Gagnep. 或爪哇白豆蔻 *Amomum compactum* Soland ex Maton 的干燥成熟果实。白豆蔻原产于柬埔寨和泰国，我国的海南、云南和广西有栽培。爪哇白豆蔻原产于印度尼西亚，我国海南和云南有栽培。

性味功效

辛，温。化湿行气，温中止呕，开胃消食。用于湿浊中阻，不思饮食，湿温初起，胸闷不饥，寒湿呕逆，胸腹胀痛，食积不消。

用法用量

煎服，3~6 克，捣碎，后下。

饮片特征

呈椭圆形或卵圆形。表面黄白色至淡黄棕色，有 3 条较深的纵向槽纹，顶端有突起的柱基，基部有凹下的果柄痕，两端均具浅棕色绒毛。果皮体轻，质脆；背面略隆起，有皱纹。种子集结成团，中有白色隔膜，种子为不规则多面体。气芳香，味辛凉略似樟脑。

品质要求

以个大、粒实、果壳薄、气味浓厚者为佳。

本草说

《居家必用事类·饮食》记载，豆蔻熟水，白豆蔻壳拣净，投入沸汤瓶中，密封片时，用之极妙。每次用七个足矣，不可多用，则香浊。

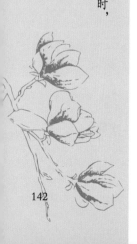

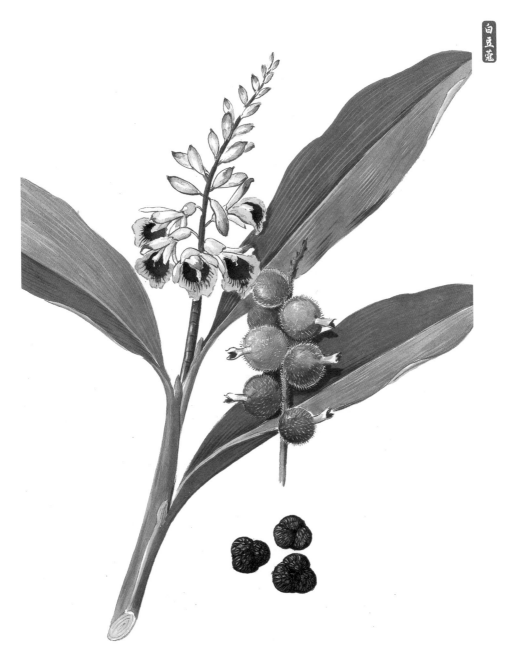

白豆蔻

验方集萃

1. **反胃**：豆蔻、缩砂仁各 10 克，丁香 5 克，水煎，加姜汁适量，慢慢含服。

2. **胃冷恶心（进食即想吐）**：豆蔻仁 3 枚捣细，温酒送服，数服以后即见效。

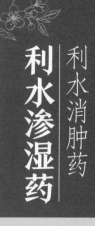

利水渗湿药

茯苓

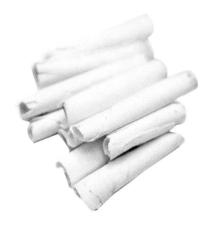

来源产地

为多孔菌科真菌茯苓 *Poria cocos* (Schw.) Wolf 的干燥菌核。主产于广西、广东、云南、安徽、湖北、河南。

性味功效

茯苓，甘、淡，平。利水渗湿，健脾，宁心。用于水肿尿少，痰饮眩悸，脾虚食少，便溏泄泻，心神不安，惊悸失眠。茯苓皮，利水消肿。用于水肿，小便不利。

用法用量

煎服，茯苓 10~15 克，茯苓皮 15~30 克。

饮片特征

茯苓块　呈块片状，大小不一。白色、淡红色或淡棕色。
茯苓片　呈不规则厚片，厚薄不一。白色、淡红色或淡棕色。
茯苓皮　呈长条形或不规则块片，大小不一。外表面棕褐色至黑褐色，有疣状突起，内表面淡棕色并常带有白色或淡红色的皮下部分。质较松软，略具弹性。气微、味淡，嚼之粘牙。

品质要求

以断面白色细腻、粘牙力强者为佳。

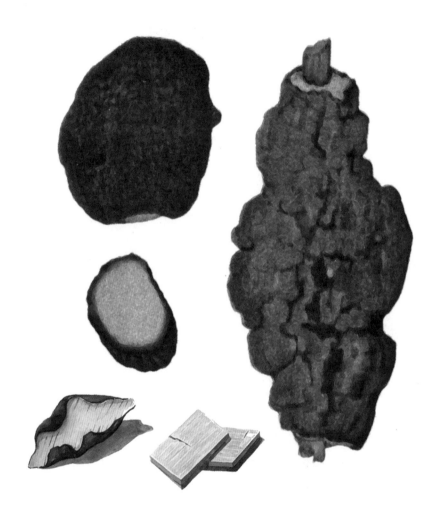

验方集萃

1. 小便不利：茯苓皮、赤小豆、泽泻各 15 克，水煎服。

2. 食欲不振：茯苓 10 克，白术 9 克，太子参 15 克，甘草、陈皮各 6 克，水煎服。

薏苡仁

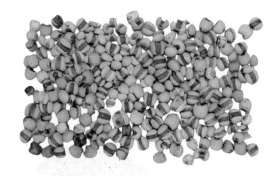

来源产地 为禾本科植物薏苡 *Coix lacryma-jobi* L. var. *mayuen* (Roman.) Stapf 的干燥成熟种仁。主产于福建、河北、辽宁。

性味功效

甘、淡，凉。利水渗湿，健脾止泻，除痹，排脓，解毒散结。用于水肿，脚气，小便不利，脾虚泄泻，湿痹拘挛，肺痈，肠痈，赘疣，癌肿。

用法用量

煎服，9~30克。孕妇慎用。

饮片特征

薏苡仁 呈宽卵形或长椭圆形，长4~8毫米，宽3~6毫米。表面乳白色，光滑，偶有残存的黄褐色种皮；一端钝圆，另端较宽而微凹，有一淡棕色点状种脐；背面圆凸，腹面有1条较宽而深的纵沟。质坚实，断面白色，粉性。气微，味微甜。

麸炒薏苡仁 形如薏苡仁，微鼓起，表面微黄色。

品质要求

以粒大、饱满、色白、完整者为佳。

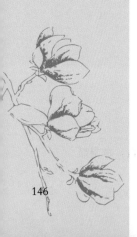

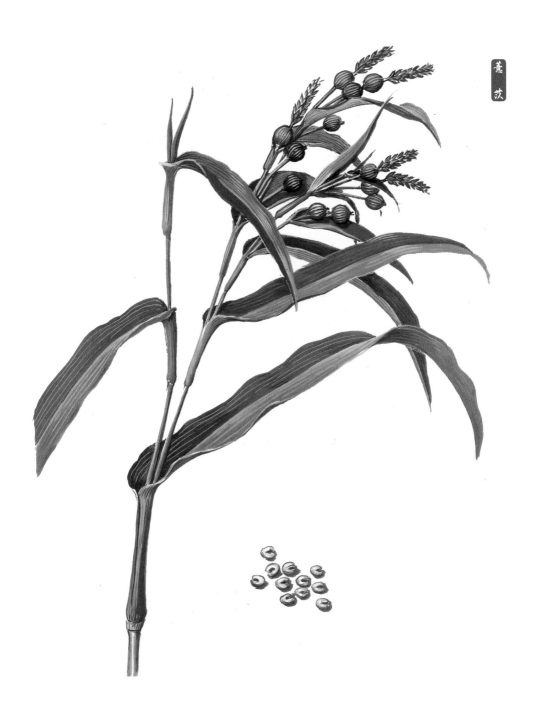

薏苡

验方集萃

1. 白带量多清稀： 薏苡仁、芡实、山药各 15 克，水煎服。

2. 泄泻： 薏苡仁、白术各 12 克，苍术、陈皮各 10 克，水煎服。

泽泻

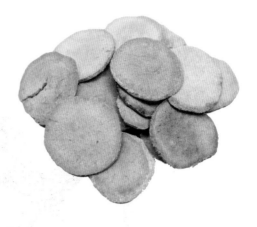

《本草纲目》记载，泽泻气平，味甘而淡。淡能渗泄，气味俱薄，所以利水而泄下。泽泻渗去其湿，则热亦随去，而土气得令，清气上行，天气明爽，故泽泻有养五脏、益气力、治头旋、聪明耳目之功。脾胃有湿热，则头重而目昏耳鸣。

来源产地 为泽泻科植物泽泻 *Alisma orientale* (Sam.) Juzep. 的干燥块茎。主产于四川灌县、崇庆，福建建瓯、建阳、浦城。

性味功效
甘、淡，寒。利水渗湿，泄热，化浊降脂。用于小便不利，水肿胀满，泄泻尿少，痰饮眩晕，热淋涩痛，高脂血症。

用法用量
煎服，6~10克。

饮片特征
泽泻片 呈圆形或椭圆形厚片。外表皮黄白色或淡黄棕色，可见细小突起的须根痕。切面黄白色，粉性，有多数细孔。气微，味微苦。

盐泽泻 形如泽泻片，表面黄棕色或黄褐色，偶见焦斑。味微咸。

品质要求
以个大、坚实、色黄白、粉性足者为佳。

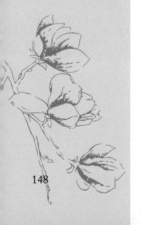

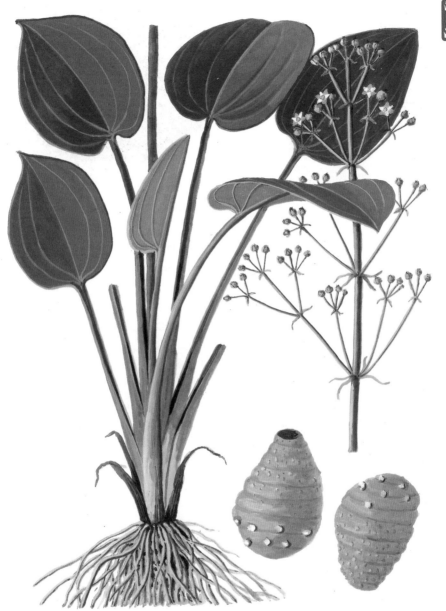

泽泻

验方集萃

1. 肾炎性水肿：泽泻、车前草各15克，薏苡根、赤小豆各30克，水煎服。

2. 尿路感染：泽泻、一点红、爵床、猫须草各15克，半边莲30克，水煎服。

3. 妊娠遍身水肿：泽泻、桑白皮、槟榔、赤茯苓各1.5克，姜水煎服。

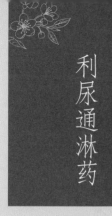

利尿通淋药

本草说

《多能鄙事·饮食》记载，车前子饮，治老人赤白痢。车前子五合，绵裹，用水二升，煎汁一升半；青粱米三合。上汁煮作饮。空心食，日二服。

车前子

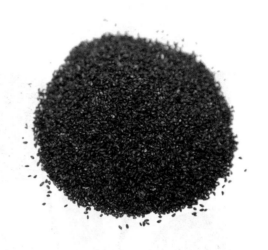

来源产地 为车前科植物车前 *Plantago asiatica* L. 或平车前 *Plantago depressa* Willd. 的干燥成熟种子。车前主产于江西、河南、四川。平车前主产于黑龙江、辽宁、河北。

性味功效

甘，寒。清热利尿通淋，渗湿止泻，明目，祛痰。用于热淋涩痛，水肿胀满，暑湿泄泻，目赤肿痛，痰热咳嗽。

用法用量

煎服，9~15克，包煎。

饮片特征

车前子 呈椭圆形、不规则长圆形或三角状长圆形，略扁，长约2毫米，宽约1毫米。表面黄棕色至黑褐色，有细皱纹，一面有灰白色凹点状种脐。质硬。气微，味淡。

盐车前子 形如车前子，表面黑褐色。气微香，味微咸。

品质要求

以粒大、色黑、饱满者为佳。

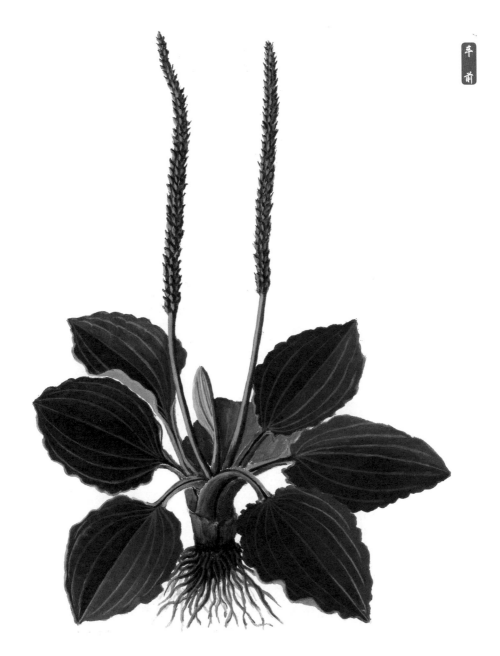

验方集萃

1. 肠炎泄泻：车前子、茯苓各15克，藿香、黄连各6克，水煎服。

2. 尿路感染、尿急尿痛：车前子、白茅根各15克，紫花地丁、栀子各10克，水煎服。

3. 慢性肾盂肾炎：车前子、滑石各15克，金银花、蒲公英各20克，水煎服。

通草

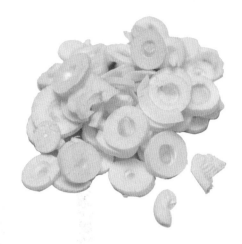

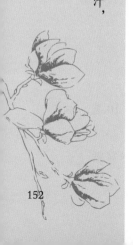

《本草医旨食物类》记载，通草酒，续五脏气，通十二经脉，利三焦。通草子煎汁，同曲米酿酒饮。

来源产地 为五加科植物通脱木 *Tetrapanax papyrifer* (Hook.) K. Koch 的干燥茎髓。主产于江苏、湖南、湖北、四川、浙江、安徽。

性味功效

甘、淡，微寒。清热利尿，通气下乳。用于湿热淋证，水肿尿少，乳汁不下。

用法用量

煎服，3~5 克。孕妇慎用。

饮片特征

呈不规则的厚片，直径 1~2.5 厘米。表面白色或淡黄色，有浅纵沟纹。切面显银白色光泽，中部有直径 0.3~1.5 厘米的空心或半透明的薄膜，纵剖面呈梯状排列，实心者少见。气微，味淡。

品质要求

以条粗、色洁白、有弹性者为佳。

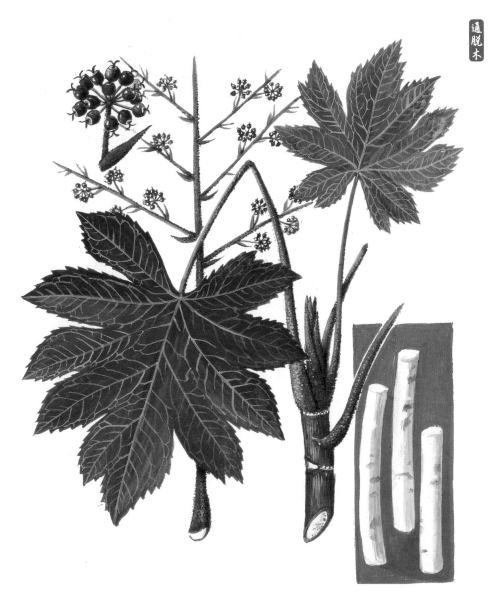

验方集萃

1. 水肿、小便不利：通草、车前子各 10 克，泽泻 12 克，水煎服。

2. 肾炎性水肿：通草、茯苓皮各 15 克，泽泻 5 克，猪苓、香菇各 10 克，白术 9 克，赤小豆 30 克，水煎服。

3. 肝硬化腹水：通草 24 克，半边莲 30 克，马鞭草、车前草各 15 克，大腹皮 10 克，水煎服。

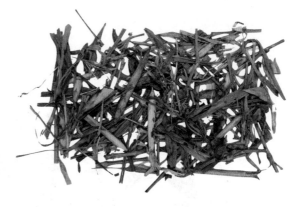

瞿麦

《备考食物本草纲目》记载，嫩苗煠熟，水淘过可食。

来源产地

为石竹科植物瞿麦 *Dianthus superbus* L. 或石竹 *Dianthus chinensis* L. 的干燥地上部分。全国大部分地区都有分布，主产于河北、河南、辽宁、江苏等地。

性味功效

苦，寒。利尿通淋，活血通经。用于热淋，血淋，石淋，小便不通，淋沥涩痛，经闭瘀阻。

用法用量

煎服，9~15克。孕妇慎用。

饮片特征

呈不规则段。茎圆柱形，表面淡绿色或黄绿色，光滑无毛，节明显，略膨大，切面中空。叶对生，多皱缩破碎，完整叶展平后呈条形或条状披针形。枝端具花和果实，花萼筒状，花瓣棕紫色或棕黄色。气微，味淡。

品质要求

以花未开放、青绿色、干燥、无根者为佳。

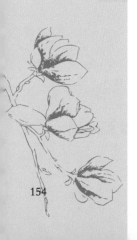

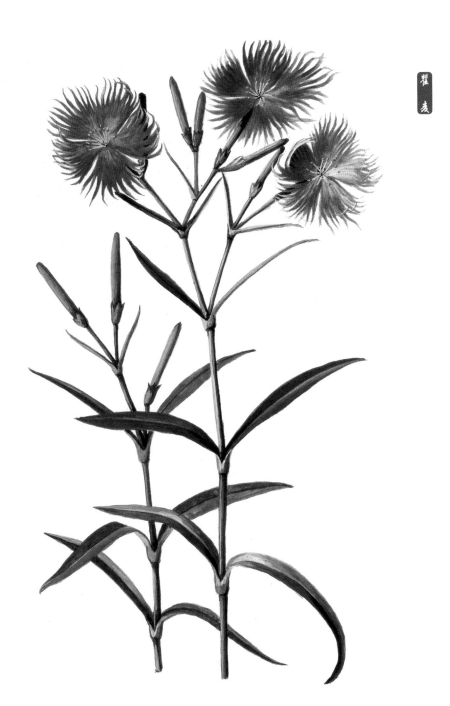

瞿麦

验方集萃

1. 湿疹、阴痒：鲜瞿麦 60 克，捣汁外涂或煎汤外洗。

2. 小便不通、淋沥涩痛：瞿麦、车前子各 15 克，滑石 18 克，甘草 3 克，水煎服。

3. 疮肿：瞿麦，捣末，和生油捣涂患处。

《本草纲目》记载，按虞抟医学正传云，抟兄年七十，秋间患淋，二十余日，百方不效。后得一方，取地肤草捣自然汁，服之遂通。

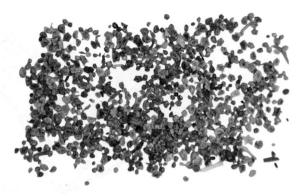

地肤子

来源产地

为藜科植物地肤 *Kochia scoparia* (L.) Schrad. 的干燥成熟果实。全国各地均产，主产于江苏、山东、河南、河北、北京。

性味功效

辛、苦，寒。清热利湿，祛风止痒。用于小便涩痛，阴痒带下，风疹，湿疹，皮肤瘙痒。

用法用量

煎服，9~15克。外用适量，煎汤熏洗。

饮片特征

呈扁球状五角星形，直径1~3毫米。外被宿存花被，表面灰绿色或浅棕色，周围具膜质小翅5枚，背面中心有微突起的点状果梗痕及放射状脉纹5~10条；剥离花被，可见膜质果皮，半透明。种子扁卵形，长约1毫米，黑色。气微，味微苦。

品质要求

以色灰绿、饱满、无枝叶杂质者为佳。

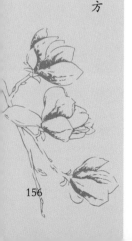

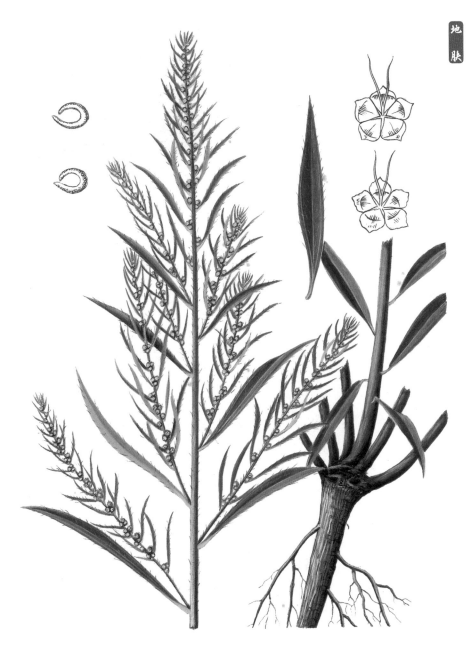

验方集萃

1. **风疹瘙痒**：地肤子、荆芥各15克，蝉蜕6克，生地黄20克，水煎服。

2. **皮肤湿疹、阴囊湿疹、带下阴痒**：地肤子、蛇床子、白鲜皮、苦参各30克，白矾15克，水煎熏洗，每日2次。

《本草纲目》记载，茎细如线，引于竹木上，高尺许。其叶细如芫荽叶而甚薄，背面皆青，上多皱纹，皱处有沙子，状如蒲黄粉，黄赤色。不开花，细根坚强。其沙及草皆可入药。

海金沙

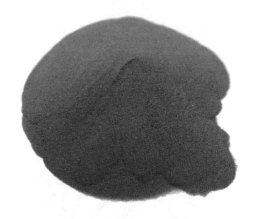

来源产地

为海金沙科植物海金沙 *Lygodium japonicum* (Thunb.) Sw. 的干燥成熟孢子。主产于广东及浙江等地。

性味功效

甘、咸，寒。清利湿热，通淋止痛。用于热淋，石淋，血淋，膏淋，尿道涩痛。

用法用量

煎服，6~15 克，包煎。

饮片特征

呈粉末状，棕黄色或浅棕黄色。体轻，手捻有光滑感，置手中易由指缝滑落。火烧后产生爆鸣声及明亮的火焰，无灰渣残留。气微，味淡。

品质要求

以干燥、黄棕色、质轻光滑、能浮于水、无泥沙杂质者为佳。

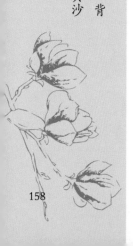

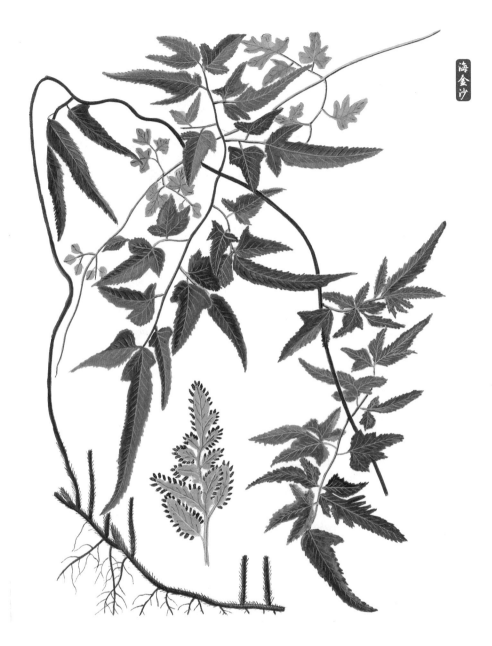

海金沙

验方集萃

1. 尿路感染：海金沙、车前草、石斛、金银花、一点红各15克，水煎服。

2. 肾炎性水肿：海金沙、泽泻、车前草各15克，猪苓、香茹各10克，水煎服。

3. 尿酸结石：海金沙、滑石共研为末，以车前子、麦冬、木通煎水调药末，并加蜂蜜少许，温服。

4. 痢疾：海金沙全草、凤尾草各24克，水煎服。

灯心草

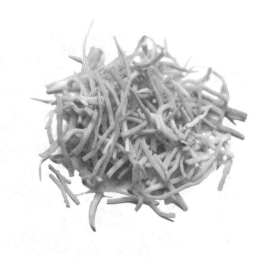

来源产地 为灯心草科植物灯心草 *Juncus effusus* L. 的干燥茎髓。主产于江苏、四川、云南等地，以江苏苏州产量最大。

性味功效

甘、淡，微寒。清心火，利小便。用于心烦失眠，尿少涩痛，口舌生疮。

用法用量

煎服，1~3 克。

饮片特征

灯心草 细圆柱形的段。表面白色或淡黄白色，有细纵纹。体轻，质软，略有弹性，易拉断，断面白色。气微，无味。

灯心炭 呈细圆柱形的段。表面黑色。体轻，质松脆，易碎。气微，味微涩。

品质要求

以色白、条长、粗细均匀、有弹性者为佳。

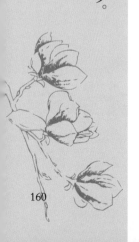

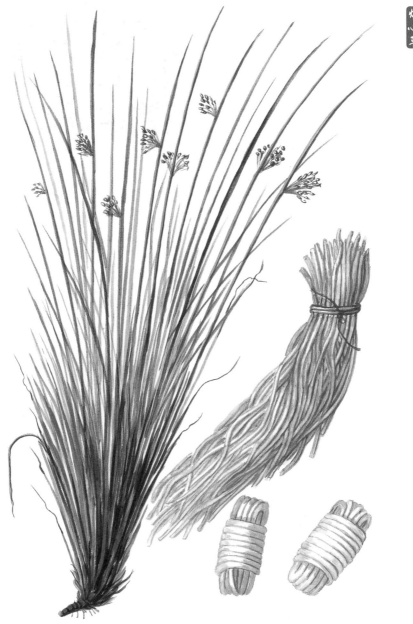

验方集萃

1. **小儿夜间磨牙**：灯心草、一点红各 10 克，淡竹叶 6 克，水煎服。

2. **肾炎性水肿**：灯心草、胜红蓟、猫须草各 30 克，嫩鲜茶叶 15 克，水煎服。

3. **膀胱炎、尿道炎**：鲜灯心草、车前、薏苡仁、海金沙各 30 克，水煎服。

陶弘景曰，蔓延石上，生叶如皮，故名石韦。

石韦

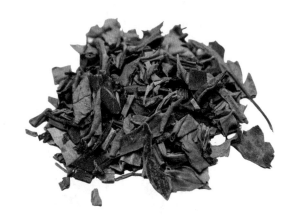

来源产地 为水龙骨科植物庐山石韦 *Pyrrosia sheareri* (Bak.) Ching、石韦 *Pyrrosia lingua* (Thunb.) Farwell 或有柄石韦 *Pyrrosia petiolosa* (Christ) Ching 的干燥叶。主产于浙江、湖北、河北等地。

性味功效

甘、苦，微寒。利尿通淋，清肺止咳，凉血止血。用于热淋，血淋，石淋，小便不通，淋沥涩痛，肺热喘咳，吐血，衄血，尿血，崩漏。

用法用量

煎服，6~12 克。

饮片特征

呈丝条状。上表面黄绿色或灰绿色，下表面密生红棕色星状毛，孢子囊群着生侧脉间或下表面布满孢子囊群。叶全缘。气微，味微涩苦。

品质要求

以叶大而厚、完整、背面色发红、有小点者为佳。

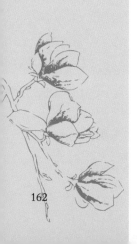

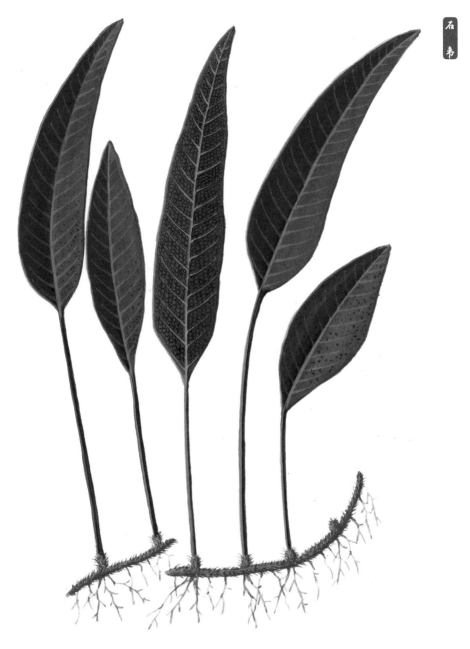

验方集萃

1. 泌尿系统感染：石韦、蒲公英、马齿苋各 30 克，苦参 9~15 克，柴胡 9~18 克，黄柏 9 克，水煎服。

2. 尿路结石：石韦、车前草各 30 克，生栀子、甘草各 15 克，水煎服。

绵草薢

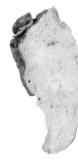

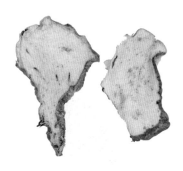

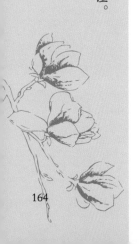

《本草纲目》记载，萆薢，足阳明、厥阴经药也。厥阴主筋属风，阳明主肉属湿。萆薢之功，长于去风湿，所以能治缓弱痹痹、遗浊、恶疮诸病之属风湿者。

来源产地 为薯蓣科植物绵草薢 *Dioscorea spongiosa* J. Q. Xi, M. Mizuno et W. L. Zhao . 或福州薯蓣 *Dioscorea futschauensis* Uline ex R. Kunth 的干燥根茎。绵草薢主产于浙江、江西、福建。福州薯蓣主产于浙江、福建。

性味功效

苦，平。利湿去浊，祛风除痹。用于膏淋，白浊，白带过多，风湿痹痛，关节不利，腰膝疼痛。

用法用量

煎服，9~15克。

饮片特征

为不规则的斜切片，边缘不整齐，大小不一，厚2~5毫米。外皮黄棕色至黄褐色，有稀疏的须根残基，呈圆锥状突起。质疏松，略呈海绵状，切面灰白色至浅灰棕色，黄棕色点状维管束散在。气微，味微苦。

品质要求

以片大而薄、切面色灰白者为佳。

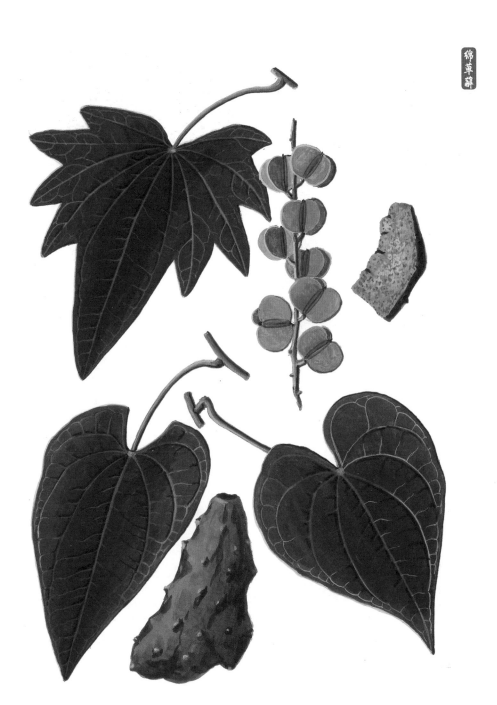

验方集萃

1. 糖尿病：绵草薢、女贞子、怀山药、天花粉各 15 克，水煎服。

2. 肾炎性水肿：绵草薢、猫须草、车前草、泽泻各 15 克，鲜茶叶 10 克，水煎服。

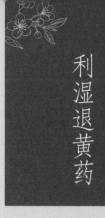

本草说

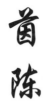

茵陈

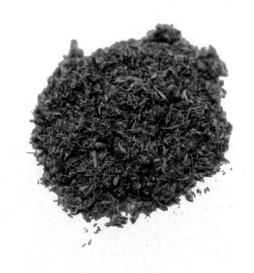

《本草医旨食物类》记载，茵陈酒，治风疾，筋骨挛急。用茵陈蒿炙黄一斤，秫米一石，曲三斤，如常酿酒饮。

 来源产地

为菊科植物滨蒿 *Artemisia scoparia* Waldst. et Kit. 或茵陈蒿 *Artemisia capillaris* Thunb. 的干燥地上部分。滨蒿主产于安徽、江西、湖北、江苏、陕西。茵陈蒿主产于江苏、浙江、江西。

性味功效

苦、辛，微寒。清热利湿，利胆退黄。用于黄疸尿少，湿温暑湿，湿疮瘙痒。

用法用量

煎服，6~15克。外用适量，煎汤熏洗。

饮片特征

呈不规则的段，多卷曲成团状，灰白色或灰绿色，全体密被白色茸毛，绵软如绒。茎细小，除去表面白色茸毛后可见明显纵纹；质脆，易折断。叶具柄；叶片小裂片卵形或稍呈倒披针形、条形，先端锐尖。气清香，味微苦。

品质要求

以质嫩、绵软、灰绿色、毛如绒、香气浓者为佳。

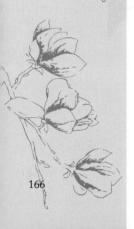

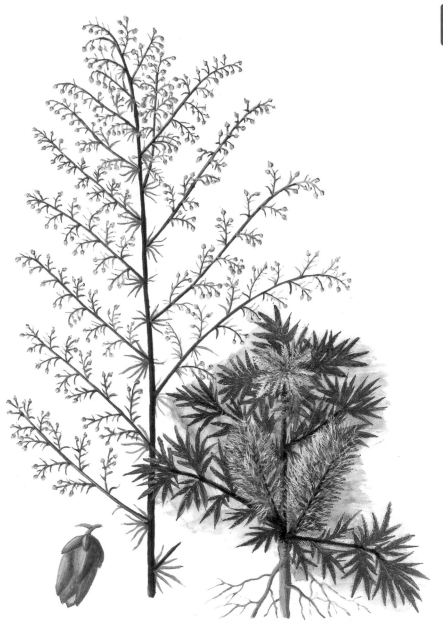

验方集萃

1. 口疮：茵陈 20 克，煎沸 10 分钟，代茶饮。

2. 高脂血症：茵陈、泽泻、葛根各 15 克，水煎服或制成糖衣片，分 3 次口服。

《本草纲目》记载，杖言其茎，虎言其斑也。

虎杖

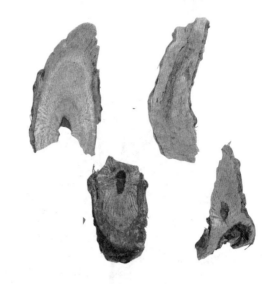

来源产地 为蓼科植物虎杖 *Polygonum cuspidatum* Sieb. et Zucc. 的干燥根茎及根。主产于江苏、浙江、安徽、广东、广西、四川、云南。

性味功效

微苦，微寒。利湿退黄，清热解毒，散瘀止痛，止咳化痰。用于湿热黄疸，淋浊，带下病，风湿痹痛，痈肿疮毒，水火烫伤，闭经，癥瘕，跌打损伤，肺热咳嗽。

用法用量

煎服，9~15克。外用适量，制成煎液或油膏涂敷。孕妇慎用。

饮片特征

为不规则厚片，直径0.5~2.5厘米。外皮棕褐色，有纵皱纹及须根痕，切面皮部较薄，木部宽广，棕黄色，射线放射状，皮部与木部较易分离。根茎髓中有隔或呈空洞状。质坚硬。气微，味微苦、涩。

品质要求

以根条粗壮、坚实、断面色黄者为佳。

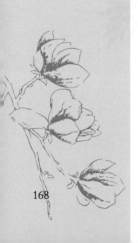

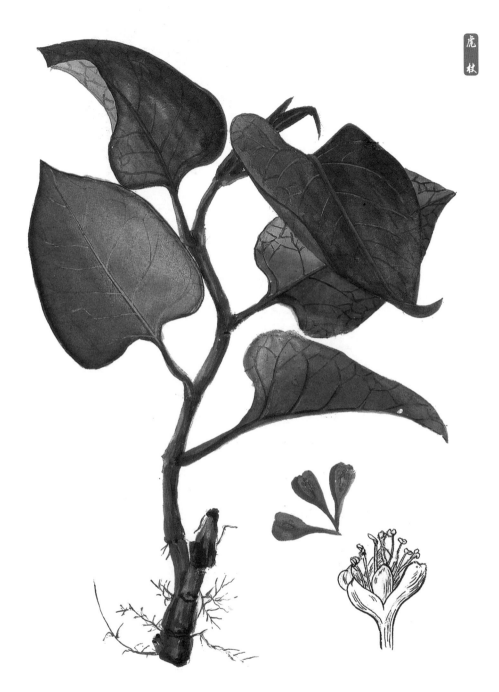

验方集萃

1. **便秘**：虎杖、生地黄各30克，火麻仁、郁李仁各15克，水煎服。

2. **风湿性关节炎**：虎杖、梵天花、忍冬藤各30克，穿山龙24克，水煎服。

金钱草为小的藤本植物，两片叶对生，故称神仙对坐草。

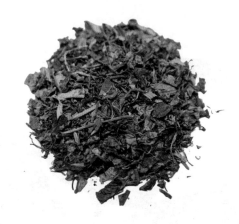

金钱草

来源产地

为报春花科植物过路黄 *Lysimachia christinae* Hance 的干燥全草。产于河南、山西、江苏、安徽、浙江、江西、福建、台湾、湖北、湖南、广东、广西、陕西、云南、贵州、四川，主产于四川。

性味功效

甘、咸，微寒。利湿退黄，利尿通淋，解毒消肿。用于湿热黄疸，胆胀胁痛，石淋，热淋，小便涩痛，痈肿疔疮，蛇虫咬伤。

用法用量

煎服，15~60 克。

饮片特征

为不规则的段。茎棕色或暗棕红色，有纵纹，实心。叶对生，展平后呈宽卵形或心形，上表面灰绿色或棕褐色，下表面色较浅，主脉明显突起，用水浸后，对光透视可见黑色或褐色条纹。偶见黄色花，单生叶腋。气微，味淡。

品质要求

以干燥、枝黄色、叶灰绿色或见花果者为佳。

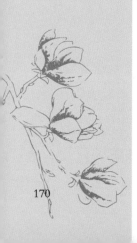

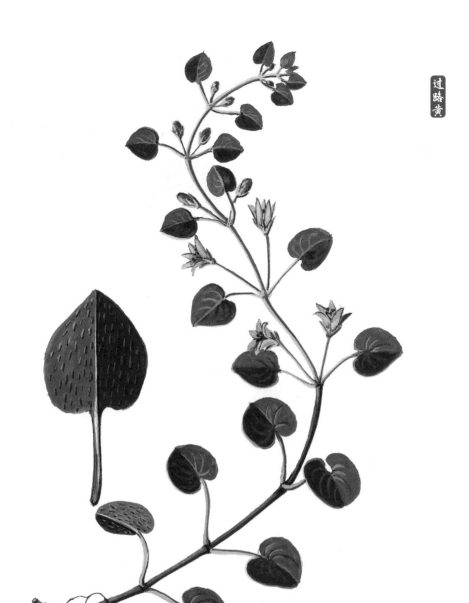

过路黄

验方集萃

1. 泌尿系统结石：金钱草、海金沙各20~30克，石韦15~20克，水煎服，每日1剂，平均服药21剂。

2. 小儿神经性尿频：金钱草、车前、凤尾草、地锦草各10克，通草、甘草、灯心草各3克，水煎服。

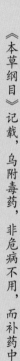

《本草纲目》记载，乌附毒药，非危病不用，而补药中少加引导，其功甚捷。

附子

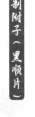

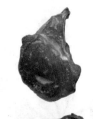

制附子（黑顺片）

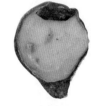

制附子（白附片）

来源产地 为毛茛科植物乌头 *Aconitum carmichaelii* Debx. 的子根的加工品。主产于四川、陕西，以四川江油为道地。

性味功效

辛、甘，大热；有毒。回阳救逆，补火助阳，散寒止痛。用于亡阳虚脱，肢冷脉微，心阳不足，胸痹心痛，脘腹冷痛，肾阳虚衰，阳痿宫冷，阴寒水肿，寒湿痹痛。

用法用量

煎服，3~15克，先煎，久煎。不宜与半夏、瓜蒌、瓜蒌子、瓜蒌皮、天花粉、贝母、白蔹、白及等同用。孕妇慎用。

饮片特征

黑顺片 为纵切片，上宽下窄。外皮黑褐色，切面暗黄色，油润具光泽，半透明状，并有纵向导管束。质硬而脆，断面角质样。气微，味淡。

白附片 无外皮，黄白色，半透明，厚约 0.3 厘米。

品质要求

黑顺片以片大，厚薄均匀、表面油润光泽者为佳；白附片以片大、色白、半透明者为佳。

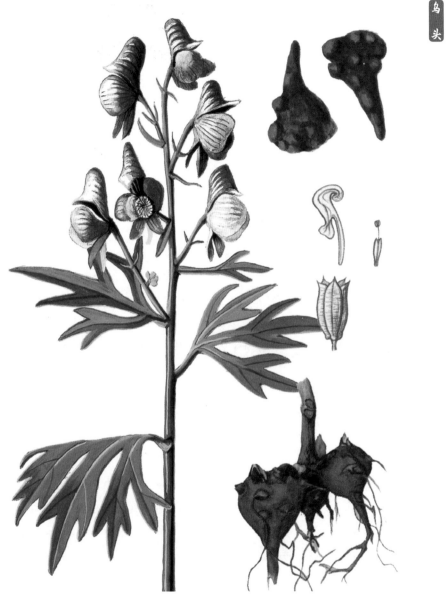

验方集萃

1. 阳痿不育： 炮附片、白术、桂枝、龙骨各等量，研末为丸，每次 5~8 克，每日 3 次。

2. 四肢拘急、手足厥冷： 附子 3 克，炙甘草 60 克，干姜 45 克，水煎温服。

干姜

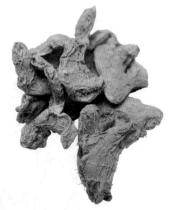

《药性全备食物本草》记载，干姜粥，治一切寒冷气郁心痛，腹胁胀满，坐卧不得。

干姜、良姜各二两，白米四合。同煮熟食之。

来源产地 为姜科植物姜 *Zingiber officinale* Rosc. 的干燥根茎。产于除东北外的大部分地区。主产于四川、贵州，以四川犍为、沐川为道地。

性味功效

干姜、姜炭，辛，热。温中散寒，回阳通脉，温肺化饮。用于脘腹冷痛，呕吐泄泻，肢冷脉微，寒饮喘咳。炮姜，辛，热。温经止血，温中止痛。用于阳虚失血，吐衄崩漏，脾胃虚寒，腹痛吐泻。

用法用量

煎服，3~10 克。

饮片特征

干姜 为不规则片块状，具指状分枝，厚 0.2~0.4 厘米。表面灰黄色或浅灰棕色，具纵皱纹及环节。质坚实，断面灰白色。气香、特异，味辛辣。

姜炭 形如干姜，表面焦黑色，内部棕褐色，体轻，质松脆。味微苦，微辣。

炮姜 呈不规则膨胀的块状，具指状分枝。表面棕黑色或棕褐色。质轻泡，断面边缘处显棕黑色，中心棕黄色，细颗粒性，维管束散在。气香、特异，味微辛、辣。

品质要求

以块大、丰满、质嫩者为佳。

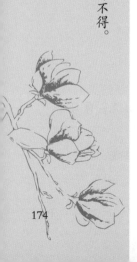

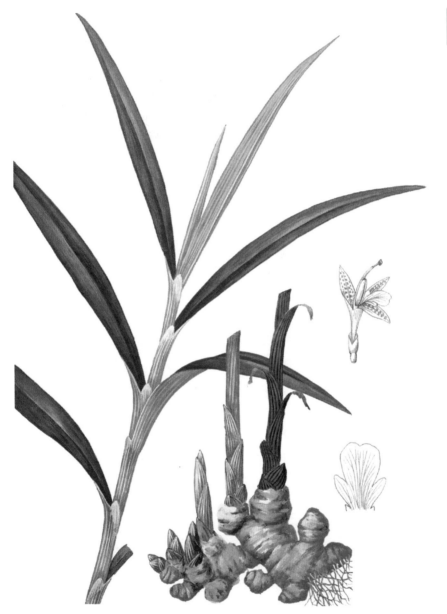

验方集萃

1. **疟疾**：干姜、高良姜各等量，研末，每次 6 克，水冲服。

2. **妊娠呕吐**：干姜、人参各 30 克，法半夏 60 克，研末，用生姜汁和丸（如玉米粒大），每次 10 丸，每日 3 次。

肉桂

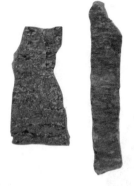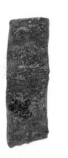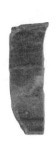

来源产地 为樟科植物肉桂 *Cinnamomum cassia* Presl 的干燥树皮。主产于广西、广东。

性味功效

辛、甘，大热。补火助阳，引火归元，散寒止痛，温通经脉。用于阳痿宫冷，腰膝冷痛，肾虚作喘，虚阳上浮，眩晕目赤，心腹冷痛，虚寒吐泻，寒疝腹痛，痛经，闭经。

用法用量

煎服，1~5克。不宜与赤石脂同用。有出血倾向者及孕妇慎用。

饮片特征

呈不规则块状、槽状或卷筒状。外表面灰棕色；内表面红棕色，略平坦，有细纵纹，划之显油痕。质硬而脆，易折断，断面不平坦，外层棕色而较粗糙，内层红棕色而油润，两层间有1条黄棕色的线纹。气香浓烈，味甜、辣。

品质要求

以不破碎、体重、外皮细、肉厚、断面色紫、油性大、嚼之渣少者为佳。

本草说

《药性全备食物本草》记载，肉桂酒，治感寒身体疼痛。用辣桂（肉桂的别称）末二钱，温酒调服。腹痛泄泻，俗以生姜、茱萸，擂酒俱好。如打扑伤坠，瘀血疼痛，用桂枝。

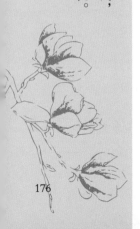

176

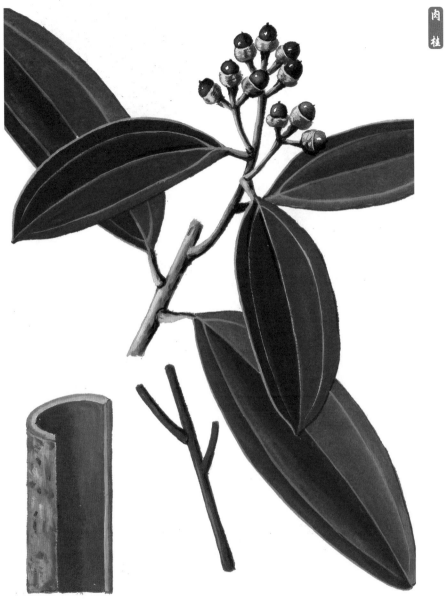

验方集萃

1. 胃寒疼

痛：肉桂 2 克，荜澄茄 6 克，水煎服。

2. 肾虚遗精：肉桂 2 克，补骨脂 9 克，枸杞子 15 克，菟丝子、金樱子各 10 克，水煎服。

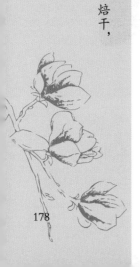

吴茱萸

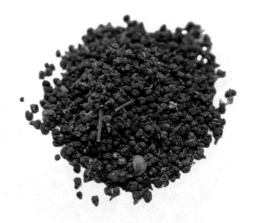

为芸香科植物吴茱萸 *Euodia rutaecarpa* (Juss.) Benth.、石虎 *Euodia rutaecarpa* (Juss.) Benth. var. *officinalis* (Dode) Huang 或疏毛吴茱萸 *Euodia rutaecarpa* (Juss.) Benth. var. *bodinieri* (Dode) Huang 的干燥近成熟果实。主产于广西、湖南、贵州、安徽。

性味功效

辛、苦，热；有小毒。散寒止痛，降逆止呕，助阳止泻。用于厥阴头痛，寒疝腹痛，寒湿脚气，呕吐吞酸，五更泄泻。

用法用量

煎服，2~5克。外用适量。

饮片特征

吴茱萸 呈球形或略呈五角状扁球形。表面暗黄绿色至褐色，粗糙，有多数点状突起或凹下的油点。顶端有五角星状的裂隙，基部残留果梗。质硬而脆，横切面可见子房5室，每室有淡黄色种子1粒。气芳香浓郁，味辛辣而苦。

制吴茱萸 形如吴茱萸，表面棕褐色至暗褐色。

品质要求

以粒大、色棕黑者为佳。

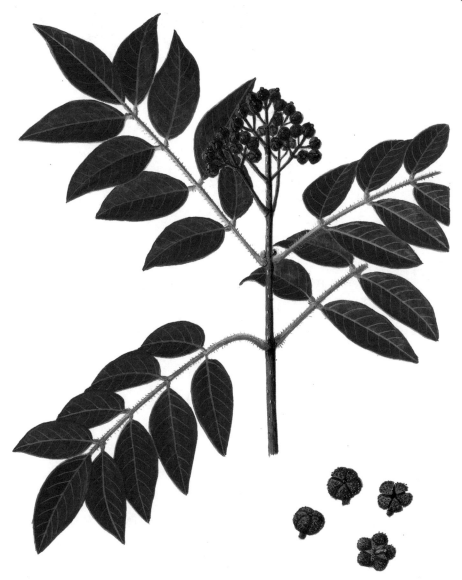

验方集萃

1. **寒疝腹痛**：吴茱萸、乌药各 4.5 克，川楝子、小茴香各 10 克，水煎服。
2. **五更泄泻**：吴茱萸、五味子各 4.5 克，肉豆蔻 10 克，补骨脂 8 克，水煎服。

丁香

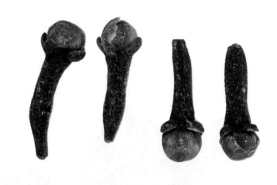

《竹屿山房杂部·养生部》记载，丁香饼子，半夏汤炮七次，二两；白茯苓去皮，一两；丁香五钱，白术炒，一两；白姜炮，一两；甘草炙，一两；白扁豆姜汁浸，蒸熟，焙，一两；橘红去白，二两。上为细末，生姜汁煮薄面糊为饼，如棋子大。酒饭后嚼一饼，生姜汤下，温胃去痰，解酒进食，宽中和气。

来源产地

为桃金娘科植物丁香 *Eugenia caryophyllata* Thunb. 的干燥花蕾。原产于印度、越南及东非沿海等地，我国广东、海南有栽培。

性味功效

辛，温。温中降逆，补肾助阳。用于脾胃虚寒，呃逆呕吐，食少吐泻，心腹冷痛，肾虚阳痿。

用法用量

煎服，1~3克，内服或研末外敷。不宜与郁金同用。

饮片特征

略呈研棒状，长1~2厘米。花冠圆球形，花瓣4，覆瓦状抱合，棕褐色或褐黄色，花瓣内为雄蕊和花柱，搓碎后可见众多黄色细粒状的花药。萼筒圆柱状，略扁，有的稍弯曲，红棕色或棕褐色，上部有4枚三角状的萼片，十字状分开。质坚实，富油性。气芳香浓烈，味辛辣、有麻舌感。

品质要求

以完整、个大、油性足、颜色深红、香气浓郁、入水下沉者为佳。

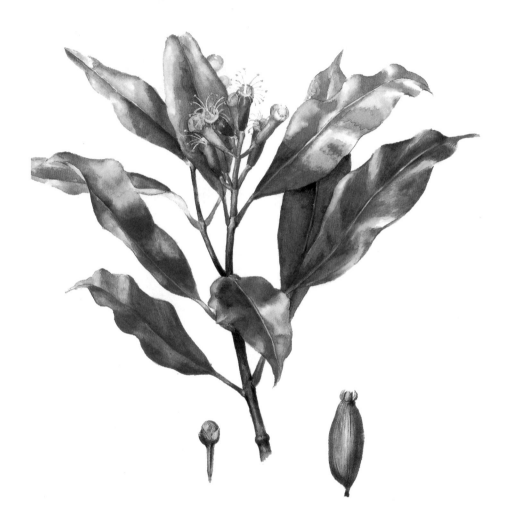

验方集萃

1. **小儿吐逆**：丁香、生半夏各30克，同研为细末，每次1~2克，姜汤送服。

2. **久心痛不止**：丁香15克，桂心30克，捣散，饭前热酒服，每次3克。

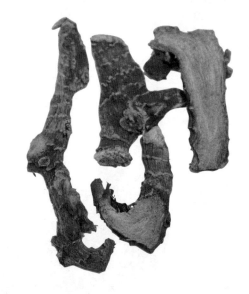

高良姜

《食医心鉴》记载，高良姜粥，治心腹冷结痛，或遇寒风，及吃生冷即发动。高良姜六分，锉；米三合。上以水二升煎高良姜，取一升半，去滓，投米，煮粥食之。

来源产地 为姜科植物高良姜 *Alpinia officinarum* Hance 的干燥根茎。主产于广东、海南、广西。

性味功效

辛，热。温胃止呕，散寒止痛。用于脘腹冷痛，胃寒呕吐，嗳气吞酸。

用法用量

煎服，3~6 克。

饮片特征

呈类圆形或不规则形的薄片。外表皮棕红色至暗褐色，有的可见环节和须根痕。切面灰棕色至红棕色，外周色较淡，具多数散在的筋脉小点，中心圆形，约占 1/3。气香，味辛辣。

品质要求

以色红棕、气香味辣、分枝少者为佳。

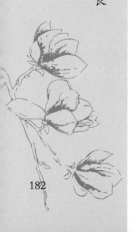

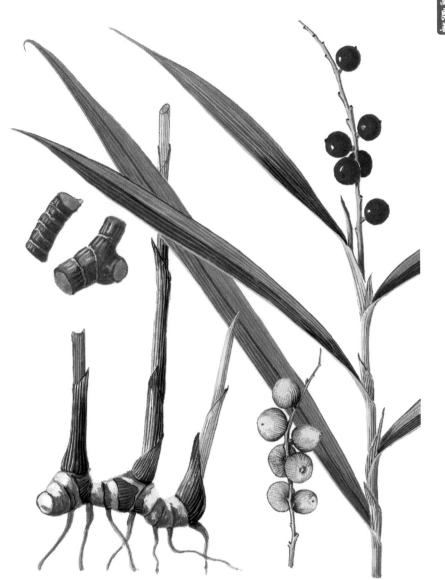

验方集萃

1. 心脾痛：高良姜、槟榔各等量，各炒，研末，米汤调服。

2. 疟疾：高良姜、白姜各等量，火煅留性，研末，每次 10 克，加雄猪胆 1 个，温水和胆汁调服。

3. 双目突然红痛：用小管吹高良姜末入鼻，使打喷嚏，红痛即可消除。

本草说

陈皮

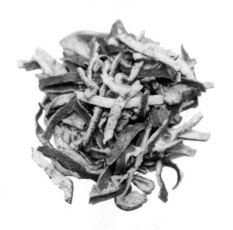

来源产地
为芸香科植物橘 *Citrus reticulata* Blanco 及其栽培变种的干燥成熟果皮。栽培变种主要有茶枝柑 *Citrus reticulata* 'Chachi'（广陈皮）、大红袍 *Citrus reticulata* 'Dahongpao'、福橘 *Citrus reticulata* 'Tangerina'。主产于广东、福建、广西、浙江、陕西。

性味功效
苦、辛，温。理气健脾，燥湿化痰。用于脘腹胀满，食少吐泻，咳嗽痰多。

用法用量
煎服，3~10克。

饮片特征
呈不规则的条状或丝状。外表面橙红色或红棕色，有细皱纹及凹下的点状油室；内表面浅黄白色，粗糙，附黄白色或黄棕色筋络状维管束。气香，味辛、苦。

品质要求
以瓣大、完整、外皮色深红、内面白色、肉厚、油润、质柔软、气浓、辛香、味稍甜后感苦辛者为佳。

《竹屿山房杂部·养生部》记载，法制陈皮，陈皮去白一斤；青盐四两；甘草四两，锉碎。用水同入锅，高三味三寸许，煎水竭为度。惟取陈皮碎锉，晒干。治风热痰，能醒酒。

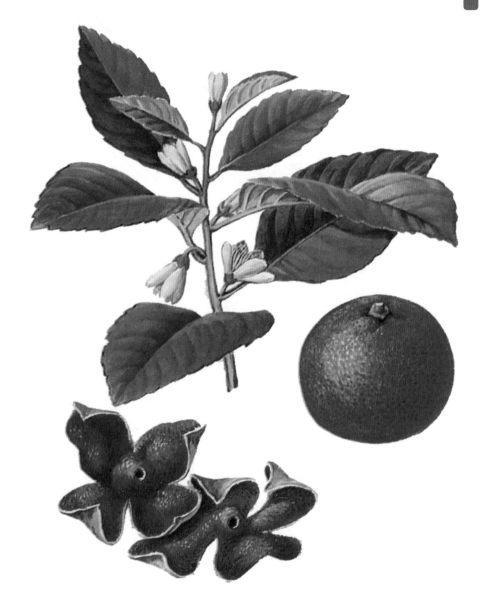

验方集萃

1. **胃脘胀痛**：陈皮、苍术各 8 克，厚朴 10 克，水煎服。

2. **醉酒或伤酒呕吐、干渴**：陈皮、葛花各 9 克，水煎代茶。

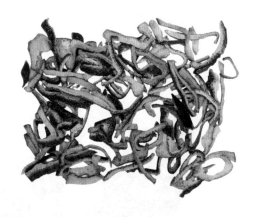

青皮

来源产地

为芸香科植物橘 *Citrus reticulata* Blanco 及其栽培变种的干燥幼果或未成熟果实的果皮。栽培变种主要有茶枝柑 *Citrus reticulata* 'chachi'（广陈皮）、大红袍 *Citrus reticulata* 'Dahongpao'、福橘 *Citrus reticulata* 'Tangerina'。主产于广东、福建、广西、浙江、陕西。

性味功效

苦、辛，温。疏肝破气，消积化滞。用于胸胁胀痛，疝气疼痛，乳癖，乳痛，食积气滞，脘腹胀痛。

用法用量

煎服，3~10 克。

饮片特征

呈类圆形厚片或不规则丝状。表面灰绿色或黑绿色，密生多数油室，切面黄白色或淡黄棕色，有时可见瓤囊8~10瓣，淡棕色。气香，味苦、辛。

品质要求

以色黑绿、质硬、香气浓者佳。

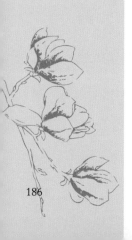

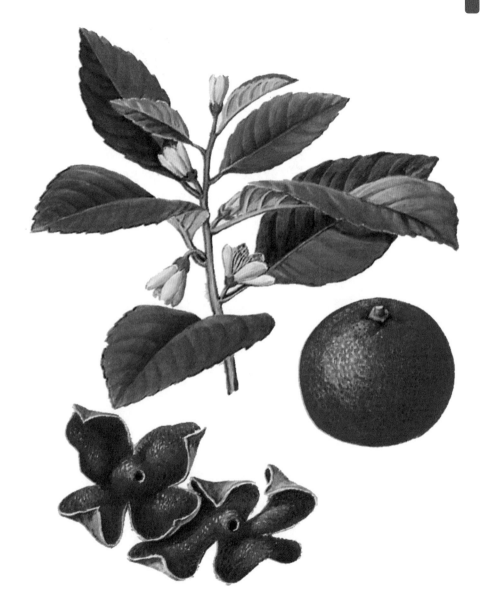

验方集萃

1. 乳房肿痛：青皮、山慈菇各 15 克，蒲公英 60 克，鹿角霜 30 克，水煎服。

2. 肝郁气滞胁肋胀痛、乳房肿痛：醋炙青皮 12 克，柴胡、香附各 10 克，水煎服。

《本草纲目》记载，枳乃木名，从只，谐声也。实乃其子，故曰枳实。后人因小者性速，又呼老者为枳壳。

枳实

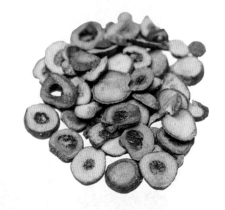

 来源产地 为芸香科植物酸橙 *Citrus aurantium* L. 及其栽培变种或甜橙 *Citrus sinensis* Osbeck 的干燥幼果。酸橙主产于湖南、重庆、江西。甜橙主产于广东、广西、四川、贵州。

性味功效

苦、辛、酸，微寒。破气消积，化痰散痞。用于积滞内停，痞满胀痛，泻痢后重，大便不通，痰滞气阻，胸痹，结胸，脏器下垂。

用法用量

煎服，3~10 克。孕妇慎用。

饮片特征

枳实　为不规则弧状条形或圆形薄片。切面外果皮黑绿色至暗棕绿色，中果皮部分黄白色至黄棕色，近外缘有 1~2 列点状油室，条片内侧或圆片中央具棕褐色瓤囊。气清香，味苦、微酸。

麸炒枳实　形如枳实，色较深，有的有焦斑。气焦香，味微苦、微酸。

品质要求

以外皮色绿褐、果肉厚、质坚硬、香气浓者为佳。

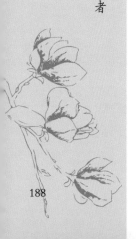

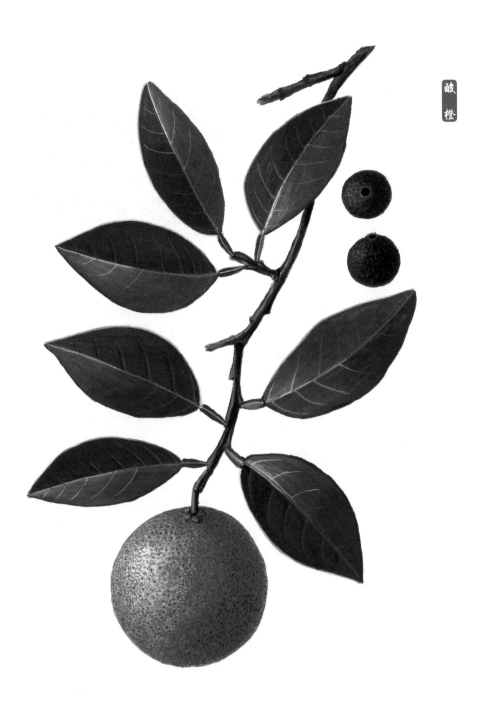

酸橙

验方集萃

1. 热结便秘：枳实、厚朴、芒硝（冲服）各9克，大黄8克，水煎服。

2. 积滞内停而脘腹痞满、嗳腐不食：枳实、厚朴、白术各9克，麦芽15克，半夏6克，陈皮8克，水煎服。

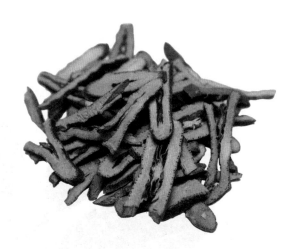

枳壳

来源产地 为芸香科植物酸橙 *Citrus aurantium* L. 及其栽培变种的干燥未成熟果实。主产于湖南、重庆、江西，以江西樟树、湖南沅江、重庆万州为道地。

性味功效

苦、辛、酸，微寒。理气宽中，行滞消胀。用于胸胁气滞，胀满疼痛，食积不化，痰饮内停，脏器下垂。

用法用量

煎服，3~10 克。孕妇慎用。

饮片特征

枳壳片 为不规则弧状条形薄片。切面外果皮棕褐色至褐色，中果皮黄白色至黄棕色，近外缘有1~2列点状油室，内侧有的有少量紫褐色瓤囊。

麸炒枳壳 形如枳壳片，色较深，偶有焦斑。

品质要求

以外皮色棕褐、果肉厚、质坚硬、香气浓郁者为佳。

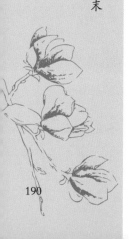

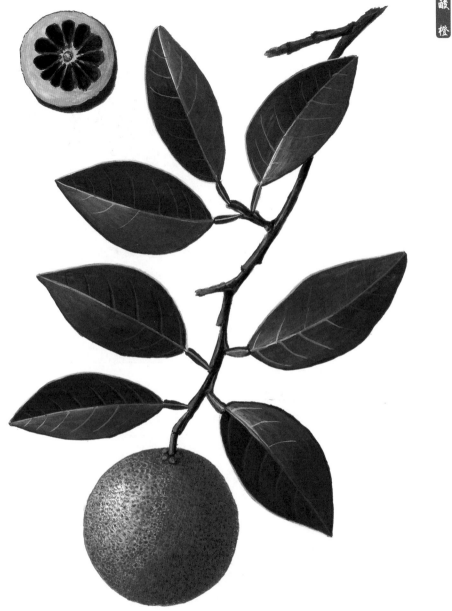

酸橙

验方集萃

1. **风疹瘙痒不止**：枳壳 9 克，麸炒微黄，去瓤，研为末，每次 0.6 克。

2. **脾胃湿热、胸闷腹痛**：枳壳 10 克，黄芩 6 克，白术 5 克，黄连 4 克，水煎服。

3. **牙齿疼痛**：枳壳适量，浸酒，含漱。

化橘红

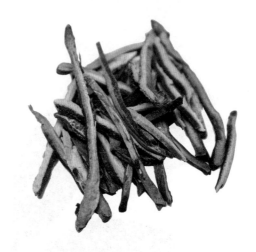

来源产地

为芸香科植物化州柚 *Citrus grandis* 'Tomentosa' 或柚 *Citrus grandis* (L.) Osbeek 的未成熟或近成熟的干燥外层果皮。化州柚主产于广东、广西，以广东化州为道地。柚产于浙江、江西、福建、台湾、湖北、湖南、广东、广西、四川、贵州、云南，主产于广东化州、陆川。

性味功效

辛、苦，温。理气宽中，燥湿化痰。用于咳嗽痰多，食积伤酒，呕恶痞闷。

用法用量

煎服，3~6克。

饮片特征

呈丝状或不规则的块状。外表面黄绿色至黄棕色，有皱纹及小油室；内表面黄白色或淡黄棕色。切面外缘有1列不整齐的下凹的油室，内侧稍柔而有弹性。质脆，易折断。气芳香，味苦、微辛。

品质要求

以皮薄均匀、气味浓者为佳。

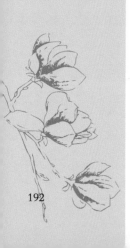

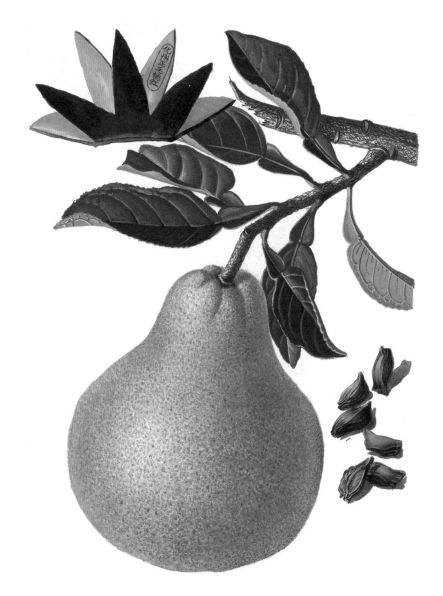

柚

验方集萃

1. **支气管炎咳喘痰多**：化橘红、半夏各8克，紫苏子10克，茯苓15克，甘草3克，水煎服。

2. **食积伤酒**：化橘红、葛花各10克，开水泡服。

乌药

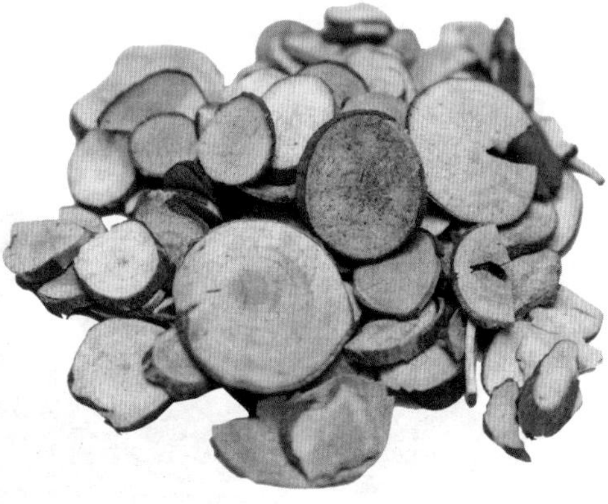

来源产地 为樟科植物乌药 *Lindera aggregate* (Sims) Kosterm. 的干燥块根。主产于浙江、湖南，以浙江金华为道地。

性味功效

辛，温。行气止痛，温肾散寒。用于寒凝气滞，胸腹胀痛，气逆喘急，膀胱虚冷，遗尿尿频，疝气疼痛，经寒腹痛。

用法用量

煎服，6~10 克。

饮片特征

呈类圆形的薄片。外表皮黄棕色或黄褐色。切面黄白色或淡黄棕色，射线放射状，可见年轮环纹。质脆。气香，味微苦、辛，有清凉感。

品质要求

以个大、质嫩、折断后香气浓郁、横切面色红微白且无黑色斑点者为佳。

本草说

《本草纲目》记载，乌以色名。其叶状似鳑魮鱼，故俗呼为鳑魮树。拾遗作旁其，方音讹也。南人亦呼为矮樟，其气似樟也。

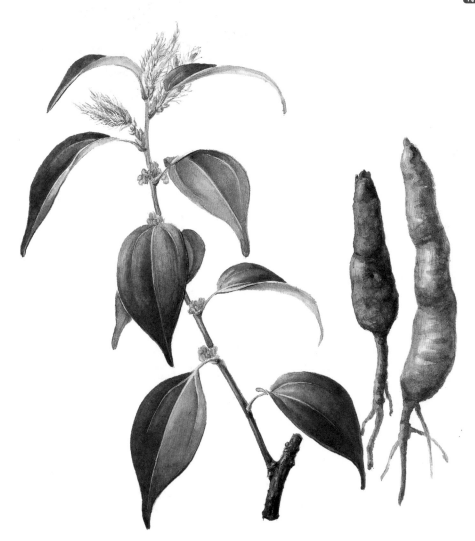

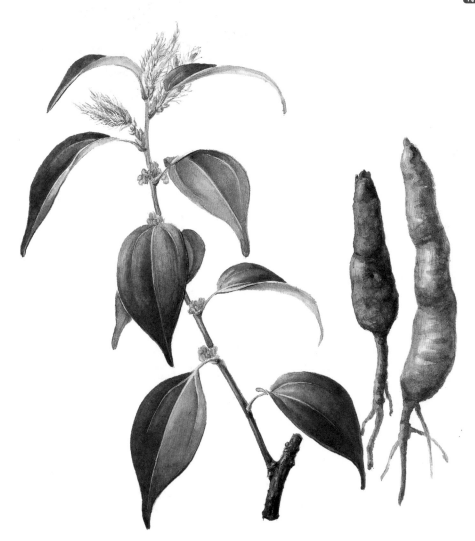

验方集萃

1. 气滞胃痛：乌药、制香附各 9 克，川木香 3 克，水煎服。

2. 痛经：乌药、白芍各 10 克，川楝子、延胡索各 9 克，当归 6 克，水煎服。

3. 胸胁疼痛：乌药、丝瓜络各 10 克，柴胡 9 克，三叉苦 15 克，水煎服。

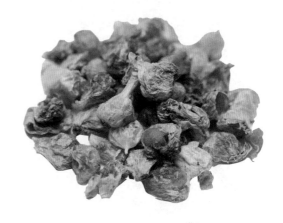

薤白

本草说

《多能鄙事·饮食》记载，薤白粥，治老人胃冷泄泻，不分水谷。薤白细切，一升；粳米四合；葱白细切，三合。和作羹，下五味、椒、酱、姜。空腹常食之。

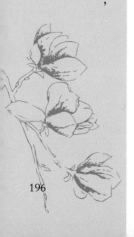

来源产地 为百合科植物小根蒜 *Allium macrostemon* Bge. 或薤 *Allium chinense* G. Don 的干燥鳞茎。小根蒜主产于黑龙江、吉林、辽宁、河北、江苏、湖北。薤主产于江苏、四川、贵州、湖北。

性味功效
辛、苦，温。通阳散结，行气导滞。用于胸痹心痛，脘腹痞满胀痛，泻痢后重。

用法用量
煎服，5~10克。

饮片特征
呈不规则卵圆形。表面淡黄棕色或黄白色，具浅纵皱纹，皱缩，半透明，有类白色膜质鳞片包被，底部有突起的鳞茎盘。质稍软，断面可见鳞叶2~3层。有蒜臭，味微辣。

品质要求
以身干、体重、个大、质坚、黄白色、半透明者为佳。

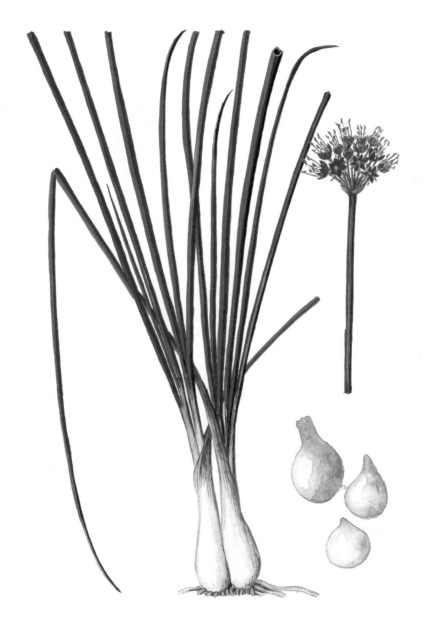

验方集萃

1. 冠心病气急： 薤白 12 克，瓜蒌 24 克，白酒适量，水煎温服。

2. 冠心病胸痛彻背： 薤白 9 克，瓜蒌 24 克，半夏 12 克，白酒适量，水煎服。

3. 赤痢： 薤白、黄柏各 6 克，水煎服。

玫瑰花

《备考食物本草纲目》记载，茎高二三尺，极利秽污灌溉。宿根自生，春时抽条，枝干多刺。叶小似蔷薇叶，边多锯齿。四月开花，大者如盏，小者如杯，色若胭脂，香同兰麝。人以捣去苦味，与糖、蜜印成花鸟，以供点茶，佳品。

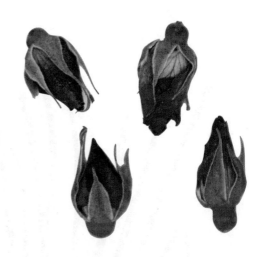

来源产地 为蔷薇科植物玫瑰 *Rosa rugosa* Thunb. 的干燥花蕾。主产于江苏、浙江，以浙江湖州为道地。

性味功效

甘、微苦，温。行气解郁，和血，止痛。用于肝胃气痛，食少呕恶，月经不调，跌仆伤痛。

用法用量

煎服，3~6克。

饮片特征

略呈半球形或不规则团状，直径0.7~1.5厘米。残留花梗上被细柔毛，花托半球形，与花萼基部合生；萼片5，披针形，黄绿色或棕绿色，被有细柔毛；花瓣多皱缩，展平后宽卵形，呈覆瓦状排列，紫红色，有的黄棕色。体轻，质脆。气芳香浓郁，味微苦涩。

品质要求

以花朵大、完整、瓣厚、色鲜紫、不露蕊、香气浓者为佳。

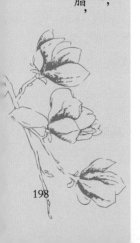

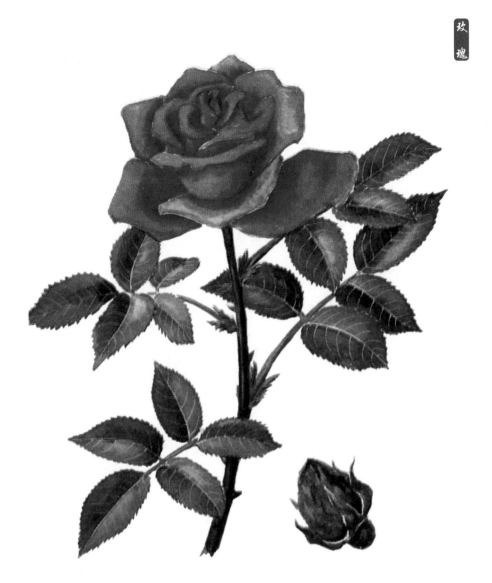

验方集萃

1. 月经不调、痛经、血色紫暗：玫瑰花、月季花各 6 克，益母草、香附、川芎各 12 克，水煎服。

2. 胃痛、消化不良、肺结核咯血：玫瑰花（捣碎）100 克，白砂糖 300 克，混匀，置阳光下，待糖溶化后服用，每日 3 次，每次 10 克。此膏亦可健脾胃，润肤美容。

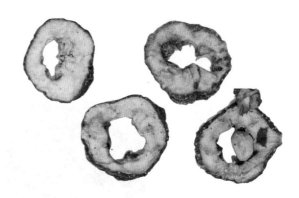

消食药

山楂

来源产地 为蔷薇科植物山里红 *Crataegus pinnatifida* Bge. var. *major* N. E. Br. 或山楂 *Crataegus pinnatifida* Bge. 的干燥成熟果实。主产于河南、山东、河北。

性味功效

山楂，酸、甘，微温。消食健胃，行气散瘀，化浊降脂。用于肉食积滞，泻痢腹痛，瘀血经闭，产后瘀阻，胸痹心痛，疝气疼痛。焦山楂，消食导滞作用增强。用于肉食积滞，泻痢不爽。

用法用量

煎服，9~12克。

饮片特征

山楂片 为圆形片，皱缩不平。外皮红色，具皱纹，有灰白色小斑点。果肉深黄色至浅棕色。中部横切片具5粒浅黄色果核，但核多脱落而中空。有的片上可见短而细的果梗或花萼残迹。气微清香，味酸、微甜。

炒山楂 形如山楂片，果肉黄褐色，偶见焦斑。

焦山楂 形如山楂片，表面焦褐色，内部黄褐色。有焦香气。

品质要求

以果实个大、皮红、果肉厚、核少、干燥者为佳。

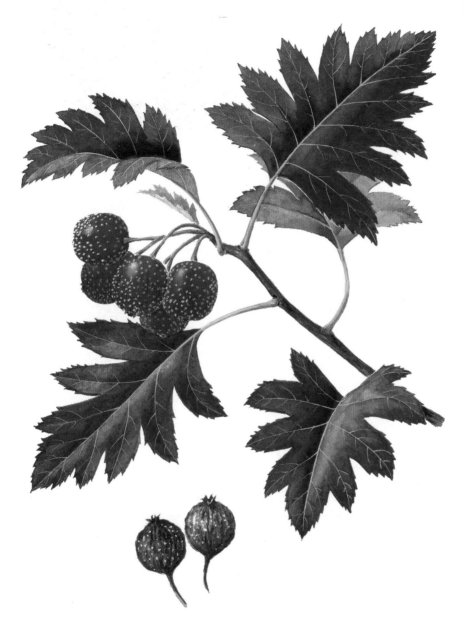

山里红

验方集萃

1. **高脂血症**：山楂、玉米须各 12 克，水煎代茶。

2. **肉食积滞、嗳腐、便溏**：炒山楂、炒麦芽各 12 克，陈皮 6 克，水煎服。

菜菔子

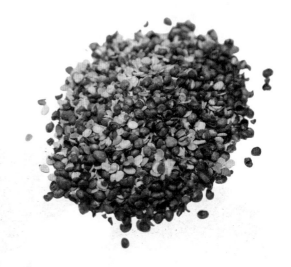

来源产地 为十字花科植物萝卜 *Raphanus sativus* L. 的干燥成熟种子。全国各地均产。

性味功效

辛、甘，平。消食除胀，降气化痰。用于饮食停滞，脘腹胀痛，大便秘结，积滞泻痢，痰壅喘咳。

用法用量

煎服，5~12克。

饮片特征

菜菔子 呈类卵圆形或椭圆形，稍扁。表面黄棕色、红棕色或灰棕色。一端有深棕色圆形种脐，一侧有数条纵沟。种皮薄而脆，多脱落。子叶2，黄白色，有油性。气微，味淡、微苦辛。

炒菜菔子 形如菜菔子，表面微鼓起，色泽加深，质酥脆。气微香。

品质要求

以粒大、饱满、坚实、色红棕者为佳。

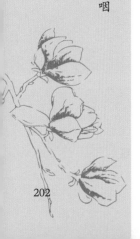

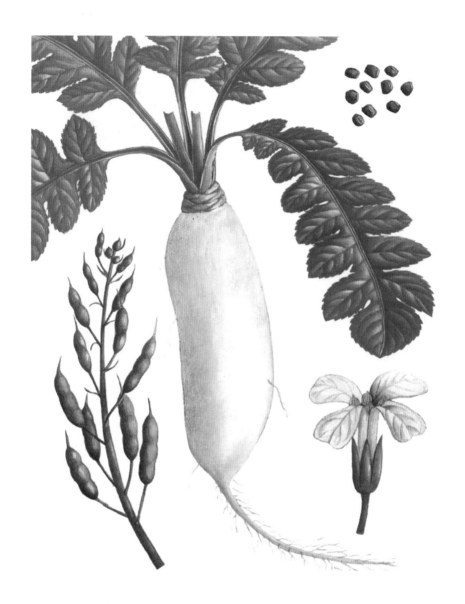

验方集萃

1. **食积腹胀**：炒莱菔子、炒麦芽、厚朴各9克，水煎服。

2. **便秘、腹胀痛**：生莱菔子9克，捣汁，皂荚末6克，开水冲服。

3. **咳喘气逆、咳痰**：莱菔子、芥子、紫苏子各10克，水煎服。

《食物小录》记载，饴糖，补虚冷，益气力，止肠鸣，健脾胃，消痰，润肺止嗽，补中。用谷芽、麦芽造作，凝结色白而坚者，古称为「饧」，今人谓之「米糖」。

麦芽

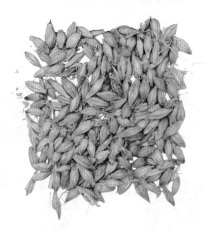

来源产地　为禾本科植物大麦 *Hordeum vulgare* L. 的成熟果实经发芽干燥的规范炮制加工品。全国均产，自产自销。

性味功效

麦芽，甘，平。行气消食，健脾开胃，回乳消胀。用于食积不消，脘腹胀痛，脾虚食少，乳汁郁积，乳房胀痛，肝郁胁痛。生麦芽，健脾和胃，疏肝行气。用于脾虚食少，乳汁郁积。炒麦芽，行气消食回乳。用于食积不消，妇女断乳。焦麦芽，消食化滞。用于食积不消，脘腹胀痛。

用法用量

煎服，10~15 克；回乳炒用 60 克。

饮片特征

麦芽　呈梭形。表面淡黄色，背面为外稃包围，具 5 脉；腹面为内稃包围。除去内外稃后，腹面有 1 条纵沟；基部胚根处生出幼芽及须根，幼芽长披针状条形，长约 0.5 厘米。须根数条，纤细而弯曲。质硬，断面白色，粉性。无臭，味微甘。

炒麦芽　形如麦芽，表面棕黄色，偶有焦斑。有香气。

焦麦芽　形如麦芽，表面焦褐色，有焦斑。有焦香气。

品质要求

以干燥、色淡黄、粒大、饱满、有胚芽者为佳。

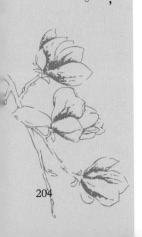

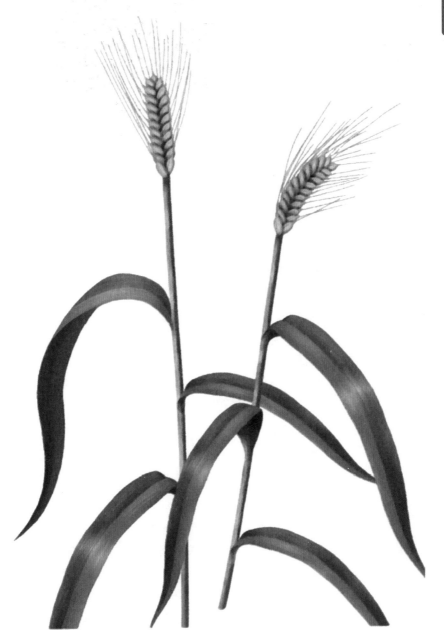

验方集萃

1. **产后发热、乳汁不通**：炒麦芽 15 克，研细末。开水调服。

2. **消化不良**：木瓜 10 克，麦芽、谷芽各 15 克，木香 3 克，水煎服。

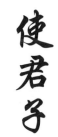

驱虫药

本草说

《本草纲目》记载，俗传潘州郭使君疗小儿多是独用此物，后医家因号为使君子也。

使君子

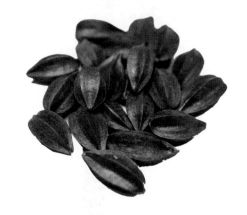

来源产地

为使君子科植物使君子 *Quisqualis indica* L. 的干燥成熟果实。主产于重庆、四川、福建。

性味功效

甘，温。杀虫消积。用于蛔虫病，蛲虫病，虫积腹痛，小儿疳积。

用法用量

煎服，使君子 9~12 克，捣碎。取仁炒香嚼服 6~9 克。

饮片特征

使君子 呈椭圆形或卵圆形，具 5 条纵棱，偶有 4~9 棱。表面黑褐色至紫黑色，平滑，微具光泽。顶端狭尖，基部钝圆，有明显圆形的果梗痕。质坚硬，横切面多呈五角星形，棱角处壳较厚，中间呈类圆形空腔。种子长椭圆形或纺锤形，表面棕褐色或黑褐色，有多数纵皱纹；种皮薄，易剥离；子叶 2，黄白色，有油性，断面有裂纹。气微香，味微甜。

炒使君子仁 形如使君子仁，表面黄白色，有多数纵皱纹，有时可见残留有棕褐色种皮。

品质要求

以干燥、果实个大、仁饱满、不泛油、子叶黄白色者为佳。

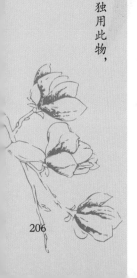

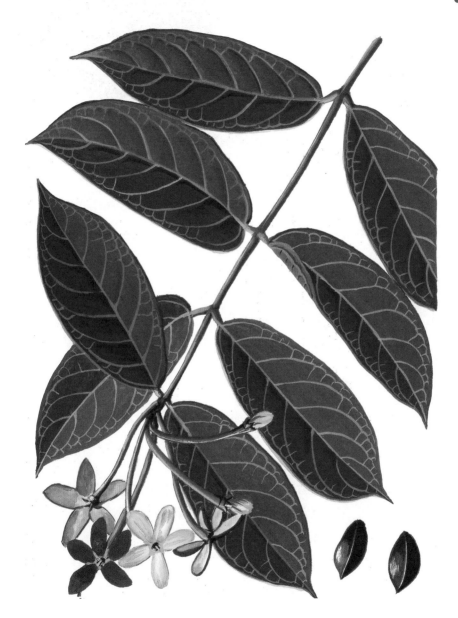

使君子

验方集萃

1. **小儿蛔虫病**：使君子研为极细末。早晨空腹，米汤调服。

2. **龋齿牙痛**：使君子适量煎汤，频漱口。

《食物本草》记载，多食伤真气。闽广人取蒟酱叶裹槟榔，食之辛香，膈间爽快，加蚬灰更佳，但吐红不雅。

槟榔

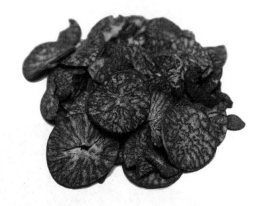

来源产地 为棕榈科植物槟榔 *Areca catechu* L. 的干燥成熟种子。生于热带地区。栽培于海南、台湾、云南等地。

性味功效

槟榔、炒槟榔，苦、辛，温。杀虫，消积，行气，利水，截疟。用于绦虫病，蛔虫病，姜片虫病，虫积腹痛，积滞泻痢，里急后重，水肿脚气，疟疾。焦槟榔，苦、辛，温。消食导滞。用于食积不消，泻痢后重。

用法用量

煎服，3~10 克；驱绦虫、姜片虫用槟榔或炒槟榔 30~60 克。

饮片特征

槟榔片 呈类圆形的薄片。切面可见棕色种皮与白色胚乳相间的大理石样花纹。气微，味涩、微苦。

炒槟榔 形同槟榔片，表面微黄色，可见大理石样花纹。

焦槟榔 呈类圆形薄片，直径 1.5~3 厘米，厚 1~2 毫米。表面焦黄色，可见大理石样花纹。质脆，易碎。气微，味涩、微苦。

品质要求

以个大、质坚、体重、断面色鲜艳者为佳。

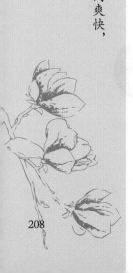

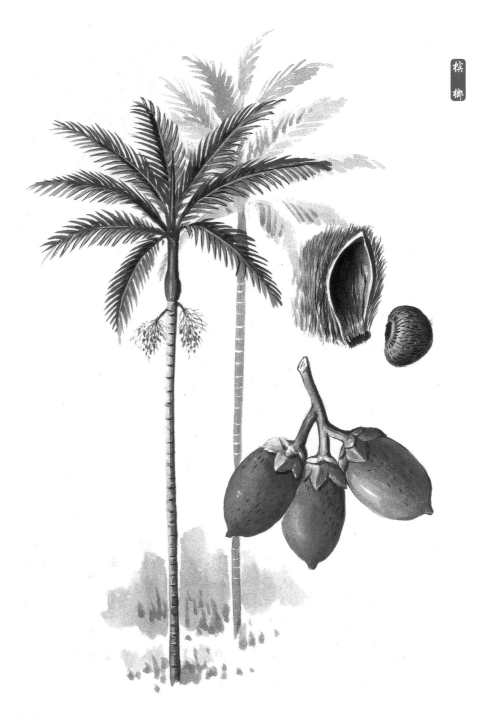

槟榔

验方集萃

1. **食积腹胀**：槟榔 1~2 粒，嚼食。

2. **肠道寄生虫病**：炮槟榔 15 克，研为末，葱、蜜煎汤调服 3 克。

大蓟

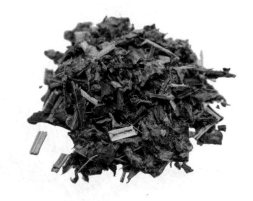

陶弘景曰，大蓟是虎蓟，小蓟是猫蓟，叶并多刺，相似。田野甚多，方药少用。

来源产地 为菊科植物蓟 *Cirsium japonicum* Fisch. ex DC. 的干燥地上部分。主产于长江流域和沿海各省区。

性味功效

大蓟，甘、苦，凉。凉血止血，散瘀解毒消痈。用于衄血，吐血，尿血，便血，崩漏，外伤出血，痈肿疮毒。大蓟炭，甘、涩，凉。凉血止血。用于衄血，吐血，尿血，便血，崩漏，外伤出血。

用法用量

煎服，大蓟 9~15 克。大蓟炭 5~10 克，多入丸、散服。

饮片特征

大蓟 呈不规则的段。茎短圆柱形，表面绿褐色，有数条纵棱，被丝状毛；切面灰白色，髓部疏松或中空。叶皱缩，多破碎，边缘具不等长的针刺；两面均具灰白色丝状毛。头状花序多破碎。气微，味淡。

大蓟炭 呈不规则的段。表面黑褐色。质地疏脆，断面棕黑色。气焦香。

品质要求

以色灰绿、叶多者为佳。

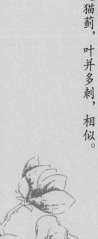

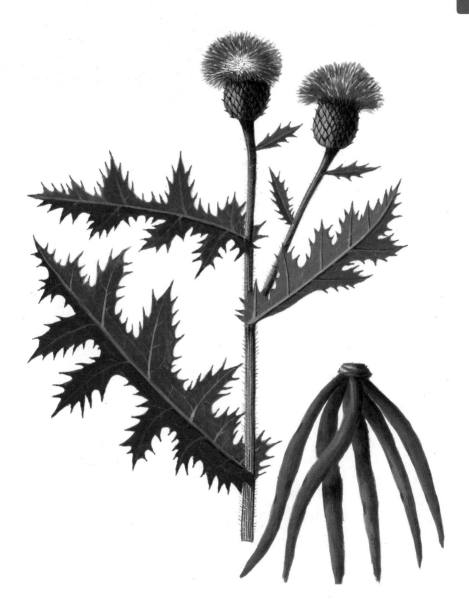

验方集萃

1. **烧烫伤**：鲜大蓟根洗净切细，捣烂取汁，与食用菜油调成糊状，装瓶备用。治疗时取药涂抹患处。

2. **高血压**：大蓟、菊花各15克，水煎代茶。

《本草纲目》记载，大小蓟叶虽相似，功力有殊。大蓟生山谷，根疗痈肿；小蓟生平泽，不能消肿，而俱能破血。

小蓟

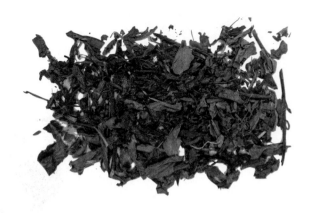

来源产地 为菊科植物刺儿菜 *Cirsium setosum* (Willd.) MB. 的干燥地上部分。全国大部分地区有产，自产自销。

性味功效

甘、苦，凉。凉血止血，散瘀解毒消痈。用于衄血，吐血，尿血，血淋，便血，崩漏，外伤出血，痈肿疮毒。

用法用量

煎服，5~12 克。

饮片特征

小蓟 呈不规则的段。茎呈圆柱形，表面灰绿色或带紫色，具纵棱和白色柔毛；切面中空。叶片多皱缩或破碎，叶齿尖具针刺；上表面绿褐色，下表面灰绿色，两面均具白色柔毛。头状花序，总苞钟状；花紫红色。气微，味苦。

小蓟炭 形如小蓟段。表面黑褐色，内部焦褐色。

品质要求

以黄绿茎微带紫棕色、叶多、无杂质者为佳。

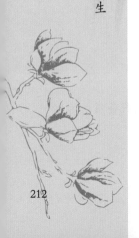

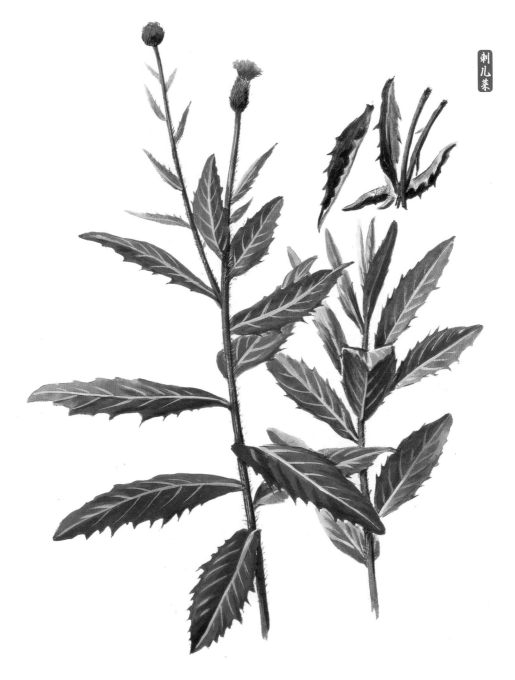

刺儿菜

验方集萃

1. **妇人阴痒**：小蓟煎汤，每日洗 3 次。

2. **心热吐血、口干**：小蓟根汁、生藕汁、生牛蒡汁、生地黄汁各 15 克，白蜜 1 匙，搅匀服用。

槐花

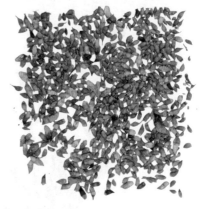

来源产地 为豆科植物槐 *Sophora japonica* L. 的干燥花及花蕾。全国大部分地区有产。

性味功效

苦，微寒。凉血止血，清肝泻火。用于便血，痔血，血痢，崩漏，吐血，衄血，肝热目赤，头痛眩晕。

用法用量

煎服，5~10 克。

饮片特征

槐花 皱缩而卷曲，花瓣多散落。完整者花萼钟状，黄绿色，先端 5 浅裂；花瓣 5，黄色或黄白色，1 片较大，近圆形，先端微凹，其余 4 片长圆形。雄蕊 10，其中 9 个基部连合，花丝细长。雌蕊圆柱形，弯曲。体轻。气微，味微苦。

槐米 呈卵形或椭圆形。花萼下部有数条纵纹。萼的上方为黄白色未开放的花瓣。花梗细小。体轻，手捻即碎。气微，味微苦涩。

炒槐花 形如槐花（槐米），表面深黄色，偶有焦斑。

槐花炭 形如槐花（槐米），表面焦褐色。

品质要求

以粒大、紧实、色黄绿者为佳。

本草说

《药性全备食物本草》记载，槐花酒，治百种疮毒。初觉头脑面背及身上下有疮，虽有大势，服此即退。槐花四两炒香，入酒二碗，煎一二沸，去渣尽，服即消。未效，再进一服。

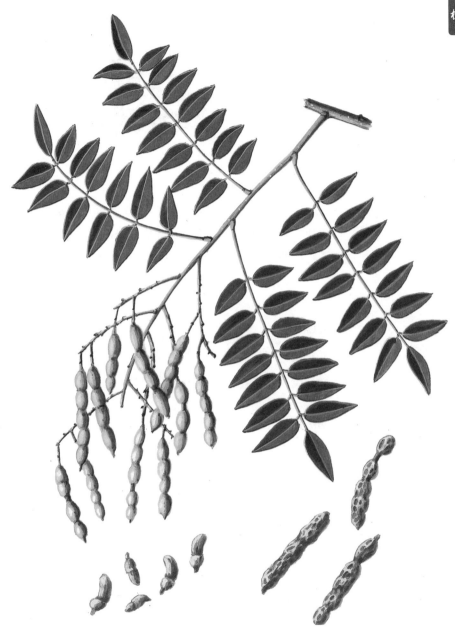

验方集萃

1. 便血、痔血：槐花炭、地榆炭各 15 克，侧柏叶、枳壳各 10 克，水煎服。

2. 吐血：槐花、仙鹤草、白及各 12 克，水煎服。

白茅根

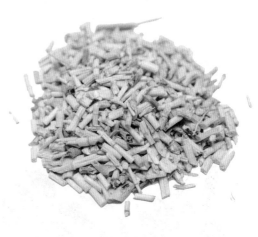

来源产地 为禾本科植物白茅 *Imperata cylindrica* Beauv. var. *major* (Nees) C. E. Hubb. 的干燥根茎。产于全国各地，以华北地区较多，多自产自销。

性味功效

甘，寒。凉血止血，清热利尿。用于血热吐血，衄血，尿血，热病烦渴，湿热黄疸，水肿尿少，热淋涩痛。

用法用量

煎服，9~30 克。

饮片特征

白茅根 呈圆柱形的段。外表皮黄白色或淡黄色，微有光泽，具纵皱纹，有的可见稍隆起的节。切面皮部白色，多有裂隙，放射状排列，中柱淡黄色或中空，易与皮部剥离。气微，味微甜。

茅根炭 形如白茅根，表面黑褐色至黑色，具纵皱纹，有的可见淡棕色稍隆起的节。略具焦香气，味苦。

品质要求

以条粗、色白、味甜者为佳。

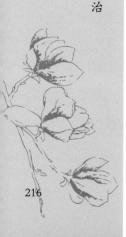

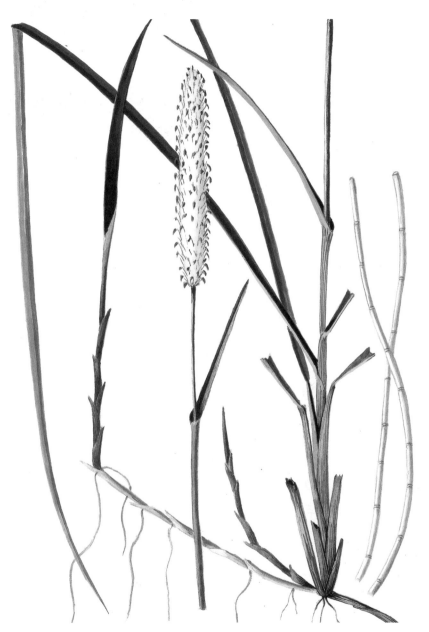

白茅

验方集萃

1. **支气管扩张咯血**：白茅根 30 克，苇茎、鱼腥草、侧柏叶各 15 克，水煎服。

2. **急性病毒性肝炎黄疸**：白茅根、白毛藤各 30 克，茵陈 15 克，水煎服。

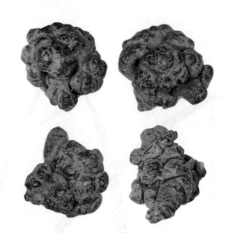

三七

《本草纲目》记载，此药近时始出，南人军中用为金疮要药，云有奇功。凡杖扑伤损，则血瘀血淋漓者，随即嚼烂，罨之即止，青肿者即消散。若受杖时，先服一二钱，则血不冲心，杖后尤宜服之，产后服亦良。

来源产地 为五加科植物三七 *Panax notoginseng* (Burk.) F. H. Chen 的干燥根和根茎。主产于云南、广西。支根习称"筋条"，根茎习称"剪口"。

性味功效

甘、微苦，温。散瘀止血，消肿定痛。用于咯血，吐血，衄血，便血，崩漏，外伤出血，胸腹刺痛，跌仆肿痛。

用法用量

煎服，3~9克；或研粉吞服，每次1~3克。外用适量。孕妇慎用。

饮片特征

三七 呈类圆锥形或圆柱形。表面灰褐色或灰黄色，有断续的纵皱纹和支根痕。顶端有茎痕，周围有瘤状突起。体重，质坚实。断面灰绿色、黄绿色或灰白色，木部微呈放射状排列。气微，味苦回甜。

三七粉 为灰白色或灰黄色粉末。气香，味苦回甜。

品质要求

以个大、体重、质坚、表面光滑、断面色灰绿或黄、"铜皮铁骨"者为佳。

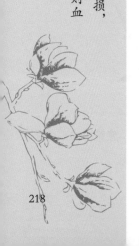

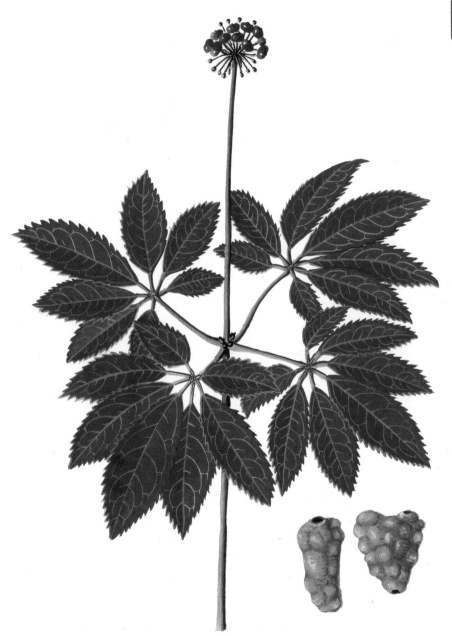

验方集萃

1. **胃出血**：三七粉 1 克，生大黄粉 2 克，调水服。

2. **跌打损伤瘀肿**：三七粉、生大黄粉各适量，水、酒各半，调敷患处。

茜草

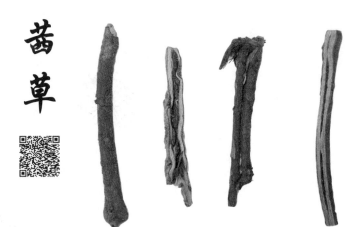

《本草纲目》记载，茜根赤色而气温，味微酸而带咸。色赤入营，气温行滞，味酸入肝而咸走血，手足厥阴血分之药也，专于行血活血。

来源产地 为茜草科植物茜草 *Rubia cordifolia* L. 的干燥根和根茎。主产于陕西、山西、河南。

性味功效

苦，寒。凉血，祛瘀，止血，通经。用于吐血，衄血，崩漏，外伤出血，瘀阻经闭，关节痹痛，跌打肿痛。

用法用量

煎服，6~10克。

饮片特征

茜草 呈不规则的厚片或段。根呈圆柱形，外表皮红棕色或暗棕色，具细纵皱纹；皮部脱落处呈黄红色。切面皮部狭，紫红色，木部宽广，浅黄红色，导管孔多数。气微，味微苦，久嚼刺舌。

茜草炭 形如茜草，表面黑褐色，内部棕褐色。气微，味苦、涩。

品质要求

以条粗长、外皮红棕色、断面黄棕色者为佳。

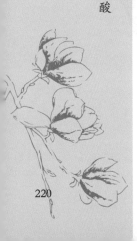

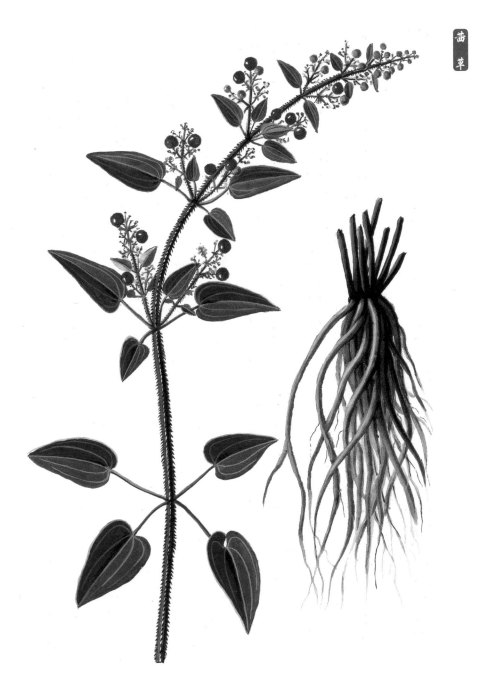

茜草

验方集萃

1. **月经过多**：茜草、龙芽草、旱莲草、紫珠叶各 15 克，水煎服。

2. **鼻出血**：茜草、玄参、白茶花各 10 克，生地黄 15 克，甘草 5 克，水煎服。

蒲黄

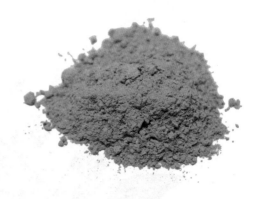

《竹屿山房杂部·养生部》记载，蒲黄饼，市廛间以蜜溲作果食货卖，甚益小儿。摘新蒲黄，同松黄、山药、莲蕊、芡、栗、菱、藕、荸荠等粉，宜同制，范之为饼。

来源产地 为香蒲科植物水烛香蒲 *Typha angustifolia* L.、东方香蒲 *Typha orientalis* Presl 或同属植物的干燥花粉。主产于江苏、河南、黑龙江、内蒙古。

性味功效

甘，平。止血，化瘀，通淋。用于吐血，衄血，咯血，崩漏，外伤出血，闭经，痛经，胸腹刺痛，跌仆肿痛，血淋涩痛。

用法用量

煎服，5~10克，包煎。外用适量，敷患处。孕妇慎用。

饮片特征

生蒲黄 为黄色粉末。体轻，放水中则飘浮水面。手捻有滑腻感，易附着手指上。气微，味淡。

蒲黄炭 形如蒲黄，表面棕褐色或黑褐色。具焦香气，味微苦、涩。

品质要求

以粉干、色鲜黄、质轻、粉细、滑腻感强、纯净无杂质者为佳。

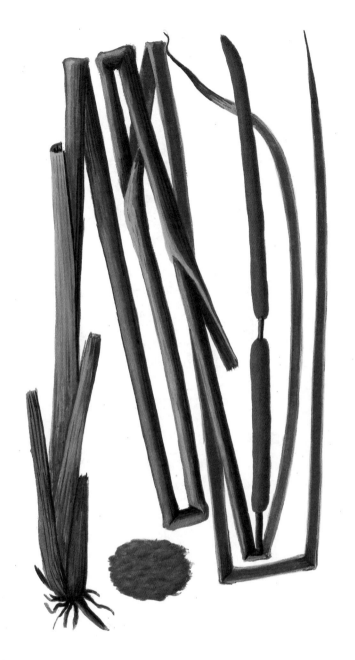

验方集萃

1. 产后心痛：蒲黄（炒）、五灵脂（酒研）各等量，研为末，醋调熬膏，水煎，饭前热服。

2. 月经过多：蒲黄 90 克（微炒），龙骨 75 克，艾叶 30 克，捣为末，炼蜜和丸，每次 6~9 克，煎米汤送服。

《本草纲目》记载，根白色，连及而生，故曰白及。白及性涩而收，得秋金之令，故能入肺止血，生肌治疮也。

白及

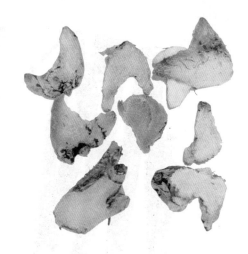

来源产地 为兰科植物白及 *Bletilla striata* (Thunb.) Reichb. f. 的干燥块茎。主产于贵州、四川、湖南、湖北。以贵州安龙、兴义、都匀，四川内江、温江、绵阳为道地。

性味功效

苦、甘、涩，微寒。收敛止血，消肿生肌。用于咯血，吐血，外伤出血，疮疡肿毒，皮肤皲裂。

用法用量

煎服，6~15克；研末吞服3~6克。外用适量。不宜与川乌、制川乌、草乌、制草乌、附子同用。

饮片特征

呈不规则的薄片。外表皮灰白色或黄白色。切面类白色，角质样，半透明，维管束小点状，散生。质脆。气微，味苦，嚼之有黏性。

品质要求

以根茎肥厚、色白、半透明、个大坚实、无须根者为佳。

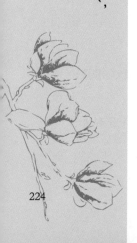

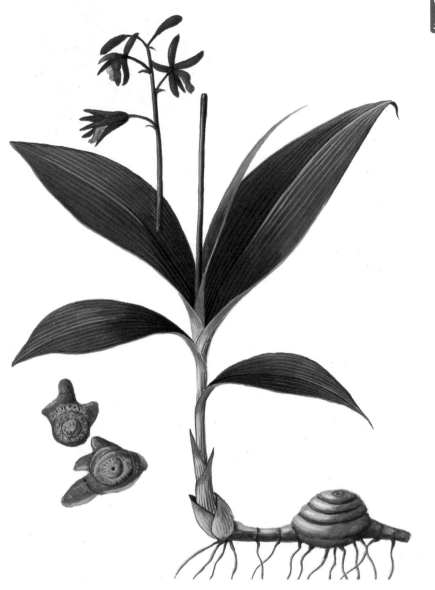

验方集萃

1. 支气管扩张咯血：白及、白茶花、石榴花各 10 克，百合 9 克，仙鹤草 15 克，水煎服。

2. 跌打肿痛：白及粉、生大黄粉各适量，用水调成糊状，再加入白酒少许拌匀，涂敷患处。

艾叶

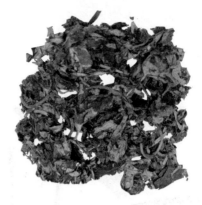

来源产地 为菊科植物艾 *Artemisia argyi* Lévl. et Vant. 的干燥叶。产于全国大部分地区。

性味功效

辛、苦，温；有小毒。温经止血，散寒止痛；外用祛湿止痒。用于吐血，衄血，崩漏，月经过多，胎漏下血，少腹冷痛，经寒不调，宫冷不孕；外治皮肤瘙痒。醋艾炭，温经止血，用于虚寒性出血。

用法用量

煎服，3~9 克。外用适量，供灸治或熏洗用。

饮片特征

艾叶 多皱缩、破碎，有短柄。完整叶片展平后呈卵状椭圆形，羽状深裂，裂片椭圆状披针形，边缘有不规则的粗锯齿；上表面灰绿色或深黄绿色，有稀疏的柔毛及腺点；下表面密生灰白色绒毛。质柔软。气清香，味苦。

醋艾炭 呈不规则的碎片，表面黑褐色，有细条状叶柄。具醋香气。

品质要求

以色青、叶背灰白色、绒毛多、叶厚、质柔韧、香气浓郁者为佳。

《食疗本草》记载，春初采，为干饼子，入生姜煎服，止泻痢。三月三日，可采作煎，甚治冷。若患冷气，取熟艾面裹作馄饨，可大如弹子许。

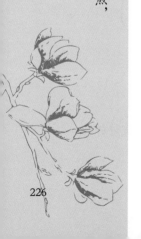

226

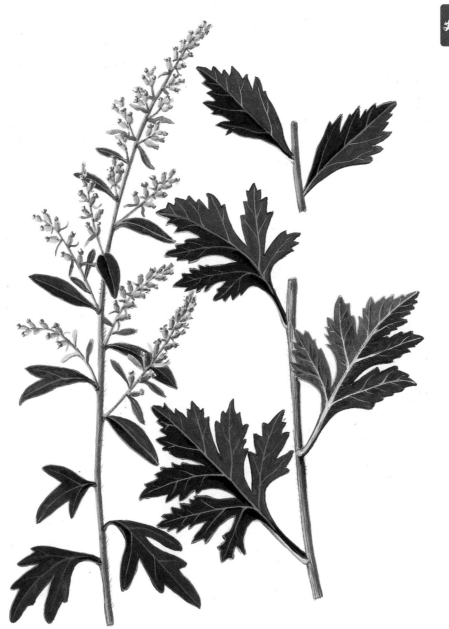

艾

验方集萃

1. **痛经：** 生艾叶10克，红花5克，加开水300毫升冲服。经来前1日或行经时服2剂。

2. **赤白痢：** 青蒿、艾叶、淡豆豉各9克，水煎服。

川芎

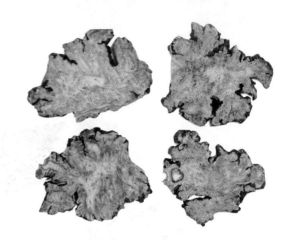

本草说

《本草纲目》记载，五味入胃，各归其本脏。久服则增气偏胜，必有偏绝，故有暴夭之患。若药具五味，备四气，君臣佐使配合得宜，岂有此害哉？若单服既久，则辛喜归肺，肺气偏胜，金来贼本肝，如川芎，肝经药也。若单服既久，则辛喜归肺，肺气偏胜，金来贼本肝，必受邪，久则偏绝，岂不夭亡？故医者贵在格物也。

来源产地 为伞形科植物川芎 *Ligusticum chuanxiong* Hort. 的干燥根茎。主产于四川、贵州、云南，以四川灌县、崇州为道地。

性味功效

辛，温。活血行气，祛风止痛。用于胸痹心痛，胸胁刺痛，跌仆肿痛，月经不调，闭经，痛经，癥瘕腹痛，头痛，风湿痹痛。

用法用量

煎服，3~10克。

饮片特征

为不规则厚片。外表皮黄褐色，有皱缩纹。切面黄白色或灰黄色，具有明显波状环纹或多角形纹理，散生黄棕色油室点。质坚实。气浓香，味苦、辛、微甜。

品质要求

以根茎肥大、丰满沉重、外黄褐色、内有黄白菊花心者为佳。

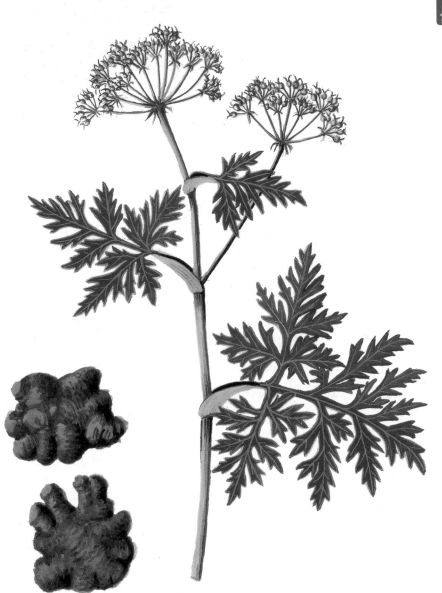

川芎

验方集萃

1. 脑血管神经性头痛：川芎、鸡肫花各 10 克，石仙桃 30 克，水煎服。

2. 心绞痛：川芎、丹参、薤白各 10 克，三七 6 克，瓜蒌 15 克，郁金 9 克，水煎服。

3. 头痛：川芎、僵蚕各 10 克，蔓荆子、天麻各 12 克，水煎服。

延胡索

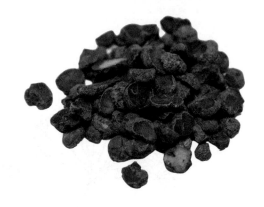

来源产地 为罂粟科植物延胡索 *Corydalis yanhusuo* W. T. Wang 的干燥块茎。主产于浙江、江苏、安徽、陕西，以浙江东阳、磐安为道地。

性味功效

苦、辛，温。活血，行气，止痛。用于胸胁、脘腹疼痛，胸痹心痛，闭经，痛经，产后瘀阻，跌仆肿痛。

用法用量

煎服，3~10 克；研末吞服，每次 1.5~3 克。

饮片特征

延胡索 呈不规则的圆形厚片。外表皮黄色或黄褐色，有不规则网状皱纹。切面黄色，角质样，具蜡样光泽。气微，味苦。

醋延胡索 形如延胡索，表面和切面黄褐色，质较硬。微具醋香气。

品质要求

以个大、饱满、质坚、色黄、内色黄亮者为佳。

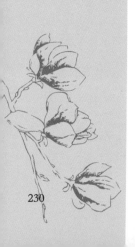

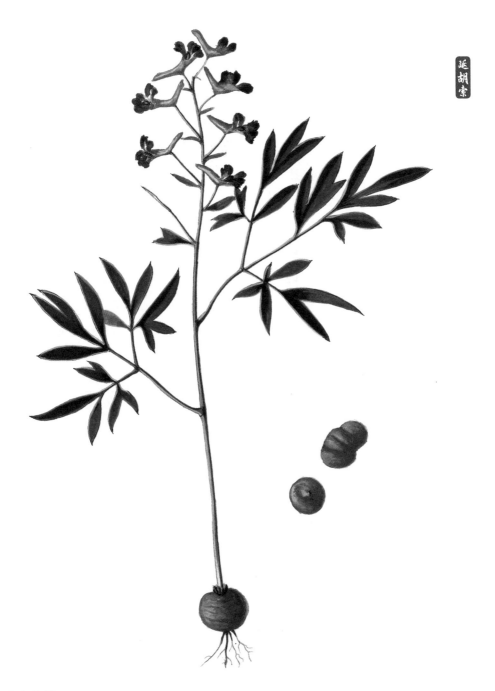

延胡索

验方集萃

1. 腹痛：延胡索 10 克，川楝子、娑罗子、乌药各 9 克，水煎服。

2. 痛经：延胡索 10 克，丹参、川芎各 6 克，川楝子、白芍、乌药各 9 克，水煎服。

3. 胸闷胸痛：延胡索、丹参、川芎各 10 克，瓜蒌、薤白各 15 克，水煎服。

朱震亨曰，古人用治郁遏不能升者，恐命名因此也。

郁金

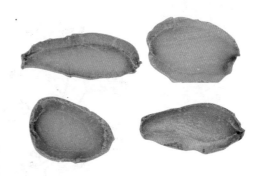

来源产地

为姜科植物温郁金 Curcuma wenyujin Y. H. Chen et C. Ling、姜黄 Curcuma longa L.、广西莪术 Curcuma kwangsiensis S. G. Lee et C. F. Liang 或蓬莪术 Curcuma phaeocaulis Val. 的干燥块根。温郁金主产于浙江。姜黄、蓬莪术主产于四川。广西莪术主产于广西。

性味功效

辛、苦，寒。活血止痛，行气解郁，清心凉血，利胆退黄。用于胸胁刺痛，胸痹心痛，闭经，痛经，乳房胀痛，热病神昏，癫痫发狂，血热吐衄，黄疸尿赤。

用法用量

煎服，3~10克。不宜与丁香、母丁香同用。

饮片特征

呈椭圆形或长条形薄片。外表皮灰黄色、灰褐色至灰棕色，具不规则的纵皱纹。切面灰棕色、橙黄色至灰黑色。角质样，内皮层环明显。气微，味苦。

品质要求

以质坚实、外皮皱纹细、断面色黄者为佳。

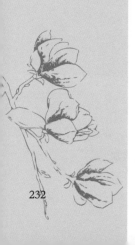

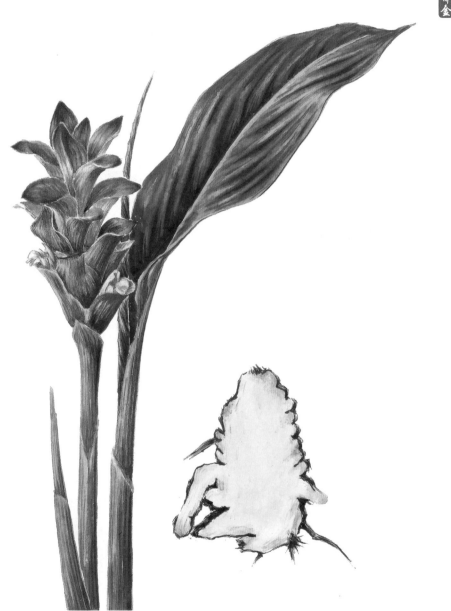

温郁金

验方集萃

1. 胸闷：郁金、丝瓜络各 10 克，枳壳、紫苏梗各 9 克，水煎服。

2. 心烦胁痛不眠：郁金、千里光各 10 克，炒栀子 9 克，阴地蕨 15 克，水煎服。

姜黄

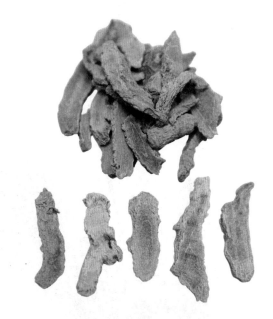

来源产地 为姜科植物姜黄 *Curcuma longa* L. 的干燥根茎。产于福建、台湾、广东、广西、四川、西藏、云南等地，主产于四川犍为、双流、崇庆。

性味功效

辛、苦，温。破血行气，通经止痛。用于胸胁刺痛，胸痹心痛，痛经，闭经，癥瘕，风湿肩臂疼痛，跌仆肿痛。

用法用量

煎服，3~9 克，外用适量。

饮片特征

呈不规则或类圆形的厚片。外表皮深黄色，有时可见环节。切面棕黄色至金黄色，角质样，内皮层环纹明显，维管束呈点状散在。气香特异，味苦、辛。

品质要求

以圆柱形、外皮有皱纹、断面棕红色、质坚实者为佳。

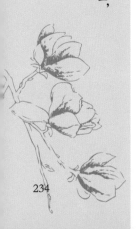

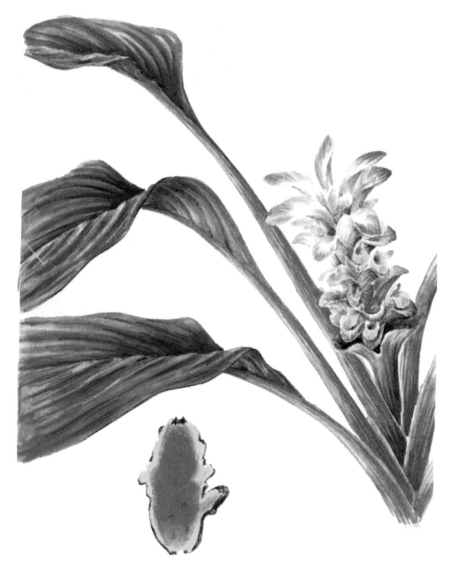

验方集萃

1. **闭经、痛经、产后腹痛**：姜黄、川芎、红花各 10 克，水煎服。

2. **胸腹疼痛**：姜黄、当归各 10 克，木香、乌药各 6 克，水煎服。

3. **跌打损伤**：姜黄、乳香、没药各 10 克，水煎加酒服。

《本草纲目》记载，丹参色赤味苦，气平而降，阴中之阳也。入手少阴、厥阴之经，心与包络血分药也。

丹参

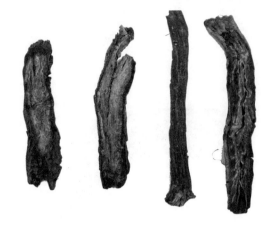

来源产地 为唇形科植物丹参 *Salvia miltiorrhiza* Bge. 的干燥根和根茎。主产于河南、山东、江苏、四川、河北、陕西、山西、浙江、湖北。

性味功效

苦，微寒。活血祛瘀，通经止痛，清心除烦，凉血消痈。用于胸痹心痛，脘腹胁痛，癥瘕积聚，热痹疼痛，心烦不眠，月经不调，痛经，闭经，疮疡肿痛。

用法用量

煎服，10~15 克。不宜与藜芦同用。

饮片特征

丹参片 呈类圆形或椭圆形的厚片。外表棕红色或暗棕红色，粗糙，具纵皱纹。切面有裂隙或略平整而致密，有的呈角质样，皮部棕红色，木部灰黄色或紫褐色，有黄白色放射状纹理。气微，味微苦涩。

酒丹参 形如丹参片，表面红褐色，略具酒香气。

品质要求

以条粗、内紫黑色、有菊花状白点者为佳。

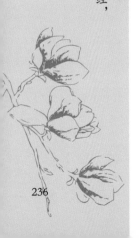

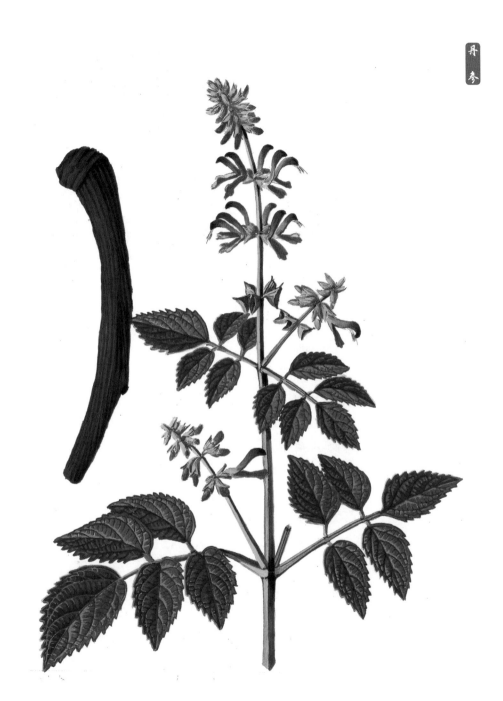

验方集萃

1. 心绞痛：丹参15克，三七6克，薤白10克，瓜蒌24克，水煎服。

2. 肝肿大：丹参15克，积雪草、叶下珠各24克，鸡内金10克，枳壳9克，水煎服。

红花

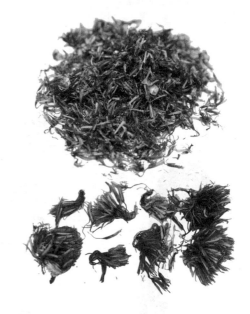

来源产地 为菊科植物红花 *Carthamus tinctorius* L . 的干燥花。主产于新疆、河南、浙江、四川。

《备考食物本草纲目》记载，其花暴干，以染真红，又作胭脂。其子五月收采，淘净捣碎煎汁，入盐醋椒料拌作蔬食，极其肥美。

性味功效

辛，温。活血通经，散瘀止痛。用于闭经，痛经，恶露不行，癥瘕痞块，胸痹心痛，瘀滞腹痛，胸胁刺痛，跌仆损伤，疮疡肿痛。

用法用量

煎服，3~10 克。孕妇慎服。

饮片特征

为不带子房的管状花，长 1~2 厘米。表面红黄色或红色。花冠筒细长，先端 5 裂，裂片呈狭条形，长 5~8 毫米；雄蕊 5，花药聚合成筒状，黄白色；柱头长圆柱形，顶端微分叉。质柔软。气微香，味微苦。

品质要求

以花片长、色鲜红、质柔软者为佳。

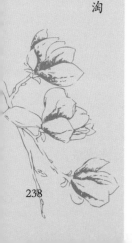

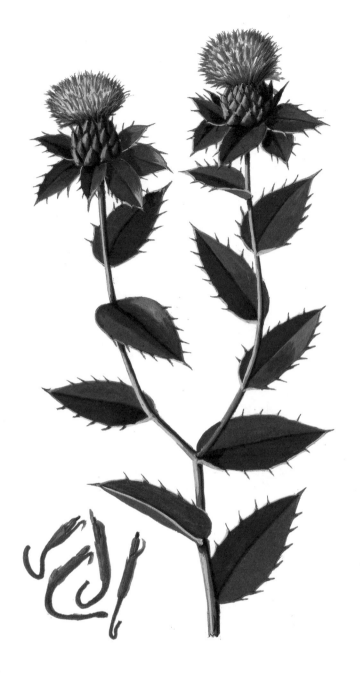

验方集萃

1. 急性腰扭伤：红花 10 克，鸡蛋 2 枚，以红花拌鸡蛋加油炒熟（不加盐）食用。

2. 预防压疮：红花 3 克，加水 100 毫升，冬天浸泡 2 小时，夏天浸泡半小时，待浸液呈玫瑰红色后即可使用。用时取 4 毫升浸出液于手掌心，轻轻揉擦压疮好发部位，每次揉擦 10~15 分钟。

桃仁

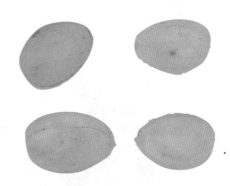

《饮膳正要》记载，桃仁粥，治心腹痛，上气咳嗽，胸膈妨满，喘急。桃仁三两，汤煮熟，去尖、皮，研。上件取汁，和粳米同煮粥，空腹食之。

来源产地

为蔷薇科植物桃 *Prunus persica* (L.) Batsch 或山桃 *Prunus davidiana* (Carr.) Franch. 的干燥成熟种子。桃主产于四川、云南、贵州、陕西、山西、山东、河北、河南。山桃主产于四川、云南、陕西、山西、山东、河北。

性味功效

苦、甘，平。活血祛瘀，润肠通便，止咳平喘。用于闭经，痛经，癥瘕痞块，肺痈，肠痈，跌打损伤，肠燥便秘，咳嗽气喘。

用法用量

煎服，5~10 克。孕妇慎用。

饮片特征

呈扁长卵圆形。表面浅黄白色，一端尖，中部膨大，另端钝圆稍偏斜，边缘较薄，偶有残留种皮。子叶2，多分离，富油性。气微香，味微苦。

品质要求

以颗粒饱满、整齐、不破碎者为佳。

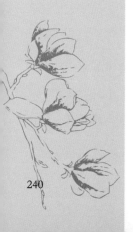

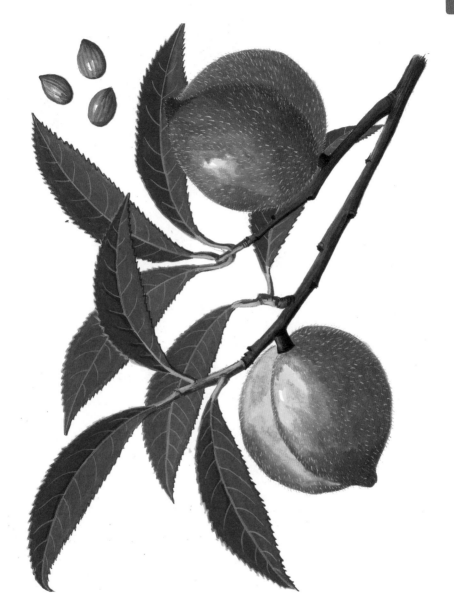

验方集萃

1. **产后瘀阻腹痛**：桃仁、川芎、赤芍各9克，益母草15克，红花3克，水煎服。

2. **血滞经闭、痛经**：桃仁、红花各9克，丹参15克，牛膝12克，水煎服。

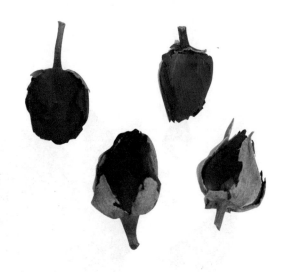

月季花

《本草纲目》记载，处处人家多栽插之，亦蔷薇类也。青茎长蔓硬刺，叶小于蔷薇，而花深红，千叶厚瓣，逐月开放，不结子也。

来源产地 为蔷薇科植物月季 *Rosa chinensis* Jacq. 的干燥花。主产于江苏、湖北、山东、河北。

性味功效

甘，温。活血调经，疏肝解郁。用于气滞血瘀，月经不调，痛经，闭经，胸胁胀痛。

用法用量

煎服，3~6 克。

饮片特征

呈类球形，直径 1.5~2.5 厘米。花托长圆形，萼片 5，暗绿色，先端尾尖；花瓣呈覆瓦状排列，有的散落，长圆形，紫红色或淡紫红色；雄蕊多数，黄色。体轻，质脆。气清香，味淡、微苦。

品质要求

以完整、色紫红、半开放、气清香者为佳。

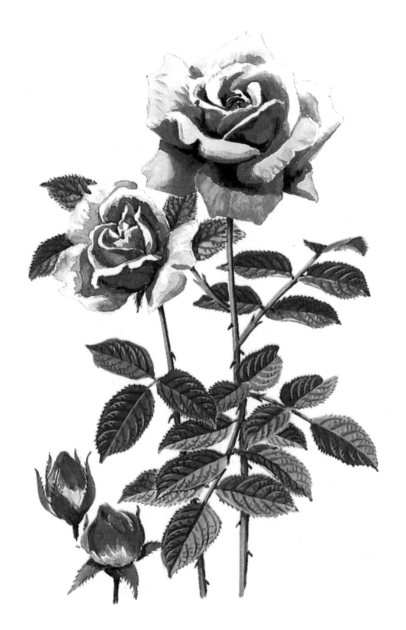

验方集萃

1. **闭经、痛经、不孕**：月季花 30~90 克，炖鸡服，每月行经期服 1 剂。

2. **筋骨疼痛、脚膝肿痛、跌打损伤**：月季花瓣研末，每次 3 克，酒冲服。

3. **颈淋巴结结核**：月季花 5 克，炖鲫鱼服；或鲜月季花，捣烂外敷。

牛膝

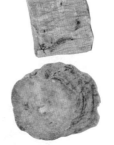
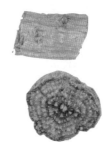

来源产地 为苋科植物牛膝 *Achyranthes bidentata* Bl. 的干燥根。主产于河南、河北，以河南为道地。

性味功效

苦、甘、酸，平。逐瘀通经，补肝肾，强筋骨，利尿通淋，引血下行。用于闭经，痛经，腰膝酸痛，筋骨无力，淋证，水肿，头痛，眩晕，牙痛，口疮，吐血，衄血。

用法用量

煎服，5~12 克。孕妇慎用。

饮片特征

牛膝段 呈圆柱形的段。外表皮灰黄色或淡棕色，有微细的纵皱纹及横长皮孔。质硬脆，易折断，受潮变软。切面平坦，淡棕色或棕色，略呈角质样而油润，中心维管束木质部较大，黄白色，其外周散有多数黄白色点状维管束，断续排列成 2~4 轮。气微，味微甜而稍苦涩。

酒牛膝 形如牛膝段，表面色略深，偶见焦斑。微有酒香气。

品质要求

以根长、肉肥、皮细、黄白色者为佳。

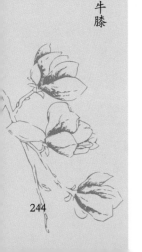

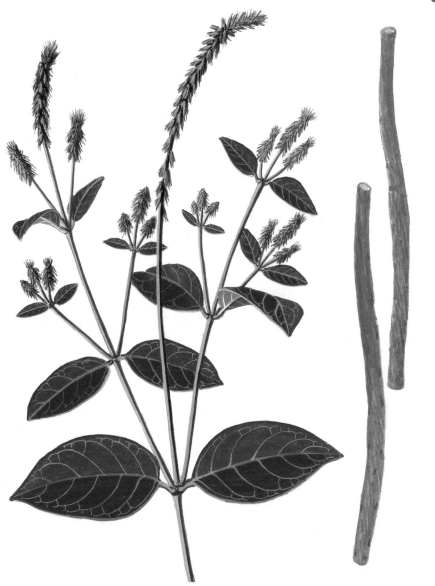

验方集萃

1. 闭经：牛膝、桃仁、王不留行各 10 克，红花 6 克，鸡血藤 24 克，水煎服。

2. 风湿关节痛：牛膝、千年健、鸡血藤各 15 克，当归 6 克，薜荔 30 克，水煎服。

鸡血藤

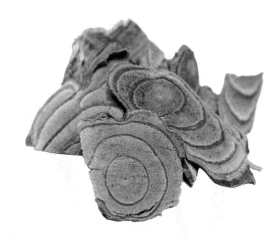

《滇志》记载，鸡血藤胶，治风痛湿痹，性活血舒筋，患在上部，饱食后服；在下部，

来源产地 为豆科植物密花豆 *Spatholobus suberectus* Dunn 的干燥藤茎。主产于广西、广东。

性味功效

苦、甘，温。活血补血，调经止痛，舒筋活络。用于月经不调，痛经，闭经，风湿痹痛，麻木瘫痪，血虚萎黄。

用法用量

煎服，9~15克。

饮片特征

为椭圆形、长矩圆形或不规则的斜切片，厚0.3~1厘米。栓皮灰棕色，有的可见灰白色斑，栓皮脱落处显红棕色。质坚硬。切面木部红棕色或棕色，导管孔多数；韧皮部的树脂状分泌物呈红棕色至黑棕色，与木部相间排列呈数个同心性椭圆形环或偏心性半圆形环；髓部偏向一侧。气微，味涩。

品质要求

以树脂状分泌物多者为佳。

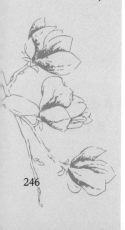

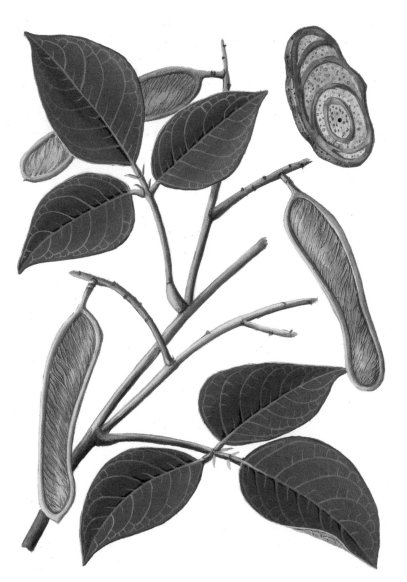

验方集萃

1. 痛经：鸡血藤 18 克，制香附 10 克，川芎 6 克，延胡索、乌药、川楝子各 9 克，水煎服。

2. 闭经：鸡血藤 30 克，桃仁、王不留行各 10 克，红花 6 克，川芎、莪术各 9 克，水煎服。

《本草纲目》记载，苏方木（苏木的别称）乃三阴经血分药。少用则和血，多用则破血。

苏木

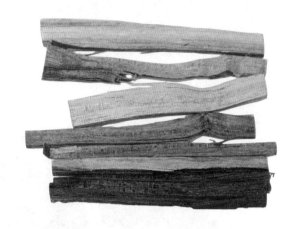

来源产地
为豆科植物苏木 *Caesalpinia sappan* L. 的干燥心材。主产于广西、云南、广东、海南、台湾等地。

性味功效

甘、咸，平。活血祛瘀，消肿止痛。用于跌打损伤，骨折筋伤，瘀滞肿痛，闭经，痛经，产后瘀阻，胸腹刺痛，痛疽肿痛。

用法用量

煎服，3~9 克。孕妇慎用。

饮片特征

呈不规则的薄片或纤维状块。表面黄红色至棕红色，少数带有黄白色边材。质细密，坚硬。气微，味微涩。

品质要求

以粗大、质坚硬、色黄红者为佳。

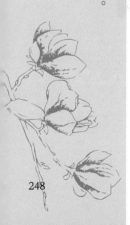

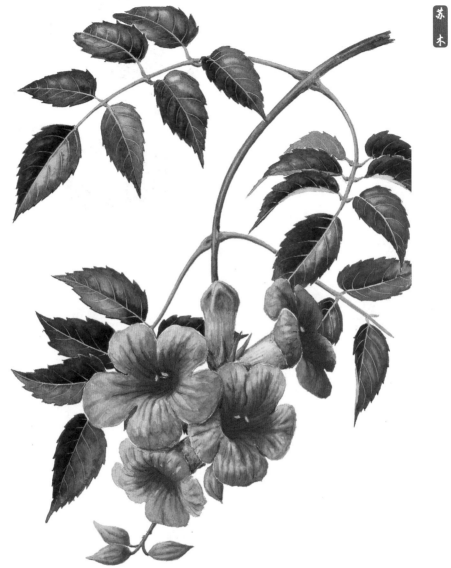

验方集萃

1. **外伤出血**：苏木适量，研成细粉，清创后敷于患处。

2. **各种瘀血肿痛**：苏木9克，桃仁6~9克，水煎服。血虚无瘀者不宜，孕妇忌服。

3. **跌打损伤**：红花6克，苏木10克，当归、赤芍各12克，水煎服；另外用红花油揉搓患部。

④**产后气滞作喘**：苏木、人参、麦冬各9克，水煎服。

陈藏器曰，骨碎补本名猴姜。开元皇帝以其主伤折，补骨碎，故命此名。

骨碎补

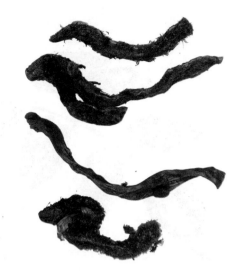

 来源产地　为槲蕨科植物槲蕨 *Drynaria fortunei* (Kunze) J. Sm. 的干燥根茎。主产于湖南、浙江、广西、江西。

性味功效

苦，温。疗伤止痛，补肾强骨；外用消风祛斑。用于跌仆闪挫，筋骨折伤，肾虚腰痛，筋骨痿软，耳鸣耳聋，牙齿松动；外治斑秃，白癜风。

用法用量

煎服，3~9 克。

饮片特征

骨碎补　呈不规则厚片。表面深棕色至暗棕色，常残留细小棕色的鳞片，有的可见圆形的叶痕。切面红棕色，黄色的维管束点状排列成环。气微，味淡、微涩。

烫骨碎补　形如骨碎补，体膨大鼓起，质轻，酥松。

品质要求

以条粗大、棕色者为佳。

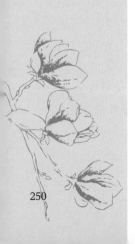

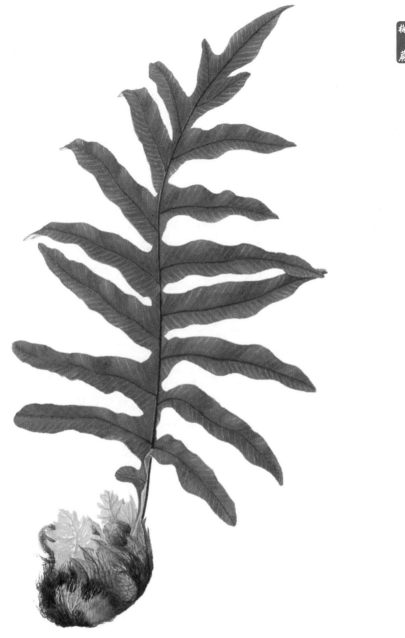

验方集萃

1. 斑秃： 骨碎补、陈皮、生姜各适量，浸入 60 度烧酒内 2 周，取药酒涂搽患处。

2. 风湿腰痛： 骨碎补、肖梵天花各 30 克，炒杜仲、荜澄茄各 15 克，水煎服。

3. 跌打损伤、骨折难愈： 骨碎补、五加皮各 15 克，巴戟天 12 克，炖猪骨服汤。

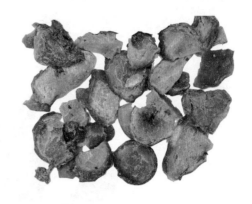

天南星

《本草纲目》记载，天南星，乃手足太阴脾肺之药。味辛而麻，故能治风散血；气温而燥，故能胜湿除涎；性紧而毒，故能攻积拔肿而治口舌糜。

来源产地 天南星科植物天南星 *Arisaema erubescens* (Wall.) Schott、异叶天南星 *Arisaema heterophyllum* Bl. 或东北天南星 *Arisaema amurense* Maxim. 的干燥块茎。天南星、异叶天南星主产于四川、河北、江苏、云南等地。东北天南星主产于吉林、辽宁等地。

性味功效

生天南星，苦、辛，温；有毒。散结消肿。外用治痈肿，蛇虫咬伤。
制天南星，苦、辛，温；有毒。燥湿化痰，祛风止痉，散结消肿。用于顽痰咳嗽，风痰眩晕，中风痰壅，口眼㖞斜，半身不遂，癫痫，惊风，破伤风。外用治痈肿，蛇虫咬伤。

用法用量

煎服，3~10克，多制用。外用适量。

饮片特征

生天南星 呈扁球形。表面类白色或淡棕色，较光滑，顶端有凹陷的茎痕，周围有麻点状根痕，有的块茎周边有小扁球状侧芽。质坚硬，不易破碎，断面不平坦，白色，粉性。气微辛，味麻辣。
制天南星 呈类圆形或不规则形的薄片。表面黄色或淡棕色，质脆易碎，断面角质状。气微，味涩，微麻。

品质要求

以个大、色白、粉性足者为佳。

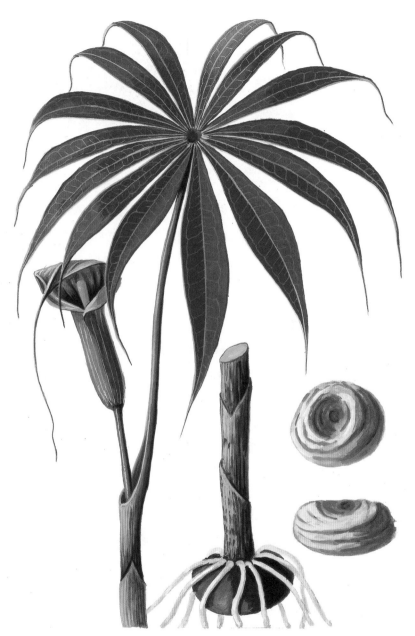

验方集萃

1. **癣**：生天南星磨酸醋，涂患处。

2. **小儿流涎**：生天南星磨酸醋，涂敷涌泉穴。

芥子

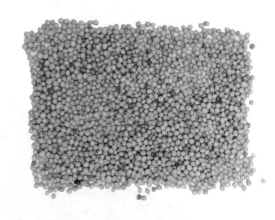

《随息居饮食谱》记载，白芥子研末，水调如糊，以纸密封半时，可作食料。辛热爽胃，杀鱼腥、生冷之毒。多食动火，内热者忌之。入药治痰在胁下及皮里膜外者。

来源产地 为十字花科植物白芥 *Sinapis alba* L. 或芥 *Brassica juncea* (L.) Czern. et Coss. 的干燥成熟种子。白芥（白芥子）各地稀见栽培。芥（黄芥子）各地均产。

性味功效

辛，温。温肺豁痰利气，散结通络止痛。用于寒痰咳嗽，胸胁胀痛，痰滞经络，关节麻木、疼痛，痰湿流注，阴疽肿毒。

用法用量

煎服，3~9克。外用适量。

饮片特征

白芥子 呈球形。表面灰白色至淡黄色，具细微的网纹，有明显的点状种脐。种皮薄而脆，破开后内有白色折叠的子叶，有油性。气微，味辛辣。

黄芥子 较小，直径 1~2 毫米。表面黄色至棕黄色，少数呈暗红棕色。研碎后加水浸湿，则产生辛烈的特异臭气。

品质要求

以个大、饱满、色白、纯净者为佳。

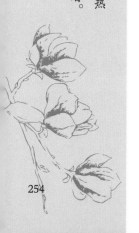

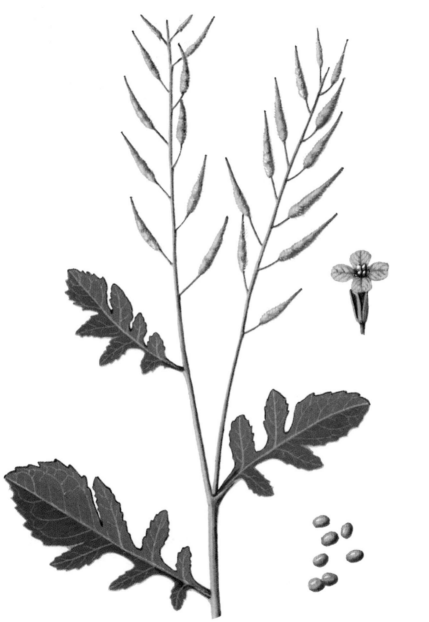

验方集萃

1. **肢节肿痛**：芥子、桂枝各 6 克，乳香、没药各 8 克，威灵仙 12 克，水煎服。

2. **跌仆肿痛、疮痈初起、瘰疬结核**：芥子适量，研末，醋调外敷。

《本草纲目》记载，旋覆乃手太阴肺、手阳明大肠药也。所治诸病，其功只在行水下气通血脉尔。

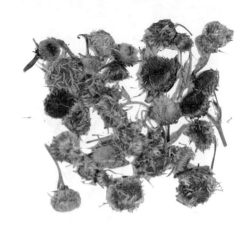

旋覆花

来源产地 为菊科植物旋覆花 *Inula japonica* Thunb. 或欧亚旋覆花 *Inula Britannica* L. 的干燥头状花序。主产于河南、江苏、河北、浙江、安徽。

性味功效

苦、辛、咸，微温。降气，消痰，行水，止呕。用于风寒咳嗽，痰饮蓄结，胸膈痞满，咳喘痰多，呕吐噫气，心下痞硬。

用法用量

煎服，3~9 克，包煎。

饮片特征

旋覆花 呈扁球形或类球形。总苞由多数苞片组成，呈覆瓦状排列，苞片披针形或条形，灰黄色；总苞基部有时残留花梗，苞片及花梗表面被白色茸毛，舌状花 1 列，黄色，多卷曲，常脱落，先端 3 齿裂；管状花多数，棕黄色，先端 5 齿裂。有的可见椭圆形小瘦果。体轻，易散碎。气微，味微苦。
蜜旋覆花 形如旋覆花，深黄色。手捻稍粘手。具蜜香气，味甜。

品质要求

以朵大、金黄色、有白绒毛、无枝梗者为佳。

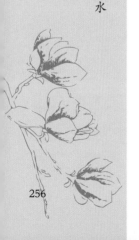

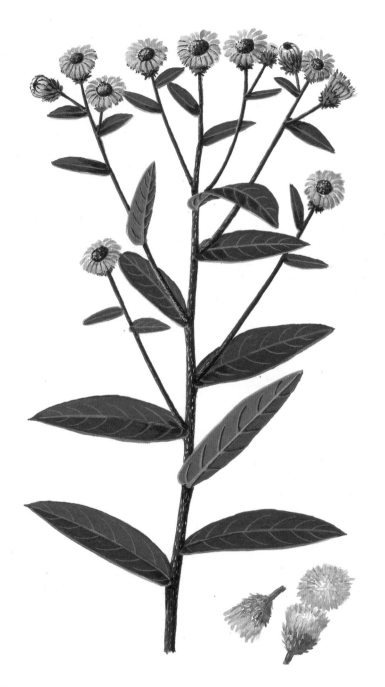

旋覆花

验方集萃

1. **胸胁疼痛**：旋覆花、川楝子、香附、延胡索各10克，水煎服。

2. **气管炎咳喘痰多**：旋覆花、射干各10克，桔梗、陈皮各6克，半夏8克，水煎服。

陶弘景曰，白前出近道，根似细辛而大，色白不柔易折，气嗽方多用之。

白前

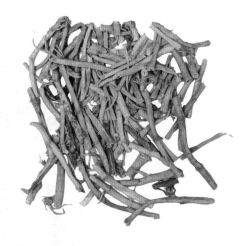

来源产地

为萝藦科植物柳叶白前 *Cynanchum stauntonii* (Decne.) Schltr. ex Lévl. 或芫花叶白前 *Cynanchum glaucescens* (Decne.) Hand.-Mazz. 的干燥根茎和根。主产于浙江、安徽、福建、江西、湖北、湖南、广西。

性味功效

辛、苦，微温。降气，消痰，止咳。用于肺气壅实，咳嗽痰多，胸满喘急。

用法用量

煎服，3~10 克。

饮片特征

呈圆形小段。表面黄白色或黄棕色，切面中空。根稍弯曲，节处簇生细根，细根直径不及 1 毫米，有多次分枝呈毛须状。气微，味微甜。

品质要求

以根茎粗者为佳。

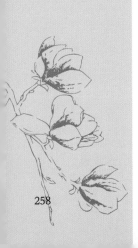

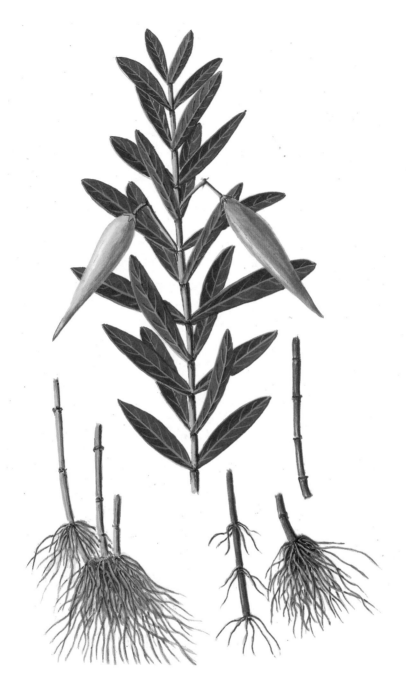

芫花叶白前

验方集萃

1. 咳嗽：白前、桔梗、前胡各 10 克，鱼腥草 15 克，杏仁 9 克，水煎服。

2. 百日咳：白前、前胡、一枝黄花、一点红各 6 克，杏仁、百部各 3 克，水煎服。

3. 久咳、喉中作声，不得眠：白前，捣为末，温酒调服 2~4 克。

《本草纲目》记载，《礼记·月令》五月半夏生。盖当夏之半也，故名。

半夏

姜半夏

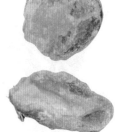

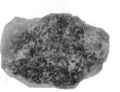

来源产地 为天南星科植物半夏 *Pinellia ternata* (Thunb.) Breit. 的干燥块茎。主产于四川、湖北、河南、安徽、山东。

性味功效

生半夏，辛，温；有毒。燥湿化痰，降逆止呕，消痞散结。用于湿痰寒痰，咳喘痰多，痰饮眩悸，风痰眩晕，痰厥头痛，呕吐反胃，胸脘痞闷，梅核气；外治痈肿痰核。法半夏，辛，温。燥湿化痰。用于痰多咳喘，痰饮眩悸，风痰眩晕，痰厥头痛。姜半夏，辛，温。温中化痰，降逆止呕。用于痰饮呕吐，胃脘痞满。清半夏，辛，温。燥湿化痰。用于湿痰咳嗽，胃脘痞满，痰涎凝聚，咳吐不出。

用法用量

煎服，3~10克，一般宜炮制过后用。不宜与乌头类中药同用。

饮片特征

生半夏 呈类球形，有的稍偏斜。表面白色或浅黄色，顶端有凹陷的茎痕，周围密布麻点状根痕；下面钝圆，较光

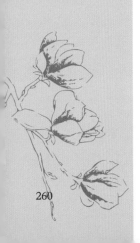

滑。质坚实，断面洁白，富粉性。气微，味辛辣、麻舌而刺喉。

法半夏　呈类球形或破碎成不规则颗粒状。表面淡黄白色、黄色或棕黄色。质较松脆或硬脆，断面黄色或淡黄色，颗粒者质稍硬脆。气微，味淡略甘、微有麻舌感。

姜半夏　呈片状、不规则颗粒状或类球形。表面棕色至棕褐色。质硬脆，断面淡黄棕色，常具角质样光泽。气微，味淡、微有麻舌感，嚼之略粘牙。

清半夏　呈椭圆形、类圆形或不规则的片。切面淡灰色至灰白色，可见灰白色点状或短线状维管束迹，有的残留栓皮处下方呈淡紫红色斑纹。质脆，易折断，断面略呈角质样光泽。气微，味微涩、微有麻舌感。

品质要求

以个大、皮净、色白、质坚实、致密、粉性足者为佳。

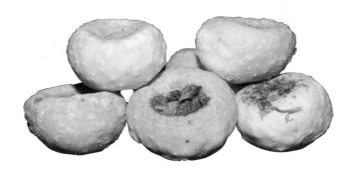

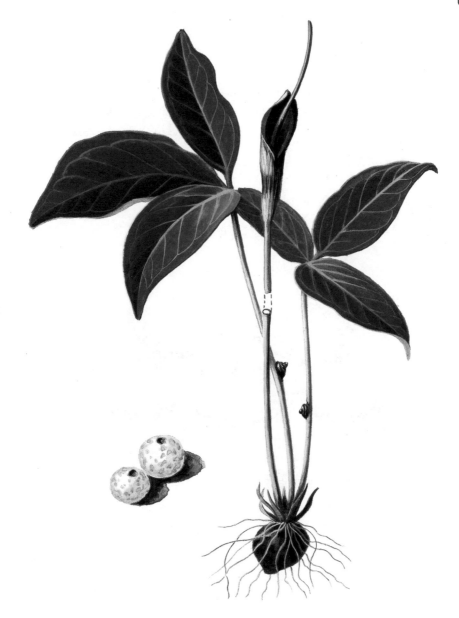

验方集萃

1. 反胃呕吐：姜半夏、陈皮各6克，水煎服。

2. 咳喘痰多：半夏、茯苓各9克，陈皮6克，甘草3克，水煎服。

瓜蒌

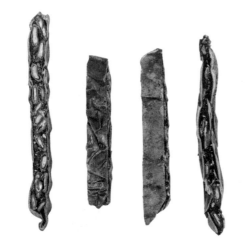

来源产地

为葫芦科植物栝楼 *Trichosanthes kirilowii* Maxim. 或双边栝楼 *Trichosanthes rosthornii* Harms 的干燥成熟果实。栝楼主产于河南、河北、山东。双边栝楼主产于四川。

性味功效

甘、微苦，寒。清热涤痰，宽胸散结，润燥滑肠。用于肺热咳嗽，痰浊黄稠，胸痹心痛，结胸痞满，乳痈，肺痈，肠痈，大便秘结。

用法用量

煎服，9~15克。不宜与乌头类中药同用。

饮片特征

呈不规则的丝或块状。外表面橙红色或橙黄色，皱缩或较光滑；内表面黄白色，有红黄色丝络，果瓤橙黄色，与多数种子黏结成团。具焦糖气，味微酸、甜。

品质要求

以个大、不破、色橙黄、糖性浓者为佳。

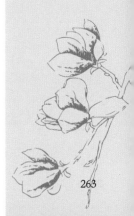

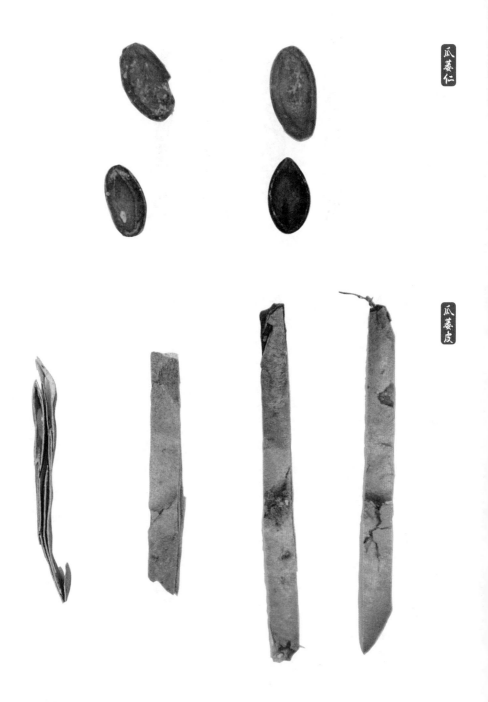

瓜蔞仁

瓜蔞皮

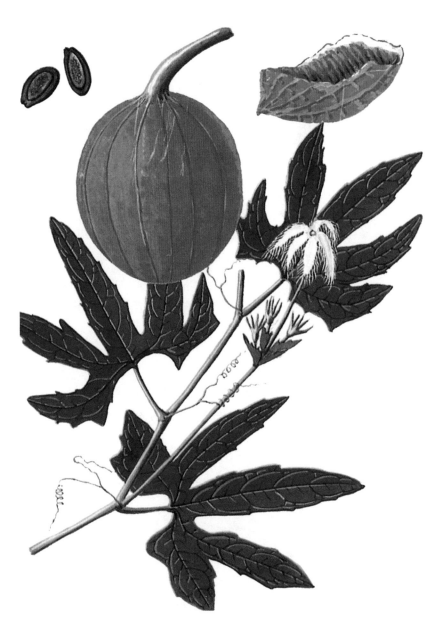

验方集萃

1. **肠燥便秘**：瓜蒌仁、郁李仁各 10 克，生地黄、玄参各 15 克，水煎服。

2. **气管炎咳痰黄稠**：瓜蒌、浙贝母、桑白皮各 10 克，胆南星 6 克，鱼腥草 15 克，水煎服。

川贝母

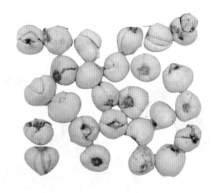

《粥谱》记载，川贝粥，畅肺止咳。作粉良。

来源产地

为百合科植物川贝母 *Fritillaria cirrhosa* D. Don、暗紫贝母 *Fritillaria unibracteata* Hsiao et K. C. Hsia、甘肃贝母 *Fritillaria przewalskii* Maxim.、梭砂贝母 *Fritillaria delavayi* Franch.、太白贝母 *Fritillaria taipaiensis* P. Y. Li 的干燥鳞茎。主产于四川、云南、甘肃等地。

性味功效

苦、甘，微寒。清热润肺，化痰止咳，散结消痈。用于肺热燥咳，干咳少痰，阴虚劳嗽，痰中带血，瘰疬，乳痈，肺痈。

用法用量

煎服，3~10 克；研末服，每次 1~2 克。不宜与乌头类中药同用。

饮片特征

呈类圆锥形或近球形。表面类白色。外层鳞叶 2 瓣，大小悬殊，大瓣紧抱小瓣，未抱部分呈新月形，习称"怀中抱月"；顶部闭合，内有类圆柱形、顶端稍尖的心芽和小鳞叶 1~2 枚；先端钝圆或稍尖，底部平，微凹入，中心有一灰褐色的鳞茎盘，偶有残存须根。质硬而脆，断面白色，富粉性。气微，味微苦。

品质要求

以质坚实、颗粒均匀整齐、顶端不开裂、色洁白、粉性足者为佳。

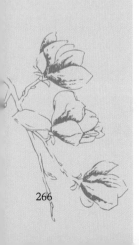

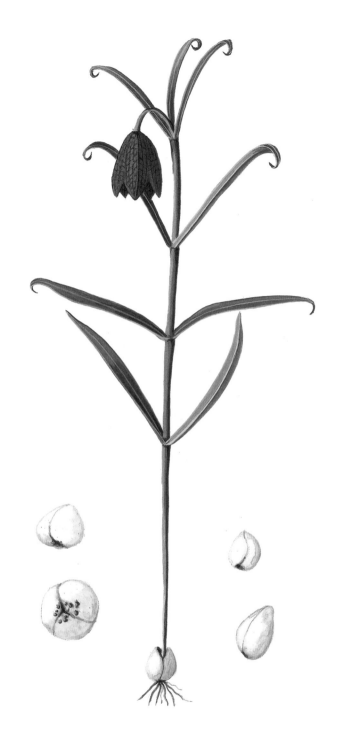

川贝母

验方集萃

1. **久咳肺燥**：川贝母 10 克，梨 1 只，冰糖适量，炖服。

2. **大便干燥**：川贝母 10 克，生地黄 30 克，大枣 15 克，水煎服。

历代本草中，将浙贝母和川贝母统称贝母。

浙贝母

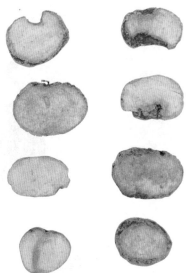

来源产地 为百合科植物浙贝母 *Fritillaria thunbergii* Miq. 的干燥鳞茎。主产于浙江、湖北、安徽、江苏，以浙江为道地。

性味功效

苦，寒。清热化痰止咳，解毒散结消痈。用于风热咳嗽，痰火咳嗽，肺痈，乳痈，瘰疬，疮毒。

用法用量

煎服，5~10克。不宜与乌头类中药同用。

饮片特征

为鳞茎外层的单瓣鳞叶切成的片。椭圆形、类圆形或肾形，直径1~2厘米，边缘表面淡黄色，切面平坦，粉白色。质脆，易折断，断面粉白色，富粉性。气微，味微苦。

品质要求

以鳞叶肥厚、表面及断面白色、粉性足者为佳。

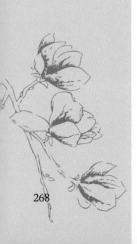

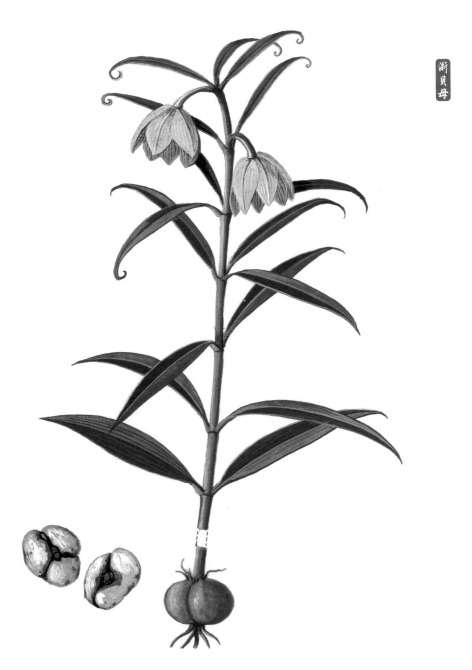

验方集萃

1. **咳嗽痰多**：浙贝母、桔梗、旋覆花各 10 克，鱼腥草 15 克，水煎服。

2. **甲状腺肿大**：浙贝母 10 克，海藻、昆布各 15 克，水煎服。

3. **胃、十二指肠球部溃疡**：浙贝母、甘草各 15 克，海螵蛸 30 克，一起研细粉，拌匀，每次 5 克，调温水服。

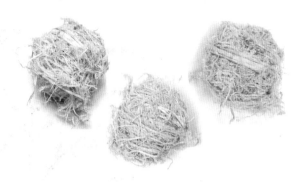

竹茹

来源产地　为禾本科植物青秆竹 *Bambusa tuldoides* Munro、大头典竹 *Sinocalamus beecheyanus* (Munro) McClure var. *pubescens* P. F. Li 或淡竹 *Phyllostachys nigra* (Lodd.) Munro var. *henonis* (Mitf.) Stapf ex Rendle 的茎秆的干燥中间层。主产于长江流域和南方各省。

性味功效

甘、微寒。清热化痰，除烦，止呕。用于痰热咳嗽，胆火挟痰，惊悸不宁，心烦失眠，中风痰迷，舌强不语，胃热呕吐，妊娠恶阻，胎动不安。

用法用量

煎服，5~10 克。

饮片特征

竹茹　为卷曲成团的不规则丝条或呈长条形薄片状。宽窄厚薄不等，浅绿色或黄绿色。纤维性，体轻松，质柔韧，有弹性。气微，味淡。

姜竹茹　形如竹茹，表面黄色，微有姜香气。

品质要求

以色黄绿、丝均匀、细软有弹性者为佳。

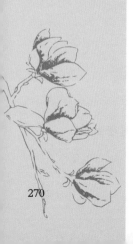

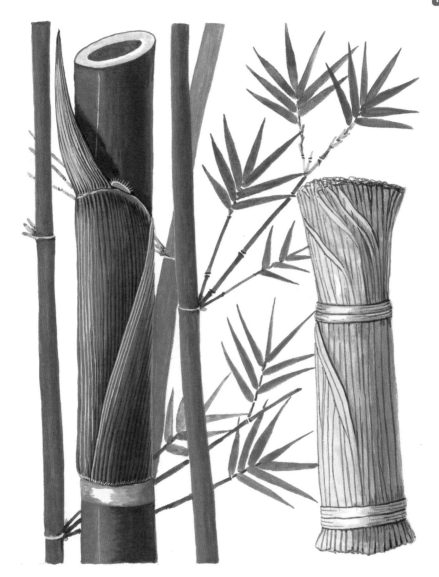

青秆竹

验方集萃

1. **牙龈出血**：鲜竹茹 30 克，醋煎含漱。

2. **肺热咳嗽、咳吐黄痰**：竹茹 9 克，水煎服。

桔梗

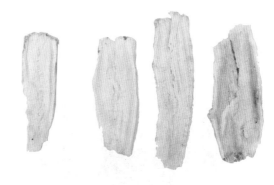

《本草纲目》记载，此草根结实而梗直，故名。

来源产地

为桔梗科植物桔梗 *Platycodon grandiflorum* (Jacq.) A. DC. 的干燥根。大部分地区均产，以东北、华北产量较大，以安徽、山东、江苏为道地。

性味功效

苦、辛，平。宣肺，利咽，祛痰，排脓。用于咳嗽痰多，胸闷不畅，咽痛音哑，肺痈吐脓。

用法用量

煎服，3~10 克。

饮片特征

呈椭圆形或不规则厚片。外皮多已除去或偶有残留。切面皮部淡黄白色，较窄；形成层环纹明显，淡褐色；木部宽，有较多裂隙。质脆，易折断。气微，味微甜后苦。

品质要求

以根肥大、色白、质充实、味苦者为佳。

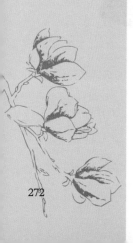

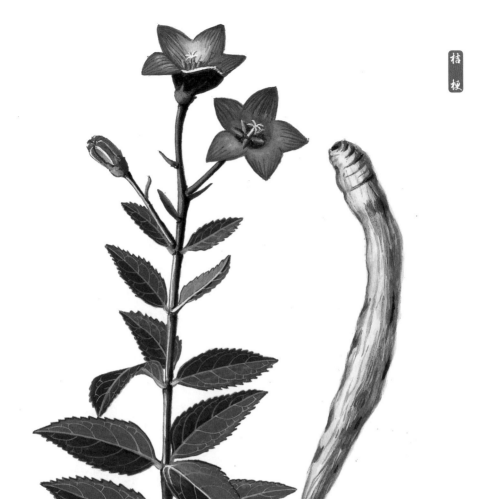

桔梗

验方集萃

1. **咳嗽**：桔梗、前胡各10克，石仙桃15克，水煎服。

2. **慢性咽喉炎**：桔梗10克，胖大海6克，玄参9克，一点红15克，水煎服。

3. **扁桃体炎**：桔梗10克，水煮顿服；或桔梗6克，玄参、板蓝根各15克，白僵蚕10克，水煎服。

苦杏仁

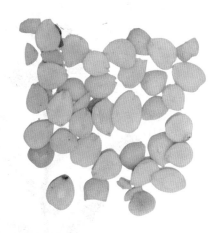

 来源产地 为蔷薇科植物山杏 *Prunus armeniaca* L. var. *ansu* Maxim.、西伯利亚杏 *Prunus sibirica* L.、东北杏 *Prunus mandshurica* (Maxim.) Koehne 或 杏 *Prunus armeniaca* L. 的干燥成熟种子。主产于我国东北、内蒙古、华北、西北、新疆及长江流域。

性味功效

苦，微温；有小毒。降气止咳平喘，润肠通便。用于咳嗽气喘，胸满痰多，肠燥便秘。

用法用量

煎服，5~10克，生品入煎剂后下。内服不宜过量，以免中毒。

饮片特征

苦杏仁 呈扁心形。表面黄棕色至深棕色，一端尖，另端钝圆，肥厚，左右不对称，尖端一侧有短线形种脐，圆端合点处向上具多数深棕色的脉纹。种皮薄，子叶2，乳白色，富油性。气微，味苦。

燀苦杏仁 呈扁心形，表面乳白色或黄白色，一端尖，另端钝圆，肥厚，左右不对称，富油性。有特异香气，味苦。

炒苦杏仁 形如燀苦杏仁，表面黄色至棕黄色，微带焦斑。有香气，味苦。

品质要求

以颗粒均匀、饱满肥厚、味苦、不泛油者为佳。

《居家必用事类·饮食》记载，酥杏仁，杏仁不拘多少，香油炸焦，胡色为度，用铁丝结作网兜搭之，候冷定食，极脆美。

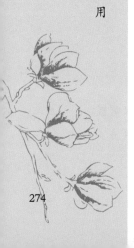

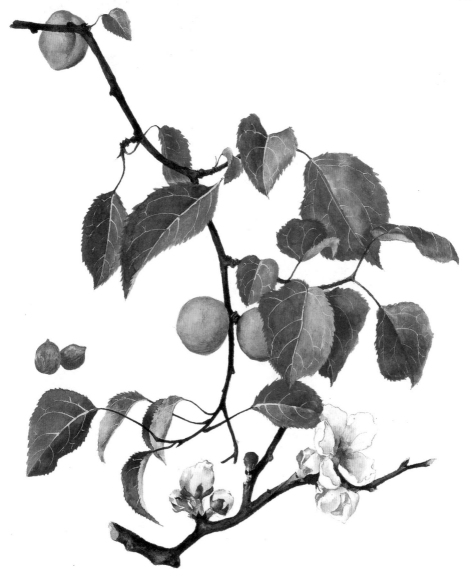

验方集萃

1. 感冒风寒咳喘：苦杏仁、麻黄各6克，荆芥、防风各10克，甘草3克，水煎服。

2. 肠燥便秘：苦杏仁、郁李仁、火麻仁各10克，水煎服。

《本草医旨食物类》记载，百部酒，治一切久近咳嗽。百部根切炒，袋盛，浸酒，频频饮之。

百部

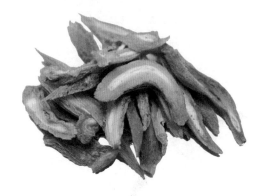

来源产地 为百部科植物直立百部 *Stemona sessilifolia* (Miq.) Miq.、蔓生百部 *Stemona japonica* (Bl.) Miq. 或对叶百部 *Stemonatuberosa* Lour. 的干燥块根。主产于安徽、江苏、浙江、湖北、山东。

性味功效

百部，甘、苦，微温。润肺下气止咳，杀虫灭虱。用于新久咳嗽，肺痨咳嗽，顿咳；外用于头虱，体虱，蛲虫病，阴痒。蜜百部，润肺止咳。用于阴虚劳嗽。

用法用量

煎服，5~15克。外用适量。久咳虚嗽宜蜜炙用。

饮片特征

百部片 呈不规则厚片或不规则条形斜片。表面棕黄色，有深纵皱纹；切面淡黄棕色或黄白色，角质样，中柱较大，髓部类白色。质韧软。气微，味甘、苦。

蜜百部 形同百部片，表面棕黄色或褐棕色，略带焦斑，稍有黏性。味甜。

品质要求

以粗壮、肥润、坚实、色白者为佳。

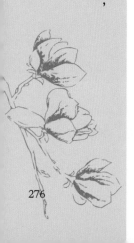

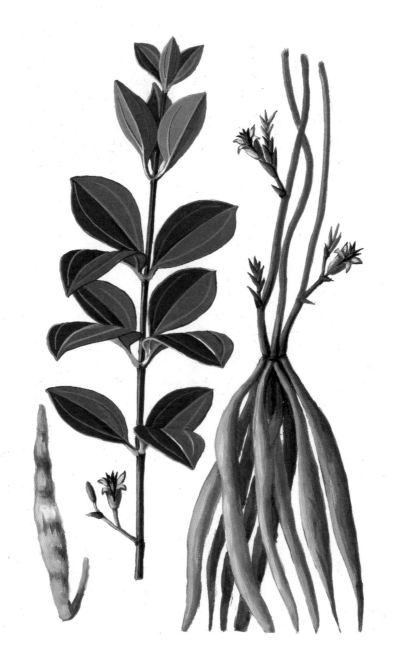

验方集萃

1. 百日咳：百部 5 克，天冬、款冬花、紫菀、爵床各 6 克，水煎服。

2. 股癣：百部 50 克，一枝黄花 30 克，用白醋浸泡 7 日，取药液涂患处。

杨万里诗云，大叶耸长耳，一枝堪满盘。荔枝分与核，金橘却无酸。

枇杷叶

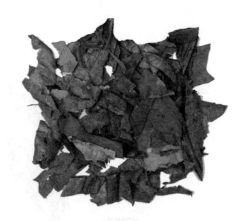

 来源产地　为蔷薇科植物枇杷 *Eriobotrya japonica* (Thunb.) Lindl. 的干燥叶。主产于江苏、浙江、广东、福建。

性味功效

苦，微寒。清肺止咳，降逆止呕。用于肺热咳嗽，气逆喘急，胃热呕逆，烦热口渴。

用法用量

煎服，6~10 克。

饮片特征

枇杷叶　呈丝条状。上表面灰绿色、黄棕色或红棕色，较光滑；下表面密被黄色绒毛，主脉于下表面显著突起。革质而脆，易折断。气微，味微苦。

蜜枇杷叶　形如枇杷叶，表面黄棕色或红棕色，微显光泽，略带黏性。具蜜香气，味微甜。

品质要求

以叶片大、完整、棕绿色、叶背面绒毛密生者为佳。

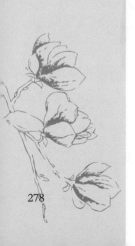

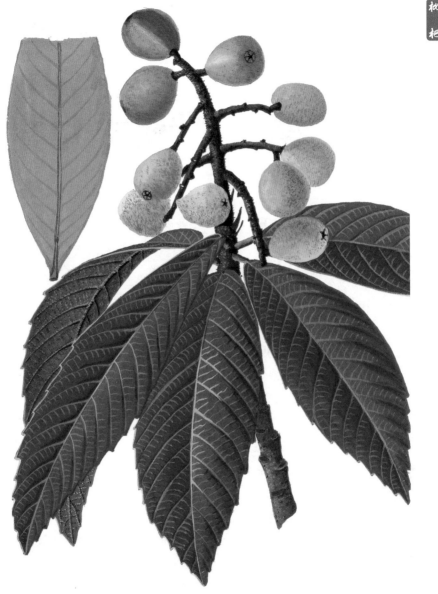

验方集萃

1. **伤风咳嗽**：鲜枇杷叶 30 克，甘蔗 60 克，冰糖适量，水煎服。

2. **胃热呕吐、呃逆**：枇杷叶、竹茹各 15 克，半夏、陈皮各 6 克，柿蒂 12 克，水煎服。

3. **气管炎咳嗽、痰黄稠**：枇杷叶、桑白皮各 12 克，黄芩 10 克，瓜蒌、竹茹各 15 克，水煎服。

桑白皮

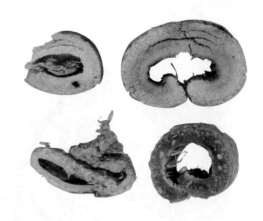

《多能鄙事·饮食》记载，桑白皮饮，治老人水气，面目浮肿，足跗胀满，喘急。桑白皮切，一升，以水五升，煮取汁三升半，青粱米四合，研细。上以汁煮米作饮，常服。

来源产地 为桑科植物桑 *Morus alba* L. 的干燥根皮。主产于河南、安徽、重庆、四川、湖南、河北、广东，以河南、安徽产量大。

性味功效

甘，寒。泻肺平喘，利水消肿。用于肺热喘咳，水肿胀满尿少，面目肌肤水肿。

用法用量

煎服，6~12克。

饮片特征

桑白皮 呈丝状。外表面白色或淡黄白色，较平坦，有的残留橙黄色或棕黄色鳞片状粗皮；内表面黄白色或灰黄色，有细纵纹。体轻，质韧，纤维性强，难折断，易纵向撕裂，撕裂时有粉尘飞扬。气微，味微甘。

蜜桑白皮 形如桑白皮，呈深黄色，略有光泽。味甜。

品质要求

以色白、皮厚、粉性足者为佳。

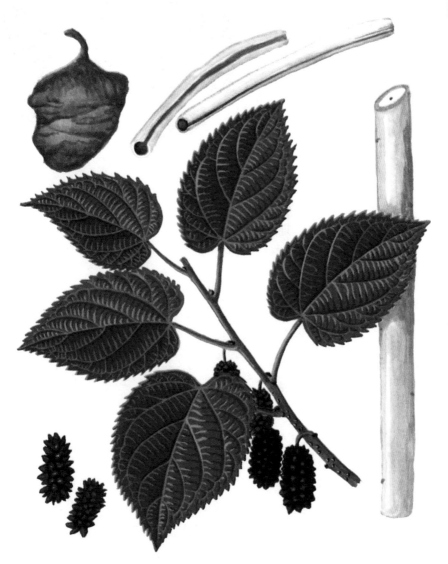

验方集萃

1.肺热咳喘：桑白皮、地骨皮各12克，甘草6克，水煎服。

2.肺虚有热(咳嗽少痰、气短、潮热盗汗)：桑白皮、熟地黄各15克，西洋参5克(另炖)，五味子3克，水煎服。

3.高血压：桑白皮、夏枯草各15克，水煎代茶。

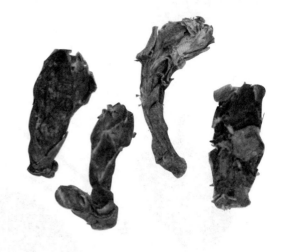

款冬花

来源产地 为菊科植物款冬 *Tussilago farfara* L. 的干燥花蕾。主产于四川、重庆、陕西、河北。

性味功效

辛、微苦，温。润肺下气，止咳化痰。用于新久咳嗽，喘咳痰多，劳嗽咳血。

用法用量

煎服，5~10 克。

饮片特征

款冬花 呈长圆棒状。单生或 2~3 个基部连生，长 1~2.5 厘米，直径 0.5~1 厘米。上端较粗，下端渐细或带有短梗，外面被有多数鱼鳞状苞片。苞片外表面紫红色或淡红色，内表面密被白色絮状茸毛。体轻，撕开后可见白色茸毛。气香，味微苦而辛。

蜜款冬花 形如款冬花，表面棕黄色或棕褐色，稍带黏性。具蜜香气，味微甜。

品质要求

以朵大、色紫红、无花梗者为佳。

《备考食物本草纲目》记载，叶似葵而大，根紫色。十二月开黄花，青紫蕚，去土一二寸，初出如菊花蕚，通直而肥实无子。百草中惟此不顾冰雪，最先春也。虽在冰雪中，至时亦生芽。春时人采以代蔬，香美，极可口。

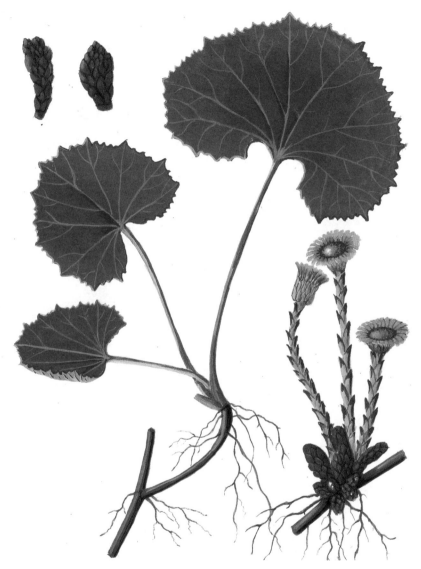

验方集萃

1. 久咳咽干： 款冬花 9 克，山麦冬、北沙参、玄参各 10 克，水煎服。

2. 百日咳： 款冬花、天冬、紫菀、爵床各 6 克，百部 5 克，水煎服。

3. 风寒感冒咳嗽： 款冬花 10 克，紫菀 8 克，麻黄 6 克，苦杏仁 5 克，甘草 3 克，水煎服。

白果

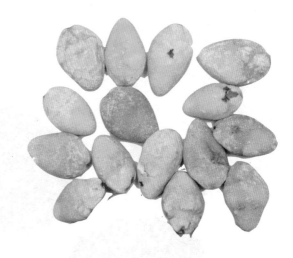

来源产地 为银杏科植物银杏 *Ginkgo biloba* L. 的干燥成熟种子。主产于河南、山东、湖北、广西、江苏、四川、安徽。

性味功效

甘、苦、涩，平；有毒。敛肺定喘，止带缩尿。用于痰多喘咳，带下白浊，遗尿尿频。

用法用量

煎服，5~10 克，捣碎。生食有毒。

饮片特征

白果仁 呈宽卵球形或椭圆形，内种皮膜质，种仁一端淡棕色，另端金黄色，横断面外层黄色，胶质样，内层淡黄色或淡绿色，粉性，中间有空隙。气微，味甘、微苦。

炒白果仁 形如白果仁，表面有焦斑。气香。

品质要求

以粒大、种仁饱满、壳色黄白、断面色淡黄者为佳。

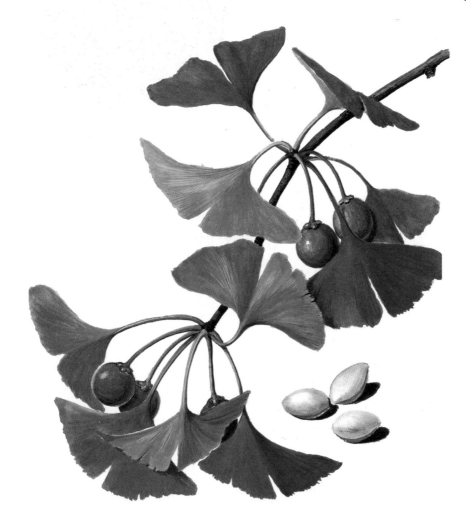

验方集萃

1. **梦遗**：白果 3 粒，酒煮食用，连食 4~5 日。

2. **慢性支气管炎、虚喘**：白果、黄芩、地龙干各 9 克，水煎服。

3. **带下白浊**：白果 10 克或银杏根 30 克，白鸡冠花 15 克，炖猪脊骨或乌鸡服。

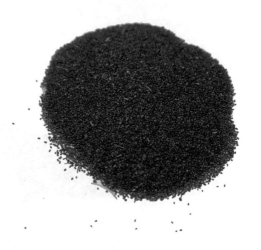

葶苈子

来源产地

为十字花科植物播娘蒿 *Descurainia sophia* (L.) Webb. ex Prantl. 或独行菜 *Lepidium apetalum* Willd. 的干燥成熟种子。播娘蒿（南葶苈子）主产于江苏、山东、安徽。独行菜（北葶苈子）主产于河北、北京、辽宁、内蒙古。

性味功效

辛、苦，大寒。泻肺平喘，行水消肿。用于痰涎壅肺，喘咳痰多，胸胁胀满，不得平卧，胸腹水肿，小便不利。

用法用量

煎服，3~10克，包煎。

饮片特征

呈长圆形略扁。表面棕色或红棕色，微有光泽，具纵沟2条，其中一条较明显。一端钝圆，另端尖而微凹，种脐位于凹入端。气微，味微辛、苦。

品质要求

以颗粒均匀、饱满充实、黄棕色、无杂质者为佳。

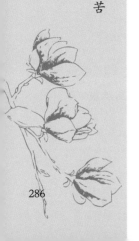

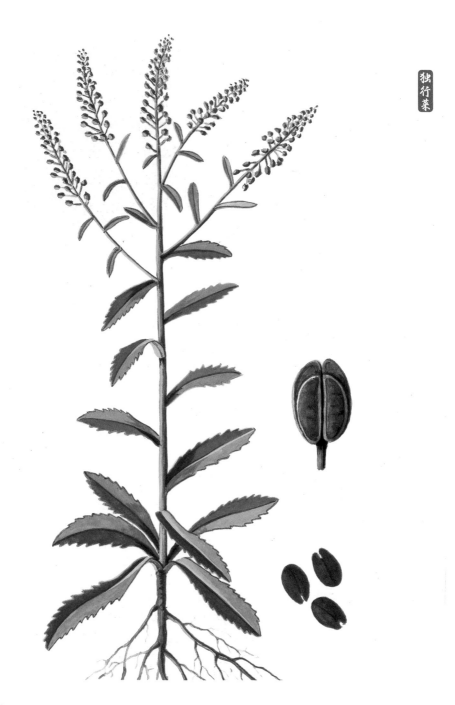

独行菜

验方集萃

1. **腹水**：葶苈子、防己、大黄各9克，椒目6克，水煎服。

2. **肺源性心脏病心力衰竭、喘急肿满**：葶苈子9克，紫苏子12克，杏仁6克，半夏、陈皮各8克，大枣10枚，水煎服。

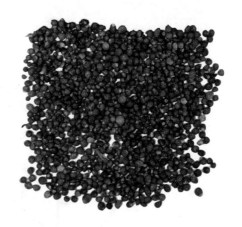

紫苏子

来源产地 为唇形科植物紫苏 *Perilla frutescens* (L.) Britt. 的干燥成熟果实。全国各地广泛栽培。主产于湖北、河南、山东、江西、浙江、重庆、河北、黑龙江，以湖北产量最大。

本草说

《药性全备食物本草》记载，紫苏子粥，治脚气肿痛，身体不任，行履不便。下一切痰气，及冷心气痛，明目利小便。用苏子捣汁，和粳米煮粥食之。

性味功效

辛，温。降气化痰，止咳平喘，润肠通便。用于痰壅气逆，咳嗽气喘，肠燥便秘。

用法用量

煎服，3~10克。

饮片特征

紫苏子 呈卵圆形或类球形，直径约1.5毫米。表面灰棕色或灰褐色，有微隆起的暗紫色网纹，基部稍尖，有灰白色点状果梗痕。果皮薄而脆，易压碎。种子黄白色，种皮膜质，子叶2，类白色，有油性。压碎有香气，味微辛。

炒紫苏子 形如紫苏子，表面灰褐色，有细裂口，有焦香气。

品质要求

以颗粒饱满、均匀、灰棕色、无杂质者为佳。

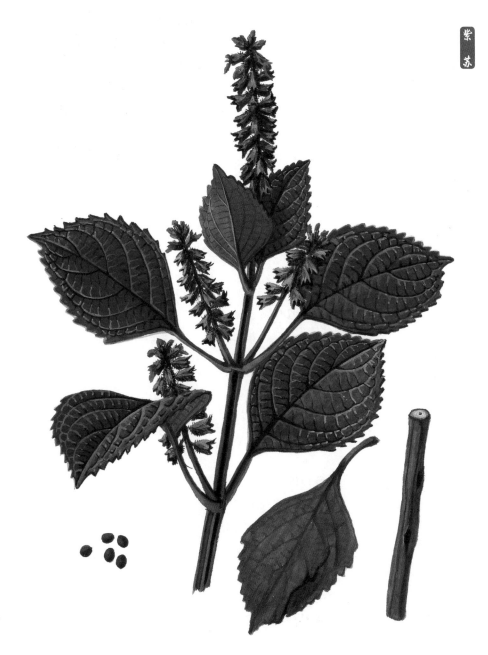

验方集萃

1. **肠燥便秘**：紫苏子、亚麻子、决明子各12克，水煎服。

2. **产后多汗、便秘**：紫苏子、火麻仁各9克，洗净，研极细，用水再研，取汁50毫升，分2次煮粥。

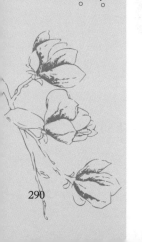

安神药

本草说

酸枣仁一碗用水绞取汁，下米三合，煮粥，空腹食之。

《饮膳正要》记载，酸枣粥，治虚劳，心烦不得睡卧。

酸枣仁

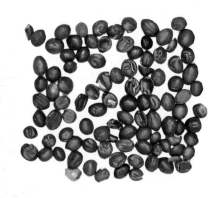

来源产地 为鼠李科植物酸枣 *Ziziphus jujube* Mill. var. *spinosa* (Bunge) Hu ex H. F. Chou 的干燥成熟种子。主产于河北、山东、河南。

性味功效

甘、酸，平。养心补肝，宁心安神，敛汗，生津。用于虚烦不眠，惊悸多梦，体虚多汗，津伤口渴。

用法用量

煎服，9~15 克。

饮片特征

酸枣仁 呈扁圆形或扁椭圆形。表面紫红色或紫褐色，平滑有光泽，有的有裂纹。一面较平坦，中间有 1 条隆起的纵线纹；另面稍突起。一端凹陷，可见线形种脐；另端有细小突起的合点。种皮较脆，胚乳白色，子叶 2，浅黄色，富油性。气微，味淡。

炒酸枣仁 形如酸枣仁。表面微鼓起，微具焦斑。略有焦香气，味淡。

品质要求

以粒大饱满、外皮紫红、不破壳、种仁色白、无虫蛀、无核壳者为佳。

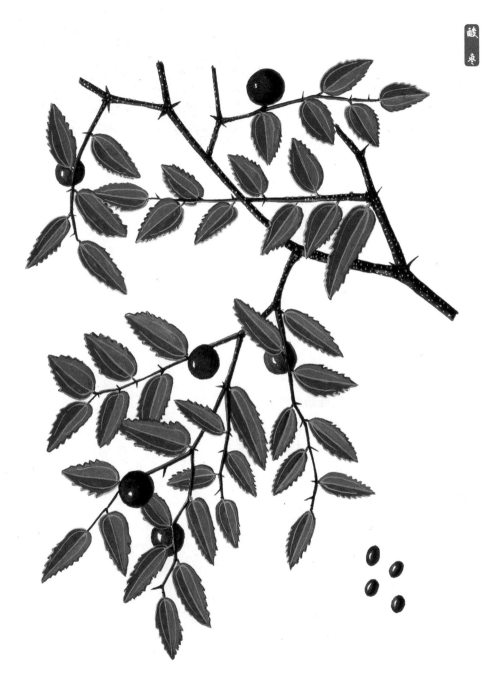

验方集萃

1. **神经衰弱、失眠多梦**：酸枣仁 15 克，研末，睡前开水冲服。

2. **体虚多汗、气虚自汗**：酸枣仁、党参、黄芪、茯苓各 15 克，五味子 6 克，水煎服。

远志

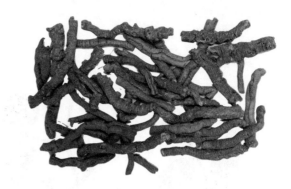

来源产地 为远志科植物远志 *Polygala tenuifolia* Willd. 或卵叶远志 *Polygala sibirica* L. 的干燥根。远志主产于山西、陕西、河南，以山西为道地。卵叶远志产于黑龙江、吉林、辽宁、河北、河南、山东、山西、内蒙古、陕西、宁夏、甘肃、青海、四川。

性味功效

苦、辛，温。安神益智，交通心肾，祛痰，消肿。用于心肾不交引起的失眠多梦、健忘惊悸、神志恍惚，咳痰不爽，疮疡肿毒，乳房肿痛。

用法用量

煎服，3~10克。

饮片特征

远志段 呈圆柱形的段。外表皮灰黄色至灰棕色，有横皱纹。切面棕黄色，中空。气微，味苦、微辛，嚼之有刺喉感。

炙远志 形如远志段，表面黄棕色。味微甜。

品质要求

以筒粗、皮细、肉厚、嚼之有刺喉感者为佳。

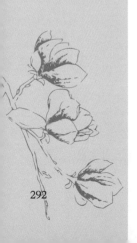

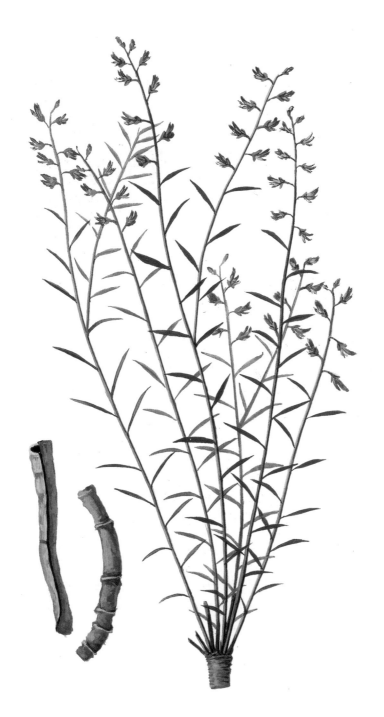

验方集萃

1. 健忘：远志9克，胡桃肉15克，西洋参10克，水煎服。

2. 心悸：远志9克，绿心豆30克，放入洗净的猪心内，水炖服。

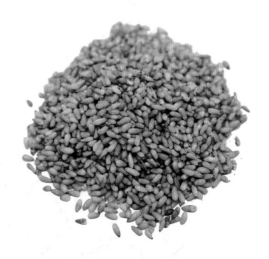

柏子仁

《粥谱》记载，柏子仁粥，养心，悦脾，舒肝。去油须净。

来源产地 为柏科植物侧柏 *Platycladus orientalis* (L.) Franco 的干燥成熟种仁。主产于山东、河南。

性味功效

甘，平。养心安神，润肠通便，止汗。用于阴血不足，虚烦失眠，心悸怔忡，肠燥便秘，阴虚盗汗。

用法用量

煎服，3~10 克。

饮片特征

柏子仁 呈长卵形或长椭圆形，长 4~7 毫米，直径 0.5~3 毫米。表面黄白色或淡黄棕色，外包膜质内种皮，顶端略尖，有深褐色的小点，基部钝圆。质软，富油性。气微香，味淡。

柏子仁霜 为均匀、疏松的淡黄色粉末，微湿油性，气微香。

品质要求

以粒饱满、黄白色、油性大而不泛油、无皮壳杂质、有油腻感者为佳。

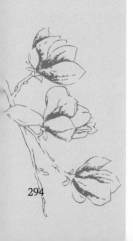

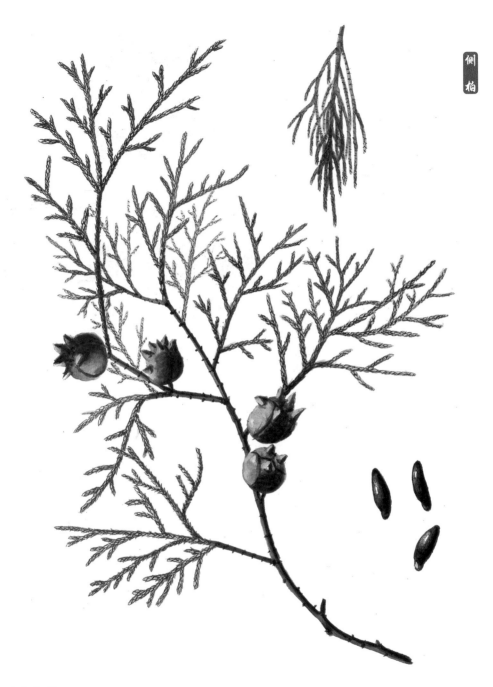

侧柏

验方集萃

1. 老年或体虚肠燥便秘：柏子仁、火麻仁、当归、肉苁蓉各12克，水煎服。

2. 心悸怔忡、失眠多梦：柏子仁、酸枣仁各10克，枸杞子、麦冬各15克，首乌藤12克，水煎服。

《备考食物本草纲目》有诗云，何首乌兮双牟碧，我未衰兮鬓先白。饥馁相煎愁绪多，首乌疗疾还疗疴。犹得还童除却老，争似饥荒功更好。

首乌藤

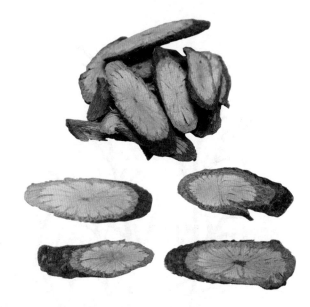

来源产地

为蓼科植物何首乌 *Polygonum multiflorum* Thunb. 的干燥藤茎。主产于浙江、湖北、江苏、河南。

性味功效

甘，平。养血安神，祛风通络。用于失眠多梦，血虚身痛，风湿痹痛，皮肤瘙痒。

用法用量

煎服，9~15克。外用适量，煎水洗患处。

饮片特征

呈圆柱形的段或斜切的厚片。外表面棕红色或紫褐色，粗糙。切面皮部紫红色或棕黄色，木部黄白色或淡棕色，导管孔明显，髓部疏松，类白色。气微，味微苦涩。

品质要求

以枝条粗壮均匀、外皮棕红色、无叶者为佳。

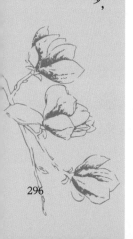

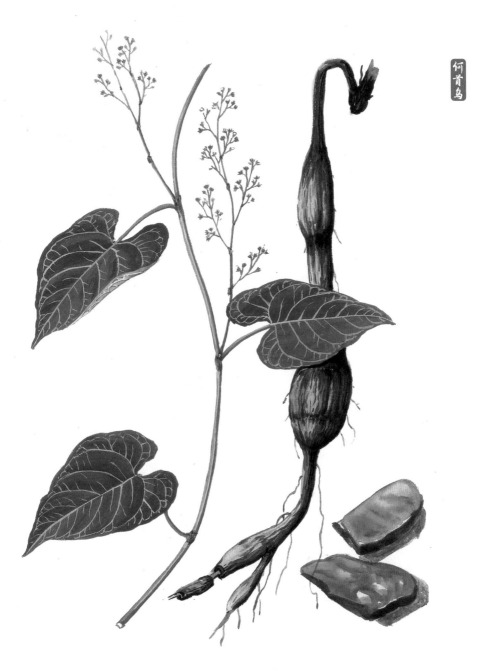

何首乌

验方集萃

1. **癣疮、皮肤瘙痒：** 首乌藤、白鲜皮各60克，煎汤外洗。

2. **神经衰弱、失眠、多梦：** 首乌藤15克，酸枣仁、柏子仁各10克，合欢皮18克，茯苓12克，知母、川芎各9克，甘草3克，大枣10枚，水煎服。

3. **风湿痹痛：** 首乌藤、海风藤各30克，川芎、威灵仙各10克，水煎服。

合欢皮

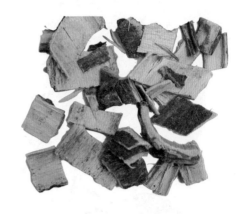

来源产地 为豆科植物合欢 *Albizia julibrissin* Durazz. 的干燥树皮。主产于湖北、江苏、浙江、安徽，以湖北产量最大。

性味功效

甘，平。解郁安神，活血消肿。用于心神不安，忧郁失眠，肺痈，疮肿，跌仆伤痛。

用法用量

煎服，6~12克。外用适量，研末调敷。

饮片特征

呈弯曲的丝或块片状。外表面灰棕色至灰褐色，稍有纵皱纹，密生明显的椭圆形横向皮孔，棕色或棕红色。内表面淡黄棕色或黄白色，平滑，有细密纵纹。切面呈纤维性片状，淡黄棕色或黄白色。气微香，味淡、微涩、稍刺舌，而后喉头有不适感。

品质要求

以皮细嫩、皮孔明显者为佳。

本草说

寇宗奭曰，合欢花，其色如今之醺晕线，上半白，下半肉红，散垂如丝，为花之异，其绿叶至夜则合也。

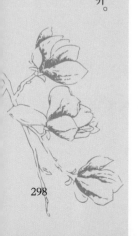

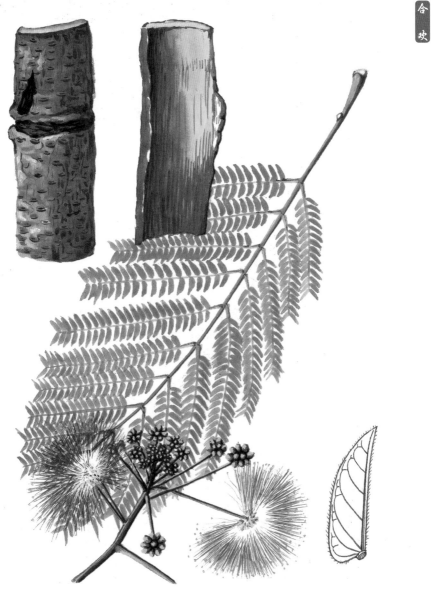

验方集萃

1. 失眠：合欢皮、首乌藤各 12 克，柏子仁 9 克，茯神、杏仁各 10 克，水煎服。

2. 跌仆损伤、骨折：合欢皮 120 克，芥菜子（炒）30 克，共为细末，酒调，临睡前服，粗渣外敷。

3. 肺脓肿：合欢皮 15 克，水煎温服。

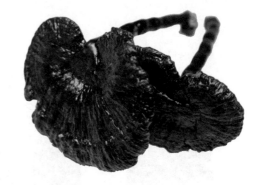

灵芝

来源产地 为多孔菌科真菌赤芝 *Ganoderma lucidum* (Leyss. ex Fr.) Karst. 或紫芝 *Ganoderma sinense* Zhao, Xu et Zhang 的干燥子实体。各地人工培养。野生品主产于江西、浙江、山东、福建、安徽。

性味功效

甘，平。补气安神，止咳平喘。用于心神不宁，失眠心悸，肺虚咳喘，虚劳短气，不思饮食。

用法用量

煎服，6~12克。

饮片特征

赤芝 外形呈伞状，菌盖肾形、半圆形或近圆形。皮壳坚硬，黄褐色至红褐色，有光泽，具环状棱纹和辐射状皱纹，边缘薄而平截，稍内卷。菌肉白色至淡棕色。菌柄圆柱形，侧生，少偏生，红褐色，光亮。孢子细小，黄褐色。气微香，味苦涩。

紫芝 皮壳紫黑色，有漆样光泽，均肉锈褐色。菌柄长17~23厘米。

品质要求

以个大、肉厚、光泽明显者为佳。

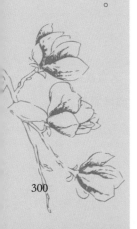

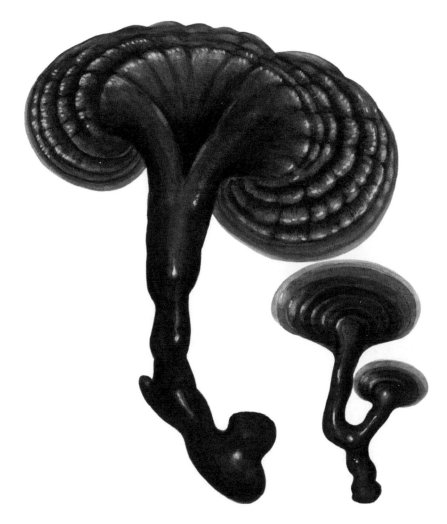

验方集萃

1. **肝炎**：灵芝、绵茵陈各15克，田基黄、积雪草各30克，水煎服。

2. **失眠**：灵芝10克，蜜枣、茯神、小春花各15克，远志9克，水煎服。

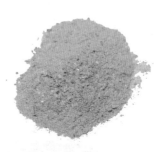

石决明

来源产地 为鲍科动物杂色鲍 *Haliotis diversicolor* Reeve、皱纹盘鲍 *Haliotis discus hannai* Ino、羊鲍 *Haliotis ovina* Gmelin、澳洲鲍 *Haliotis rubber* (Leach)、耳鲍 *Haliotis asinina* Linnaeus 或 白 鲍 *Haliotis laevigata* (Donovan) 的贝壳。主产于广东、海南、山东、福建、辽宁等沿海地区。

《备考食物本草纲目》记载，用石决明不拘多少，以火煅过，研为细末。将酒烫热，以石决明末搅入酒内，盖住一时。取饮之，其味即不酸。

性味功效

咸，寒。平肝潜阳，清肝明目。用于头痛眩晕，目赤翳障，视物昏花，青盲雀目。

用法用量

煎服，6~20克，先煎。

饮片特征

石决明 为不规则的碎块。灰白色，有珍珠样彩色光泽。质坚硬。气微，味微咸。

煅石决明 为不规则的碎块或粗粉。灰白色无光泽，质酥脆。断面呈层状。

品质要求

以个大、壳厚、外表面洁净、内有彩色光泽者为佳。

验方集萃

1. **夜盲**：石决明、苍术各15克，共研细末，猪肝适量，炖服。
2. **高血压头痛眩晕**：石决明15克，生地黄、白芍、牛膝各12克，水煎服。

牡蛎

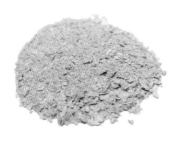

来源产地 为牡蛎科动物长牡蛎 *Ostrea gigas* Thunberg、大连湾牡蛎 *Ostrea talienwhanensis* Crosse 或近江牡蛎 *Ostrea rivularis* Gould 的贝壳。我国沿海一带均有分布。

性味功效

咸，微寒。镇惊安神，潜阳补阴，软坚散结。用于惊悸失眠，眩晕耳鸣，瘰疬痰核，癥瘕痞块。煅牡蛎收敛固涩，制酸止痛。用于自汗盗汗，遗精滑精，崩漏带下，胃痛吞酸。

用法用量

煎服，9~30克，打碎先煎。外用适量。

饮片特征

牡蛎 为不规则的碎块，白色。质硬，断面层状。气微，味微咸。

煅牡蛎 为不规则的碎块或粗粉，灰白色。质酥脆，断面层状。

品质要求

以个大、整齐、内面光洁、色白者为佳。

验方集萃

1. **头目眩晕**：生牡蛎30克，白芍、牛膝各12克，夏枯草15克，水煎服。

2. **胃脘痛吐酸水**：煅牡蛎15克，煅鸡蛋壳、香附各10克，延胡索9克，研细末，每次12克，开水冲服，每日3次。

3. **小便淋沥**：牡蛎、炒黄柏各等量，共研为末，每次3克，小茴香汤送服。

本草说

《食疗本草》记载，火上炙，令沸，去壳食之，甚美。令人细润肌肤，美颜色。又，药家比来取左顾者，若食之，即不拣左右也。可长服之。海族之中，惟此物最贵。

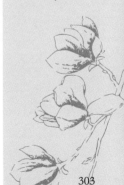

303

钩藤

来源产地

为茜草科植物钩藤 Uncaria rhynchophylla (Miq.) Miq. ex Havil.、大叶钩藤 Uncaria macrophylla Wall.、毛钩藤 Uncaria hirsuta Havil.、华钩藤 Uncaria sinensis (Oliv.) Havil. 或无柄果钩藤 Uncaria sessilifructus Roxb. 的干燥带钩茎枝。产于长江以南至福建、广东、广西等地。

性味功效

甘，凉。息风定惊，清热平肝。用于肝风内动，惊痫抽搐，高热惊厥，感冒夹惊，小儿惊啼，妊娠子痫，头痛眩晕。

用法用量

煎服，3~12克，后下。

饮片特征

茎枝呈圆柱形或类方柱形。表面红棕色至紫红色者具细纵纹，光滑无毛；黄绿色至灰褐色者有的可见白色点状皮孔，被黄褐色柔毛。多数枝节上对生两个向下弯曲的钩，或仅一侧有钩，另侧为突起的疤痕；钩略扁或稍圆，先端细尖，基部较阔。质坚韧。气微，味淡。

品质要求

以双钩、茎细、钩结实、光滑、色紫红、无枯枝钩者为佳。

《本草纲目》记载，钩藤，手足厥阴药也。足厥阴主风，手厥阴主火。惊痫眩运，皆肝风相火之病。钩藤通心包于肝木，风静火息，则诸证自除。或云，入数寸于小麦中蒸熟，喂马易肥。

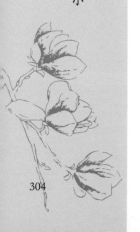

304

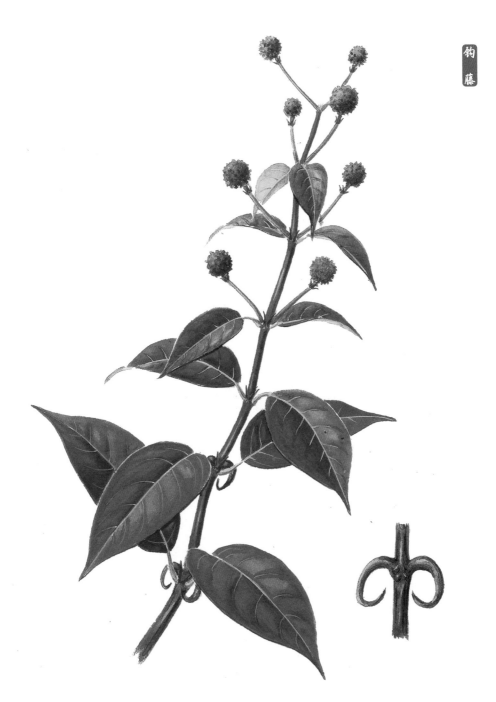

钩藤

验方集萃

1. **高血压**：钩藤、豨莶草、夏枯草、车前草各15克，水煎服。

2. **肝热夜啼**：钩藤、白芍各8克，蝉蜕、薄荷各3克，水煎服。

天麻

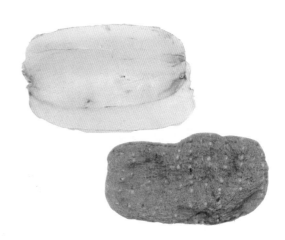

来源产地　为兰科植物天麻 *Gastrodia elata* Bl. 的干燥块茎。产于我国大部分地区，主产于陕西、四川、重庆、贵州、湖北、云南。

性味功效

甘，平。息风止痉，平抑肝阳，祛风通络。用于小儿惊风，癫痫抽搐，破伤风，头痛眩晕，手足不遂，肢体麻木，风湿痹痛。

用法用量

煎服，3~10 克。

饮片特征

呈不规则的薄片。外表皮淡黄色至淡黄棕色，有时可见点状排成的横环纹。切面黄白色至淡棕色，角质样，半透明。气微，味甘。

品质要求

以质地坚实沉重、有鹦哥嘴、色黄白、断面明亮、无空心者为佳。

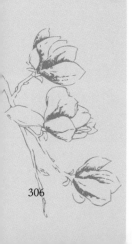

306

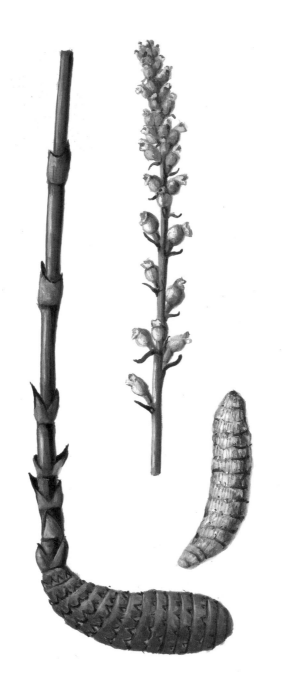

验方集萃

1. 头痛：天麻 10 克，川芎 9 克，白芷 6 克，六棱菊 15 克，水煎服。

2. 四肢麻木：天麻、川牛膝各 10 克，桑寄生 15 克，秦艽 9 克，水煎服。

3. 高血压、高脂血症：天麻、钩藤各 10 克，石决明、牛膝各 15 克，山楂、丹参各 12 克，水煎服。

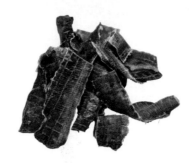

地龙

来源产地

为钜蚓科动物参环毛蚓 *Pheretima aspergillum* (E. Perrier)、通俗环毛蚓 *Pheretima vulgaris* Chen、威廉环毛蚓 *Pheretima guillelmi* (Michaelsen) 或栉盲环毛蚓 *Pheretima pectinifera* Michaelsen 的干燥体。前一种习称"广地龙"，主产于广东、广西、福建。后三种习称"沪地龙"，主产于上海一带。

性味功效

咸，寒。清热定惊，通络，平喘，利尿。用于高热神昏，惊痫抽搐，关节痹痛，肢体麻木，半身不遂，肺热喘咳，水肿尿少。

用法用量

煎服，5~10 克。

饮片特征

呈长条状薄片，边缘略卷。全体具环节，背部棕褐色至黄褐色，腹部浅黄棕色；第 14~16 环节为生殖带，较光亮。体前端稍尖，尾端钝圆，刚毛圈粗糙而硬，色稍浅。体轻，略呈革质，不易折断。气腥，味微咸。

品质要求

以条大、肥壮、不碎、无泥者为佳。

验方集萃

1. 中风后遗症：地龙 15 克，黄芪 30 克，当归 12 克，桃仁 6 克，川芎 10 克，水煎服。

2. 高血压头痛眩晕：地龙、夏枯草、石决明各 15 克，菊花 10 克，水煎服。

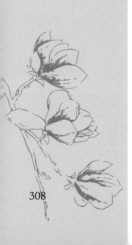

全蝎

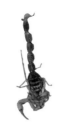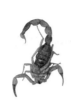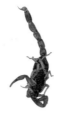

来源产地

为钳蝎科动物东亚钳蝎 *Buthus martensii Karsch* 的干燥体。主产于河南、山东、湖北、安徽等地，以山东产量最大。

性味功效

辛，平；有毒。息风镇痉，通络止痛，攻毒散结。用于肝风内动，痉挛抽搐，小儿惊风，中风口㖞，半身不遂，破伤风，风湿顽痹，偏正头痛，疮疡，瘰疬。

用法用量

煎服，3~6 克。

饮片特征

头胸部与前腹部呈扁平长椭圆形，后腹部呈尾状，皱缩弯曲，前面有 1 对短小的螯肢和 1 对较长大的钳状脚须，背面覆有梯形背甲，腹面有足 4 对，均为 7 节，末端各具 2 爪钩；前腹部由 7 节组成，背甲上有 5 条隆脊线。背面绿褐色，后腹部棕黄色，6 节，节上均有纵沟，末节有锐钩状毒刺。气微腥，味咸。

品质要求

以完整、色青褐或黄褐、干净身挺、腹硬、脊背抽沟、无盐霜者为佳。

验方集萃

偏头痛：全蝎适量，研为细末，装瓶备用，发作时取少许置于太阳穴，以胶布固定，每日换药 1 次。

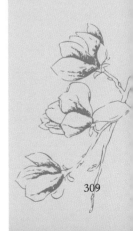

蜈蚣

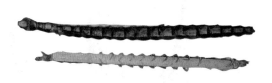

来源产地 为蜈蚣科动物少棘巨蜈蚣 *Scolopendra subspinipes mutilans* L. Koch 的干燥体。主产于浙江、湖北、江苏、安徽。

性味功效

辛，温；有毒。息风镇痉，通络止痛，攻毒散结。用于肝风内动，痉挛抽搐，小儿惊风，中风口㖞，半身不遂，破伤风，风湿顽痹，偏正头痛，疮疡，瘰疬，蛇虫咬伤。

用法用量

煎服，3~5 克。

饮片特征

呈扁平长条形。由头部和躯干部组成，全体共22个环节。头部暗红色或红褐色，头板近圆形，前端稍突出，两侧贴有颚肢一对，前端两侧有触角一对。躯干部第一背板与头板同色，其余20个背板为棕绿色或墨绿色，自第四背板至第二十背板上常有两条纵沟线；腹部淡黄色或棕黄色，皱缩；自第二节起，每节两侧有步足一对，呈弯钩形。质脆。气腥，味辛、微咸。

品质要求

以条大、头红、足红棕色、身墨绿色、头足完整、腹干瘪者为佳。

验方集萃

1. 疮痈肿痛、烧烫伤：活蜈蚣数条，麻油或茶油浸泡15日以上，油以浸过蜈蚣为度，用油涂患处。

2. 偏正头痛：蜈蚣1克，天麻10克，僵蚕9克，当归、川芎各12克，水煎服。

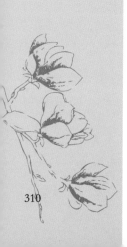

僵蚕

来源产地

为蚕蛾科昆虫家蚕 *Bombyx mori* Linnaeus 4~5 龄的幼虫感染（或人工接种）白僵菌 *Beauveria bassiana* (Bals.) Vuillant 而致死的干燥体。主产于江苏、浙江、四川、广东。

性味功效

咸，辛，平。息风止痉，祛风止痛，化痰散结。用于肝风夹痰，惊痫抽搐，小儿急惊，破伤风，中风口㖞，风热头痛，目赤咽痛，风疹瘙痒，痄腮。

用法用量

煎服，5~10 克。

饮片特征

略呈圆柱形，多弯曲皱缩，长 2~5 厘米，直径 0.5~0.7 厘米。表面灰黄色，被有白色粉霜状的气生菌丝和分生孢子。头部较圆，足 8 对，体节明显，尾部略呈二分歧状。质硬而脆，易折断，断面平坦，外层白色，中间有亮棕色或亮黑色的丝腺环 4 个。气微腥，味微咸。

品质要求

以条直、肥壮、质坚、色白、断面光亮者为佳。

验方集萃

1. **咽喉肿痛**：僵蚕、薄荷各 6 克，板蓝根 15 克，水煎服。
2. **面瘫、口角流涎**：僵蚕、天麻各 10 克，天南星 6 克，蝉蜕 5 克，水煎服。
3. **中风口眼㖞斜、半身不遂**：僵蚕、白附子、全蝎各等量，研为细末，每次 3 克，热酒调服。

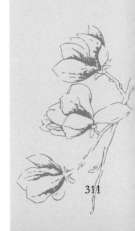

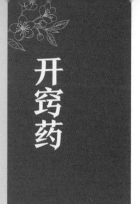

开窍药

冰片（合成龙脑）

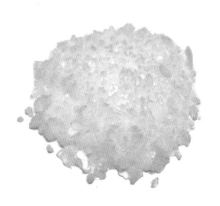

来源产地
为樟脑、松节油等经化学方法合成的结晶。主产于广东、湖南、江苏、天津。

性味功效

辛、苦，微寒。开窍醒神，清热止痛。用于热病神昏、惊厥，中风痰厥，气郁暴厥，中恶昏迷，胸痹心痛，目赤，口疮，咽喉肿痛，耳道流脓。

用法用量

入丸、散用，0.15~0.3克。外用研粉点敷患处。孕妇慎用。

饮片特征

为无色透明或白色半透明的片状松脆结晶。气清香，味辛、凉。具挥发性，点燃发生浓烟，并有带光的火焰。

品质要求

以片大而薄、色洁白、质松、气清香纯正者为佳。

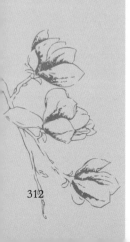

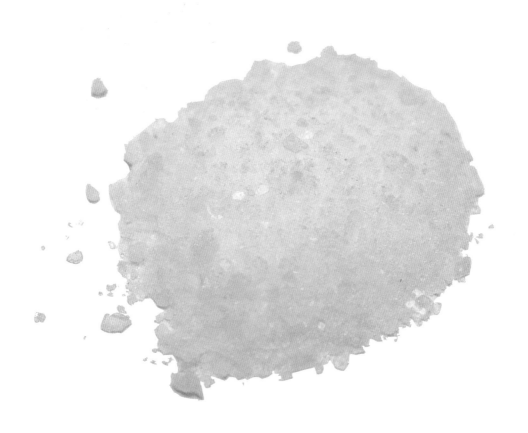

验方集萃

1. **烧烫伤**：冰片 2 克，花生油 10 毫升，调和频涂。

2. **疮红肿未溃**：冰片 3 克，溶于 75% 酒精 20 毫升中，外涂。

3. **高热神昏、惊厥抽搐**：冰片、朱砂各 0.1 克，牛黄 0.3 克，全蝎 3 克，共研为细末，开水冲服。

4. **溃疡性口腔炎**：冰片 0.2 克，鸡蛋清适量调匀，先用淡盐开水漱口，擦干溃疡面后涂，每日 4~5 次。

《本草医旨食物类》记载，菖蒲酒，治三十六风，一十二痹，通血脉，治血瘘，久服耳目聪明。石菖蒲煎汁，或酿，或浸，并如上法。

石菖蒲

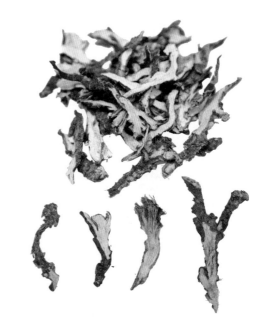

来源产地 为天南星科植物石菖蒲 *Acorus tatarinowii* Schott 的干燥根茎。主产于四川、浙江、江苏。

性味功效

辛、苦，温。开窍豁痰，醒神益智，化湿开胃。用于神昏癫痫，健忘失眠，耳鸣耳聋，脘痞不饥，噤口下痢。

用法用量

煎服，3~9 克。

饮片特征

呈扁圆柱形或长条形的厚片。外表皮棕褐色或灰棕色，有的可见环节及根痕。切面纤维性，类白色或微红色，有明显环纹及油点。气芳香，味苦、微辛。

品质要求

以条粗、断面类白色、香气浓郁者为佳。

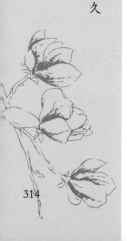

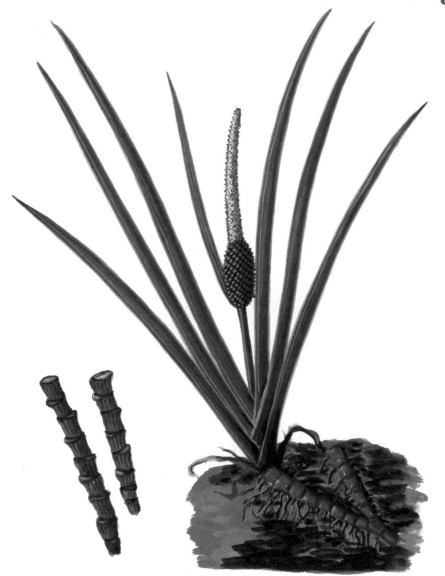

石菖蒲

验方集萃

1. 痢疾：石菖蒲9克，鱼腥草10克，马齿苋、凤尾草各15克，水煎服。

2. 耳鸣：石菖蒲、白芍各9克，柴胡6克，仙鹤草24克，积雪草15克，水煎服。

3. 声音嘶哑：石菖蒲10克，桔梗、绿萼梅、石斛各8克，水煎服。

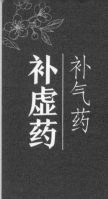

本草说

人参

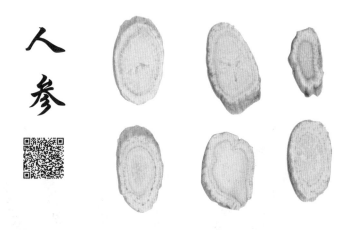

来源产地 为五加科植物人参 *Panax ginseng* C. A. Mey. 的干燥根和根茎。主产于黑龙江、吉林、辽宁。

性味功效

甘、微苦，微温。大补元气，复脉固脱，补脾益肺，生津养血，安神益智。用于体虚欲脱，肢冷脉微，脾虚食少，肺虚喘咳，津伤口渴，内热消渴，气血亏虚，久病虚羸，惊悸失眠，阳痿宫冷。

用法用量

煎服，3~9克，另煎兑服；也可研粉吞服，每次2克，每日2次。不宜与藜芦、五灵脂同用。

饮片特征

呈类圆形的薄片。外表皮灰黄色。切面淡黄白色，显粉性，形成层环纹棕黄色，皮部有黄棕色的点状树脂道及放射状裂隙。气香特异，味微苦、甘。

品质要求

以条粗、质硬、完整、纹细、芦头长者为佳。

《饮膳正要》记载，人参汤，代酒饮。顺气，开胸膈，止渴生津。新罗参四两，去芦，锉；橘皮一两，去白；紫苏叶二两，砂糖一斤。上件用水二斗，熬至一斗，去滓，澄清，任意饮之。

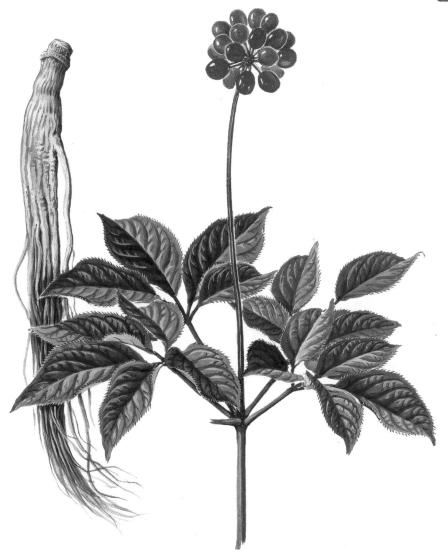

验方集萃

1. 久咳痰稀、浑身无力：人参15克，蜜黄芪30克，五味子、煮半夏各9克，水煎服。

2. 糖尿病口干、四肢无力：人参、旱莲草、女贞子各15克，生黄芪24克，积雪草18克，水煎服。

西洋参

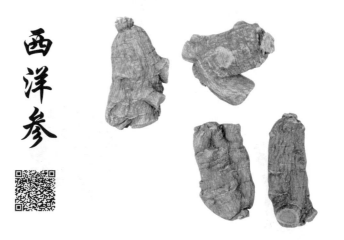

为五加科植物西洋参 *Panax quinquefolium* L.的干燥根。原产于美国、加拿大,我国吉林、山东、北京、陕西等地也有栽培。

性味功效

甘、微苦,凉。补气养阴,清热生津。用于气虚阴亏,虚热烦倦,咳喘痰血,内热消渴,口燥咽干。

用法用量

煎服,3~6克,另煎兑服。不宜与藜芦同用。

饮片特征

呈长圆形或类圆形薄片。外表皮浅黄褐色。切面淡黄白至黄白色,形成层环纹棕黄色,皮部有黄棕色点状树脂道,近形成层处较多而明显,木部略呈放射状纹理。气微而特异,味微苦、甘。

品质要求

以根条均匀、质硬、表面横纹紧密、气清香、味浓者为佳。

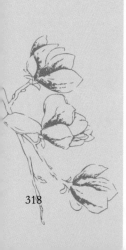

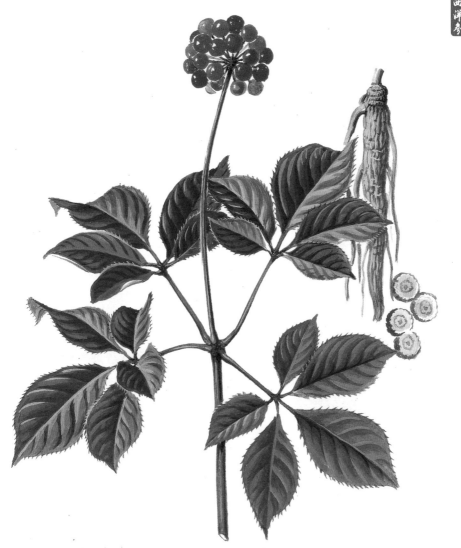

西洋参

验方集萃

1.病后疲劳：西洋参 15 克，五味子 9 克，麦冬 10 克，水煎服。

2.气虚体倦、易感冒：西洋参 6 克，黄芪 15 克，大枣 10 枚，水煎服；或炖老母鸭或猪肚食用。

3.心肌劳累：西洋参、蜜枣仁、茯神各 15 克，五味子 9 克，当归 6 克，柏子仁 10 克，水煎服。

《粥谱》记载，参粥，治反胃呕吐。用有纹党参拍破，入粟米、薤白、鸡子白，煮粥。

党参

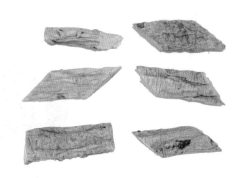

来源产地 为桔梗科植物党参 *Codonopsis pilosula* (Franch.) Nannf.、素花党参 *C. pilosula* Nannf. var. *modesta* (Nannf.) L. T. Shen 或川党参 *C. tangshen* Oliv. 的干燥根。主产于山西、陕西、甘肃。

性味功效

甘，平。健脾益肺，养血生津。用于脾肺气虚，食少倦怠，咳嗽虚喘，气血不足，面色萎黄，心悸气短，津伤口渴，内热消渴。

用法用量

煎服，9~30克。不宜与藜芦同用。

饮片特征

党参片 呈圆柱形的斜切段或类圆形厚片。外表皮灰黄色至黄棕色，皱缩，有时可见根头部有多数疣状突起的茎痕及芽。切面皮部淡黄色至淡棕色，木部淡黄色，较皮部小。有裂隙或放射状纹理。有特殊香气，味微甜。

米炒党参 形如党参片，表面深黄色，偶有焦斑。

品质要求

以条粗长、质柔润、气味浓、嚼之无渣者为佳。

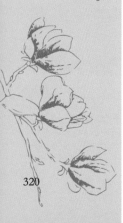

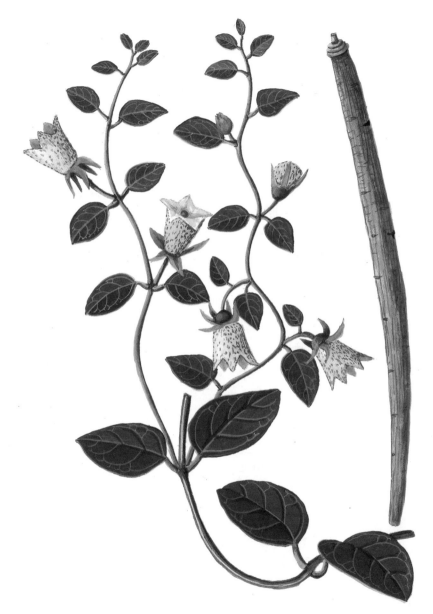

验方集萃

1. **贫血**：党参 30 克，当归 9 克，鸡血藤 24 克，水煎服。

2. **胃肠功能紊乱腹泻**：党参 24 克，白术、荜澄茄各 9 克，豆蔻 6 克，水煎服。

太子参

来源产地 为石竹科植物孩儿参 *Pseudostellaria heterophylla* (Miq.) Pax ex Pax et Hoffm. 的干燥块根。主产于江苏、安徽、山东、福建、贵州，以江苏为道地。

性味功效

甘、微苦，平。益气健脾，生津润肺。用于脾虚体倦，食欲不振，病后虚弱，气阴不足，自汗口渴，肺燥干咳。

用法用量

煎服，3~30克。

饮片特征

呈细长纺锤形或细长条形，稍弯曲，长3~10厘米，直径0.2~0.6厘米。表面黄白色，较光滑，微有纵皱纹，凹陷处有须根痕。顶端有茎痕。质硬而脆，断面平坦，淡黄白色，角质样；或类白色，有粉性。气微，味微甘。

品质要求

以条粗、色黄白、无须根者为佳。

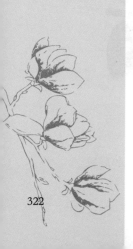

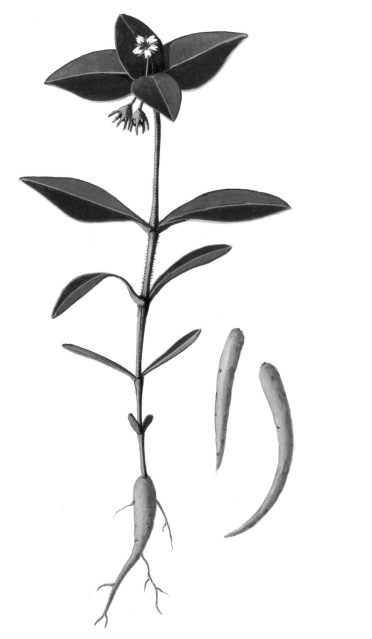

验方集萃

1. 糖尿病： 太子参 30 克，山药、天花粉、枸杞子各 15 克，水煎服。

2. 脾胃虚寒腹泻： 太子参 30 克，白术 10 克，桂枝 6 克，生姜 3 片，大枣 5 枚，水煎服。

3. 小儿夏季热、津伤口渴： 太子参、沙参各 12 克，淡竹叶 15 克，水煎服。

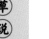
本草说

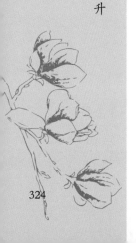

《食医心鉴》记载，黄芪粥方，治五痔下血。黄芪六分，锉；米三合。上以水三升煎黄芪，取一升，去滓澄清，着米煮粥，空心食之。

黄芪

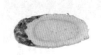

 来源产地

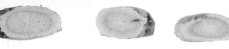

为豆科植物蒙古黄芪 *Astragalus membranaceus* (Fisch.) Bge. var. *mongholicus* (Bge.) Hsiao 或膜荚黄芪 *Astragalus membranaceus* (Fisch.) Bge. 的干燥根。主产于内蒙古、山西、黑龙江等地。

性味功效

黄芪，甘，微温。补气升阳，固表止汗，利水消肿，生津养血，行滞通痹，托毒排脓，敛疮生肌。用于气虚乏力，食少便溏，中气下陷，久泻脱肛，便血崩漏，表虚自汗，气虚水肿，血虚萎黄，久溃不敛。炙黄芪，甘，温。益气补中。用于气虚乏力，食少便溏。

用法用量

煎服，9~30克。

饮片特征

黄芪片 呈类圆形或椭圆形的厚片，外表面黄白色至淡棕褐色，可见纵皱纹或纵沟。切面皮部黄白色，木部淡黄色，有放射状纹理及裂隙，有的中心偶有枯朽状，黑褐色或呈空洞。气微，味微甜，嚼之有豆腥味。

炙黄芪 形同黄芪片。颜色较深黄，具蜜香气，味甜，略带黏性。

品质要求

以断面色黄白、有粉性者为佳。

324

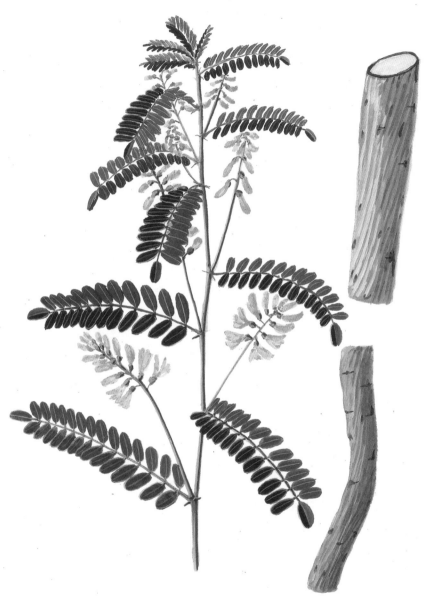

蒙古黄芪

验方集萃

1. 贫血：生黄芪、羊肉各 30 克，当归 6 克，同炖服。

2. 夜尿多：生黄芪 30 克，枸杞子、菟丝子各 15 克，水煎服。

白术

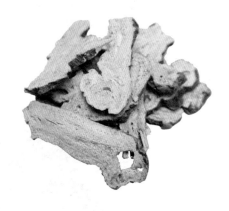

来源产地 为菊科植物白术 *Atractylodes macrocephala* Koidz. 的干燥根茎。产于安徽、浙江、江西、湖南、湖北、四川、河北、陕西，主产于浙江，其次为安徽。

性味功效

苦、甘，温。健脾益气，燥湿利水，止汗，安胎。用于脾虚食少，腹胀泄泻，痰饮眩悸，水肿，自汗，胎动不安。

用法用量

煎服，6~12 克。

饮片特征

白术片 为不规则的厚片。外表皮灰黄色或灰棕色。切面黄白色至淡棕色，有棕黄色的点状油室散在，木部具放射状纹理；烘干者断面角质样，色较深或有裂隙。气清香，味甘、微辛，嚼之略带黏性。

麸炒白术 形如白术片，表面黄棕色，偶见焦斑。略有焦香气。

品质要求

以个大、质坚实、无空心、断面色黄白、嚼之略带黏性者为佳。

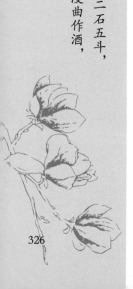

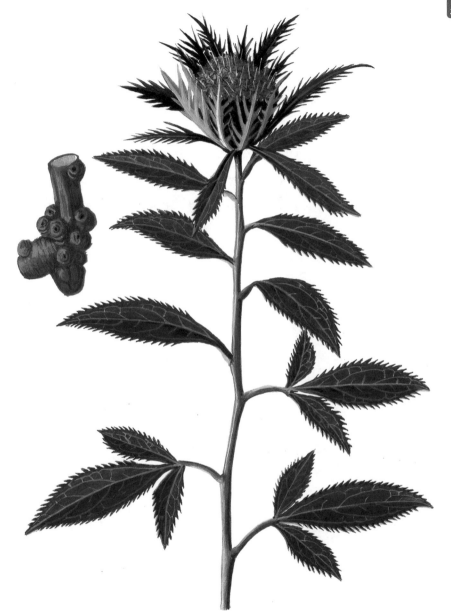

白术

验方集萃

1. **肠胃虚寒腹泻**：白术、党参、茯苓各10克，荜澄茄6克，水煎服。

2. **食欲不振**：白术、太子参、茯苓各10克，甘草5克，陈皮6克，山楂9克，水煎服。

《居家必用事类·饮食》记载，山药面，擂烂生山药于煎盘内，用少油摊作煎饼。摊至第二个后，不用油，逐旋煿之。细切如面，荤素汁任意供食之。

山药

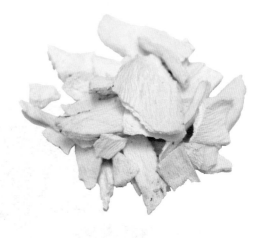

来源产地 为薯蓣科植物薯蓣 *Dioscorea opposita* Thunb. 的干燥根茎。主产于河南、河北，以河南怀庆、沁阳、武陟为道地。

性味功效

山药，甘，平。补脾养胃，生津益肺，补肾涩精。用于脾虚食少，久泻不止，肺虚喘咳，肾虚遗精，带下病，尿频，虚热消渴。麸炒山药，补脾健胃。用于脾虚食少，泄泻便溏，白带过多。

用法用量

煎服，15~30克。

饮片特征

山药片 呈类圆形的厚片。表面类白色或淡黄白色。质脆，易折断，断面类白色，富粉性。

麸炒山药 形如山药片，表面黄白色或微黄色，偶见焦斑，略有焦香气。

品质要求

以身长、条粗、质坚实、粉性足、色洁白者为佳。

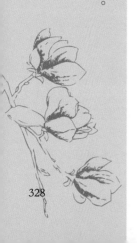

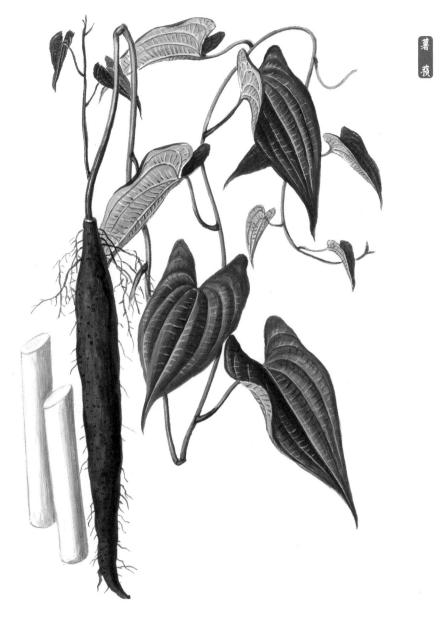

薯蓣

验方集萃

1. 糖尿病：山药 40 克，积雪草 20 克，旱莲草、女贞子各 15 克，水煎服。

2. 脾胃虚腹泻：山药、党参各 15 克，白术 9 克，茯苓 10 克，炙甘草 6 克，砂仁 3 克，水煎服。

3. 肺虚久咳：山药、茯苓各 15 克，半夏、陈皮各 6 克，干姜 3 克，五味子 5 克，水煎服。

甘草

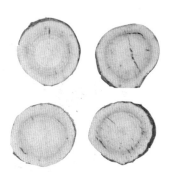

来源产地　为豆科植物甘草 *Glycyrrhiza uralensis* Fisch.、胀果甘草 *Glycyrrhiza inflata* Bat. 或光果甘草 *Glycyrrhiza glabra* L. 的干燥根及根茎。主产于内蒙古、新疆、甘肃等地。

性味功效

甘草，甘，平。补脾益气，清热解毒，祛痰止咳，缓急止痛，调和诸药。用于脾胃虚弱，心悸气短，咳嗽痰多，痈肿疮毒，缓解药物毒性、烈性。炙甘草，补脾和胃，益气复脉。用于脾胃虚弱，倦怠乏力，心动悸。

用法用量

煎服，2~10克。不宜与海藻、京大戟、红大戟、甘遂、芫花同用。

饮片特征

甘草片　为圆形或椭圆形切片，表面红棕色或灰棕色，微有光泽，切面黄白色，形成层环明显、射线放射状。粉性。气微，味甜而特殊。

炙甘草　形如甘草片，切面黄色至深黄色。质稍黏。具焦香气，味甜。

品质要求

以外皮细紧、红棕色、质坚实、断面黄白色、粉性足、味甜者为佳。

《调疾饮食辩》记载，甘草纯甘而厚，性极和平，能和百种峻厉之药，解一切急迫难解之毒，故《别录》称为国老。凡病内热烦渴，腹中急痛，虚羸惊悸，痈疽恶疮，肺痈肺痿，咽喉热痛等症，均为圣药。并宜浓煎汁代茶多饮。

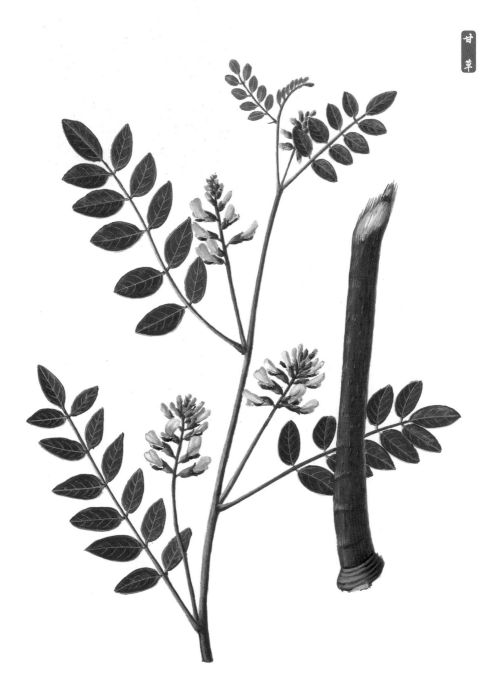

验方集萃

1. **乳糜尿**：甘草、荠菜各 24 克，车前草 15 克，水煎服。

2. **口腔溃疡**：甘草、积雪草、大青叶各 15 克，水煎服。

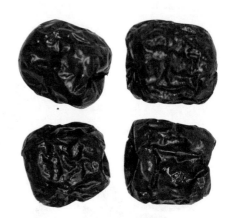

大枣

本草说

《宋氏尊生部》记载，温枣汤，大枣一斤，去核，用水五升熬汁；生姜汁；蜜。上将三味调停和美，再入银石器内，令稀稠得所，入麝香少许。每盏抄一大匙，沸汤点服。

来源产地

为鼠李科植物枣 *Ziziphus jujuba* Mill. 的干燥成熟果实。主产于河北、陕西、河南、山东、天津。

性味功效

甘，温。补中益气，养血安神。用于脾虚食少，乏力便溏，妇人脏躁。

用法用量

煎服，6~15 克。

饮片特征

呈椭圆形或球形，长 2~3.5 厘米，直径 1.5~2.5 厘米。表面暗红色，略带光泽，有不规则皱纹。基部凹陷，有短果梗。外果皮薄，中果皮棕黄色或淡褐色，肉质，柔软，富糖性而油润。果核纺锤形，两端锐尖，质坚硬。气微香，味甜。

品质要求

以色红、肉厚、饱满、核小者为佳。

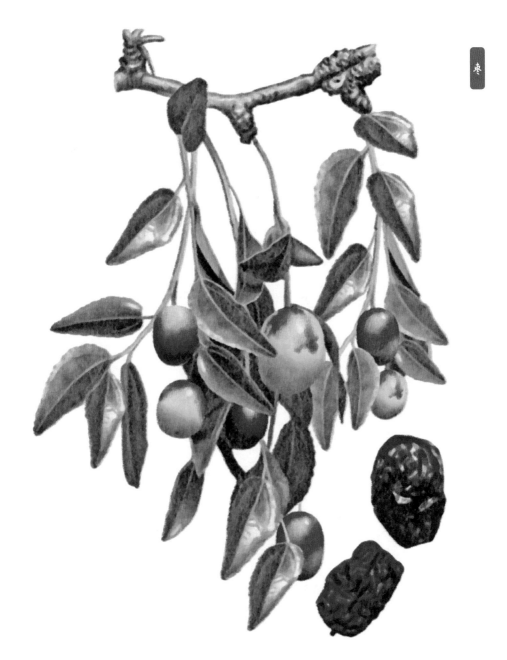

验方集萃

1. 贫血： 大枣 10 枚，当归、熟地黄各 12 克，党参 15 克，水煎服。

2. 胃溃疡： 大枣 500 克（蒸熟去皮核），红糖 250 克（炒焦），鲜生姜 120 克（捣烂取汁），花椒或白胡椒 60 克（研细末），一并纳入新鲜猪肚内，缝合，文火蒸 2 小时，放冰箱冷藏，每餐饭前食用 1~2 匙，7 日为一疗程。

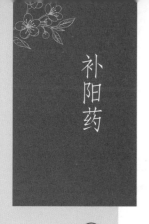

补阳药

本草说

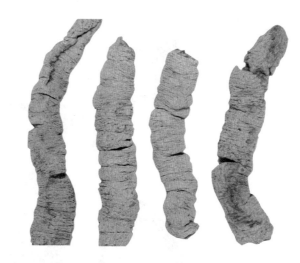

巴戟天

寇宗奭曰，有人嗜酒，日须五七杯，后患脚气甚危。或教以巴戟半两，糯米同炒，米微转色，去米不用；大黄一两，锉炒。同为末，熟蜜丸，温水服五七十九，仍禁酒，遂愈。

来源产地 为茜草科植物巴戟天 *Morinda officinalis* How 的干燥根。主产于广东、广西，以广东高要、德庆为道地。

性味功效

甘、辛，微温。补肾阳，强筋骨，祛风湿。用于阳痿遗精，宫冷不孕，月经不调，少腹冷痛，风湿痹痛，筋骨痿软。

用法用量

煎服，3~10 克。

饮片特征

巴戟肉 呈扁圆柱形短段或不规则块。表面灰黄色或暗灰色，具纵纹和横裂纹。切面皮部厚，紫色或淡紫色，中空。气微，味甘而微涩。

盐巴戟天 形同巴戟肉。气微，味甘、咸而微涩。

品质要求

以肥壮、呈连珠状、肉厚、色紫者为佳。

334

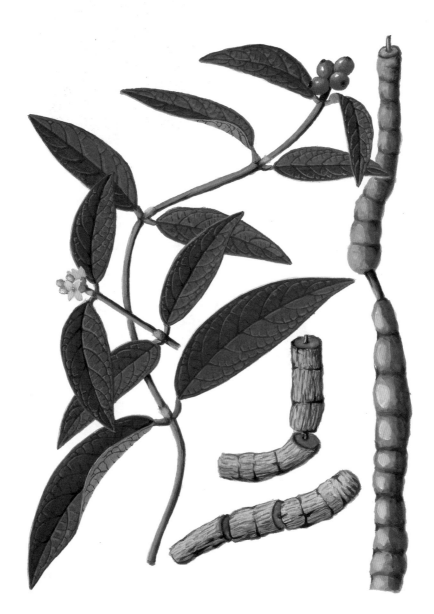

验方集萃

1. 阳痿早泄：巴戟天、枸杞子、桑椹各 15 克，补骨脂 9 克，水煎服。

2. 肾虚腰痛：巴戟天、炒杜仲、菟丝子、山茱萸各 15 克，水煎服。

3. 风湿性关节炎肢体酸痛、乏力痿软：巴戟天、五加皮各 15 克，炖牛或猪的脊骨，常服。

陶弘景曰，服之使人好为阴阳。西北部有淫羊，一日百遍合，盖食此藿所致，故名淫羊藿。

淫羊藿

来源产地 为小檗科植物淫羊藿 *Epimedium brevicornu* Maxim.、箭叶淫羊藿 *Epimedium sagittatum* (Sieb. et Zucc.) Maxim.、柔毛淫羊藿 *Epimedium pubescens* Maxim. 或朝鲜淫羊藿 *Epimedium koreanum* Nakai 的干燥叶。主产于陕西、辽宁、山西、湖北、四川。

性味功效

辛、甘，温。补肾阳，强筋骨，祛风湿。用于肾阳虚衰，阳痿遗精，筋骨痿软，风湿痹痛，麻木拘挛。

用法用量

煎服，6~10克。

饮片特征

淫羊藿丝 呈丝片状。上表面绿色、黄绿色或浅黄色，下表面灰绿色，网脉明显，中脉及细脉凸出，边缘具黄色刺毛状细锯齿。近革质。气微，味微苦。

炙淫羊藿 形如淫羊藿丝。表面浅黄色显油亮光泽。微有羊脂油气。

品质要求

以色黄绿、无枝梗、叶整齐不破碎者为佳。

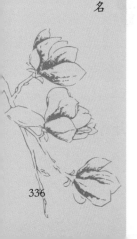

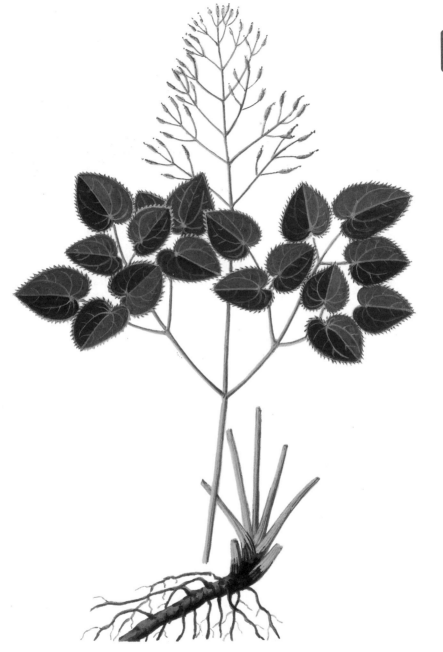

验方集萃

1. **宫冷不孕**：淫羊藿、肉桂、附子、当归各 10 克，水煎服。

2. **阳痿**：淫羊藿 500 克，白酒 1500 毫升，浸泡 7 日后饮用，每次 10~20 毫升，每日 3 次。

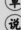

益智

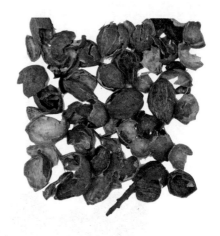

来源产地 为姜科植物益智 *Alpinia oxyphylla* Miq. 的干燥成熟果实。主产于海南。

《备考食物本草纲目》记载，益智叶似襄荷，长丈余。其根上有小枝，长八九寸，无华萼。形如竹箭，子从心出。一枝有十子丛生，大如小枣。其中核黑而皮白，核小者佳，含之摄涎秽。或四破去核，取外皮蜜煮为粽食，味辛。

性味功效

辛，温。暖肾固精缩尿，温脾止泻摄唾。用于肾虚遗尿，小便频数，遗精白浊，脾寒泄泻，腹中冷痛，口多唾涎。

用法用量

煎服，3~10 克。

饮片特征

益智仁 呈椭圆形种子团，两端略尖。种子集结成团，中有隔膜将种子团分为 3 瓣，每瓣有种子 6~11 粒。种子呈不规则的扁圆形，略有钝棱，直径约 3 毫米，表面灰褐色或灰黄色，外被淡棕色膜质的假种皮；质硬，胚乳白色。有特异香气，味辛、微苦。

盐益智仁 形如益智仁，色较深。味微咸。

品质要求

以粒大、饱满、气味浓者为佳。

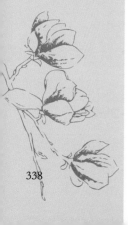

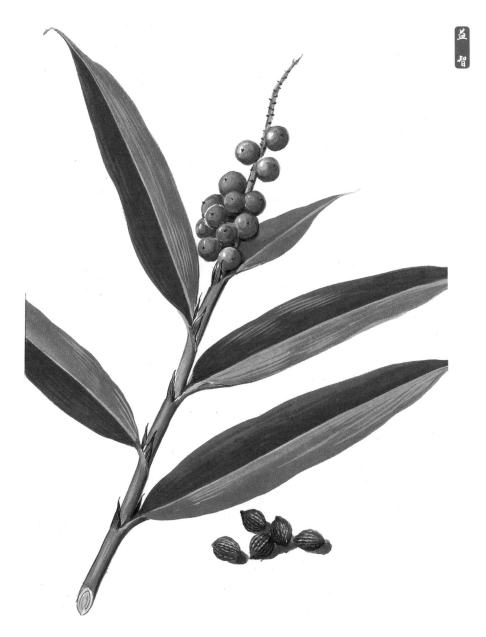

验方集萃

1. **腹胀腹泻，日夜不止**：益智仁 60 克，浓煎饮用。

2. **小儿遗尿**：益智仁、白茯苓各等分，研末，每次服 0.3 克，米汤调下。

3. **虚寒泄泻、脘腹冷痛**：益智仁、补骨脂、肉豆蔻各 10 克，干姜、丁香各 6 克，水煎服。

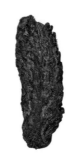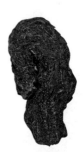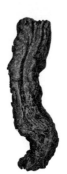

肉苁蓉

 来源产地

为列当科植物肉苁蓉 *Cistanche deserticola* Y. C. Ma 或管花肉苁蓉 *Cistanche tubulosa* (Schrenk) Wight 的干燥带鳞叶的肉质茎。肉苁蓉主产于内蒙古、新疆、甘肃、青海等地，以内蒙古、新疆、甘肃为道地。管花肉苁蓉产于新疆。

性味功效

甘、咸，温。补肾阳，益精血，润肠通便。用于肾阳不足，精血亏虚，阳痿不孕，腰膝酸软，筋骨无力，肠燥便秘。

用法用量

煎服，6~10克。

饮片特征

呈不规则形的厚片。表面棕褐色或灰棕色。切面有淡棕色或棕黄色点状维管束，排列成波状环纹。质柔润，气微，味甜、微苦。

品质要求

以条粗壮、密被鳞片、色棕褐、质柔润者为佳。

《备考食物本草纲目》记载，多马处便有之，言是野马精落地所生。生时似肉，以作羊肉羹补虚乏极佳，亦可生啖。

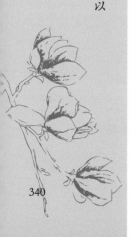

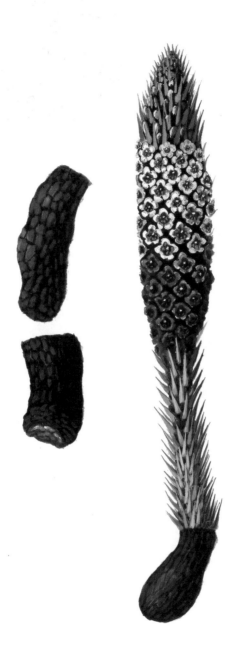

肉苁蓉

验方集萃

1. **肾虚腰痛**：肉苁蓉 15 克，炒杜仲、续断各 10 克，盐肤木 24 克，水煎服。

2. **肾虚阳痿**：肉苁蓉、熟地黄、桑椹、金樱子、菟丝子各 15 克，山茱萸 10 克，水煎服。

菟丝子

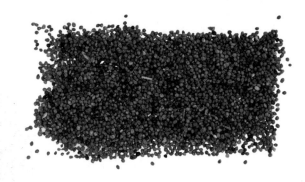

《养生食鉴》记载，菟丝子酒，不拘多少，淘净，酒浸，九蒸九晒，为末，紧急则用酒炒为末，贮瓷器中。每日空心温酒调服一钱。专治气血未定，时失调护，以致诸虚。服此大进饮食，能耐劳，能令肥健。

来源产地 为旋花科植物南方菟丝子 *Cuscuta australis* R. Br. 或菟丝子 *Cuscuta chinensis* Lam. 的干燥成熟种子。南方菟丝子主产于内蒙古。菟丝子主产于内蒙古、辽宁。

性味功效

辛、甘，平。补益肝肾，固精缩尿，安胎，明目，止泻；外用消风祛斑。用于肝肾不足，腰膝酸软，阳痿遗精，遗尿尿频，肾虚胎漏，胎动不安，目昏耳鸣，脾肾虚泻；外治白癜风。

用法用量

煎服，6~12 克。外用适量。

饮片特征

菟丝子 呈类球形，直径 1~2 毫米。表面灰棕色或黄棕色，具细密突起的小点，一端有微凹的线形种脐。质坚实，不易以指甲压碎。气微，味淡。

盐菟丝子 形同菟丝子，表面棕黄色，裂开，略有香气。

品质要求

以色灰黄、颗粒饱满者为佳。

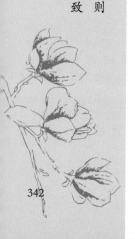

验方集萃

1. **习惯性流产**：菟丝子、桑寄生、续断各15克，苎麻根12克，水煎，用阿胶15克（烊化）冲服。

2. **阳痿、遗尿、遗精，伴腰膝酸软**：菟丝子、枸杞子、杜仲各15克，莲子须、韭菜子各10克，五味子6克，水煎服。

《备考食物本草纲目》记载，杜仲树高数丈，叶似辛夷，其皮折之，白丝相连。初生嫩芽可食。

杜仲

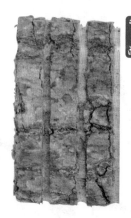

背面

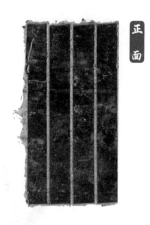

正面

来源产地 为杜仲科植物杜仲 *Eucommia ulmoides* Oliv. 的干燥树皮。主产于四川、陕西、湖北、河南、贵州、云南等地，以四川、陕西、贵州为道地。

性味功效

甘，温。补肝肾，强筋骨，安胎。用于肝肾不足，腰膝酸痛，筋骨无力，头晕目眩，妊娠漏血，胎动不安。

用法用量

煎服，6~10克。

饮片特征

杜仲 呈小方块或丝状。外表面淡棕色或灰褐色，有明显的皱纹。内表面暗紫色，光滑。断面有细密、银白色、富弹性的橡胶丝相连。气微，味稍苦。

盐杜仲 形如杜仲，表面黑褐色，内表面褐色，折断时胶丝弹性较差。味微咸。

品质要求

以皮厚、块大、去净粗皮、内表面暗紫色、断面丝多者为佳。

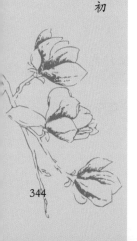

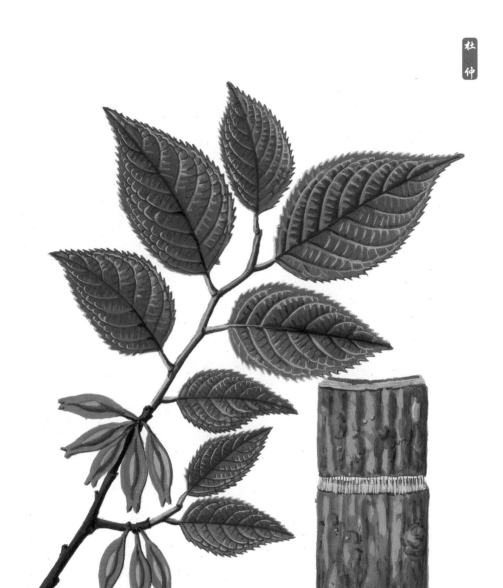

验方集萃

1. **腰痛**：杜仲、骨碎补各 15 克，盐肤木 30 克，水煎服。

2. **先兆流产**：炒杜仲、枸杞子、阿胶各 15 克，党参 24 克，当归 6 克，4 味药（除阿胶外）水煎，阿胶烊化后以药液冲服。

鹿茸

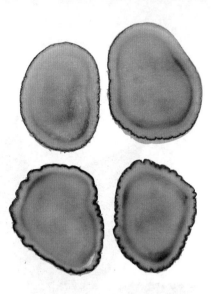

来源产地

为鹿科动物梅花鹿 *Cervus nippon* Temminck 或马鹿 *Cervus elaphus* Linnaeus 的雄鹿未骨化密生茸毛的幼角。花鹿茸主产于吉林、辽宁、黑龙江、河北、四川。马鹿茸主产于黑龙江、吉林、内蒙古、新疆、青海、四川。

性味功效

甘、咸，温。壮肾阳，益精血，强筋骨，调冲任，托疮毒。用于肾阳不足，精血亏虚，阳痿滑精，宫冷不孕，羸瘦，神疲，畏寒，眩晕，耳鸣，耳聋，腰脊冷痛，筋骨痿软，崩漏带下，阴疽不敛。

用法用量

研末冲服，1~2克。

饮片特征

呈圆形或近圆形，切面直径 1~5 厘米。外表面残留红黄色或棕色细茸毛（有时可见燎痕或利痕）；外皮红棕色或棕色，多光润，可见弯曲褶皱；中部黄白色、无骨化、密布细孔。体轻质软，富弹性（有时可见小而角质样片即蜡片）。气微腥，味微咸。

品质要求

梅花鹿茸以粗壮、挺圆、顶端丰满、毛细柔软、色红黄、皮色红棕、有油润光泽者为佳；马鹿茸以饱满、体轻、毛色灰黑或灰黄、下部无棱线者为佳。

验方集萃

1. **阳痿不育、宫冷不孕**：鹿茸 10 克，母鸡 500 克，姜片适量，炖服。
2. **肾虚带下、腰酸、下腹冷**：鹿茸 3 克，白果 15 克，山药 30 克，炖猪肚，喝汤食猪肚。

《本草纲目拾遗》记载，冬虫夏草冬生土中如蚕，夏则头上生苗形。治腰膝间痛楚，有益肾之功，以番红花同藏则不蛀。

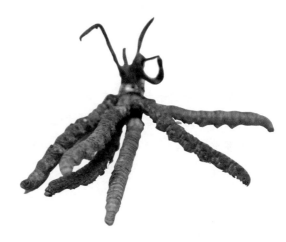

冬虫夏草

来源产地　为麦角菌科真菌冬虫夏草菌 *Cordyceps sinensis* (BerK.) Sacc. 寄生在蝙蝠蛾科昆虫幼虫上的子座及幼虫尸体的复合体。主产于西藏、青海、四川等地。

性味功效

甘，平。补肾益肺，止血化痰。用于肾虚精亏，阳痿遗精，腰膝酸痛，久咳虚喘，劳嗽咯血。

用法用量

煎服，3~9 克。

饮片特征

由虫体与从虫头部长出的真菌子座相连而成。虫体似蚕，表面深黄色至黄棕色，有环纹 20~30 个，近头部的环纹较细；头部红棕色，足 8 对，中部 4 对较明显；质脆，易折断，断面略平坦，淡黄白色。子座细长圆柱形，长 4~7 厘米，直径约 0.3 厘米；表面深棕色至棕褐色，有细纵皱纹，上部稍膨大；质柔韧，断面类白色。气微腥，味微苦。

品质要求

以完整、虫体丰满肥大、外色黄亮、内色白、子座短者为佳。

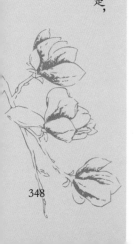

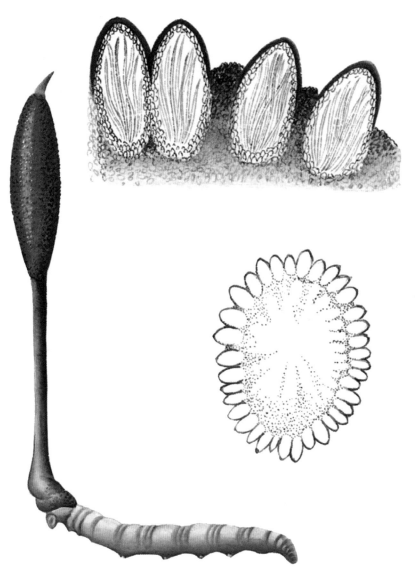

验方集萃

1. **阳痿**：冬虫夏草、雪莲花各 3 克，泡酒饮用。

2. **病后体虚**：冬虫夏草、白术、茯苓各 10 克，党参 15 克，蜜黄芪 24 克，水煎服。

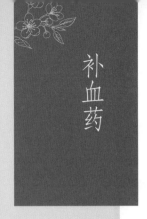

当归

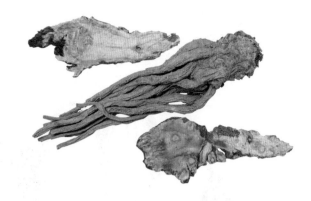

《备考食物本草纲目》记载，当归调血，为女人要药，有思夫之意，故有当归之名，正与唐诗「胡麻好种无人种，正是归时又不归」之旨相同。

来源产地 为伞形科植物当归 *Angelica sinensis* (Oliv.) Diels 的干燥根。主产于甘肃、云南，以甘肃岷县、宕县、漳县为道地。

性味功效

当归，甘、辛，温。补血活血，调经止痛，润肠通便。用于血虚萎黄，眩晕心悸，月经不调，闭经，痛经，虚寒腹痛，风湿痹痛，跌仆损伤，痈疽疮疡，肠燥便秘。酒当归，活血通经。用于闭经，痛经，风湿痹痛，跌仆损伤。

用法用量

煎服，6~12克。

饮片特征

当归片 呈类圆形、椭圆形或不规则薄片。外表皮黄棕色至棕褐色。切面黄白色或淡黄棕色，平坦，有裂隙，中间有浅棕色点的形成层环，并有多数棕色的油点。香气浓郁，味甘、辛、微苦。

酒当归 形如当归片，切面深黄色或棕黄色，略有焦斑，香气浓郁，并略有酒香气。

品质要求

以外皮黄棕色、肉质饱满、断面白色者为佳。

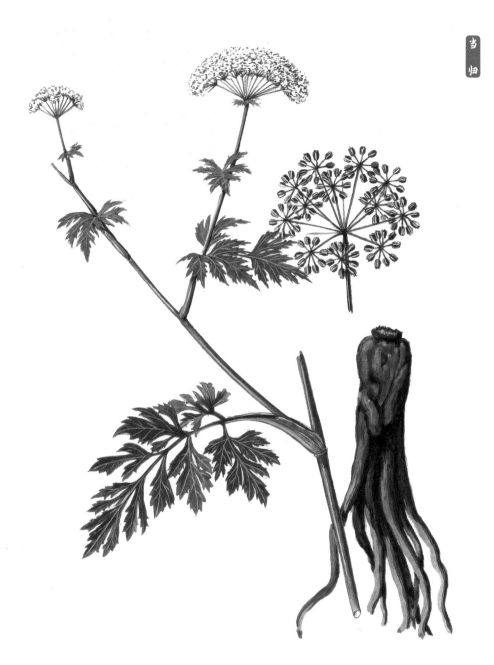

验方集萃

1. **贫血**：当归 10 克，鸡血藤、党参、生地黄各 15 克，水煎服。

2. **闭经**：当归、王不留行、路路通各 10 克，鸡血藤 18 克，川芎 9 克，水煎服。

3. **妇女病后体虚**：当归 24 克，黄芪 100 克，小母鸡 1 只，炖熟食用。

熟地黄

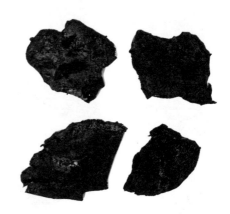

《备考食物本草纲目》记载，熟地黄的制法，拣取肥大者（指生地黄），以好酒入砂仁末在内，拌匀，柳木甑于瓦锅内蒸令气透，晾干，再以砂仁酒拌蒸。如此九蒸九晒乃止。盖以地黄性泥，得砂仁之香而窜，合和五脏冲和之气，归宿丹田故也。只以汤气炊熟者不可用。

来源产地

为玄参科植物地黄 *Rehmannia glutinosa* Libosch. 的干燥块根。主产于河南、山西、河北，以河南为道地。

性味功效

甘，微温。补血滋阴，益精填髓。用于血虚萎黄，心悸怔忡，月经不调，崩漏下血，肝肾阴虚，腰膝酸软，骨蒸潮热，盗汗遗精，内热消渴，眩晕，耳鸣，须发早白。

用法用量

煎服，9~15 克。

饮片特征

为不规则的块片、碎块，大小、厚薄不一。表面乌黑色，有光泽，黏性大。质柔软而带韧性，不易折断，断面乌黑色，有光泽。气微，味甜。

品质要求

以块大、软润、内外乌黑有光泽、味甘、气浓者为佳。

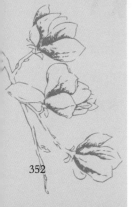

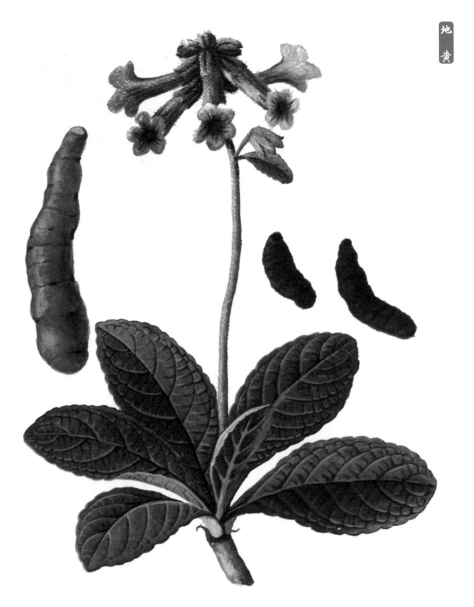

验方集萃

1. 月经不调：熟地黄、当归各等量，研为细末，炼蜜和丸，每次 9~12 克，食前白开水送服。

2. 阴虚盗汗、耳鸣耳聋、须发早白：熟地黄、制何首乌各 15 克，龟甲 20 克，糯稻根须 12 克，水煎服。

3. 贫血：熟地黄、龙眼肉各 15 克，当归、白芍各 12 克，川芎 9 克，水煎服。

制何首乌

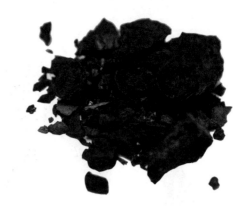

《备考食物本草纲目》记载，何首乌五十年者，如拳大，号山奴，服之一年，发髭青黑；一百年者，如碗大，号山哥，服之一年，颜色红悦；一百五十年者，如盆大，号山伯，服之一年，齿落更生；二百年者，如斗大，号山翁，服之一年，颜如童子，行及奔马；三百年者，如栲栳大，号山精，纯阳之体，久服成地仙也。

来源产地 为蓼科植物何首乌 *Polygonum multiflorum* Thunb. 的干燥块根。主产于河南、湖北、广西、广东、贵州、四川、江苏。广东、贵州有大量栽培，以广东德庆为道地。

性味功效

苦、甘、涩，微温。补肝肾，益精血，乌须发，强筋骨，化浊降脂。用于血虚萎黄，眩晕耳鸣，须发早白，腰膝酸软，肢体麻木，崩漏带下，高脂血症。

用法用量

煎服，6~12 克。

饮片特征

为不规则皱缩状的块片，厚约 1 厘米。表面黑褐色或棕褐色，凹凸不平。质坚硬，断面角质样，棕褐色或黑色。气微，味微甘而苦涩。

品质要求

以体重、质坚实、粉性足者为佳。

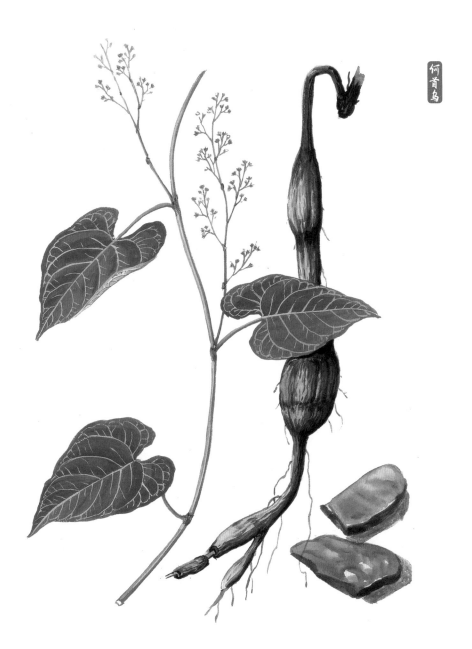

何首乌

验方集萃

1. 腰膝酸软、须发早白：制何首乌、枸杞子各 15 克，菟丝子、补骨脂各 12 克，水煎常服。

2. 血虚眩晕、心悸、失眠：制何首乌、丹参各 15 克，酸枣仁、柏子仁、白芍、当归各 10 克，五味子 3 克，水煎服。

3. 疔疮疖肿：鲜何首乌适量，磨汁，涂敷患处。

《本草纲目》记载，昔人言洛阳牡丹、扬州芍药甲天下。今药所用，亦多取扬州者。

白芍

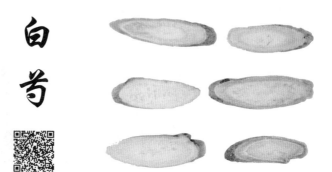

来源产地 为毛茛科植物芍药 *Paeonia lactiflora* Pall. 的干燥根。产于浙江、四川、安徽、贵州、山东、云南、湖南、河南、山西、甘肃，以浙江、四川、安徽为道地。

性味功效

苦、酸，微寒。养血调经，敛阴止汗，柔肝止痛，平抑肝阳。用于血虚萎黄，月经不调，自汗，盗汗，胁痛，腹痛，四肢挛痛，头痛眩晕。

用法用量

煎服，6~15克。不宜与藜芦同用。

饮片特征

白芍片　呈类圆形的薄片。表面淡红棕色或类白色，平滑。切面类白色或微带棕红色，形成层环明显，可见稍隆起的筋脉纹呈放射状排列。气微，味微苦、酸。

炒白芍　形如白芍片，表面微黄色或淡棕黄色，有的可见焦斑。气微香。

酒白芍　形如白芍片，表面微黄色，有的可见焦斑。略有酒香气。

品质要求

以根粗长匀直、皮色光洁、质坚实、粉性足、无白心或裂隙者为佳。

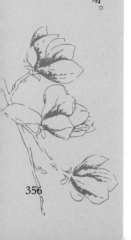

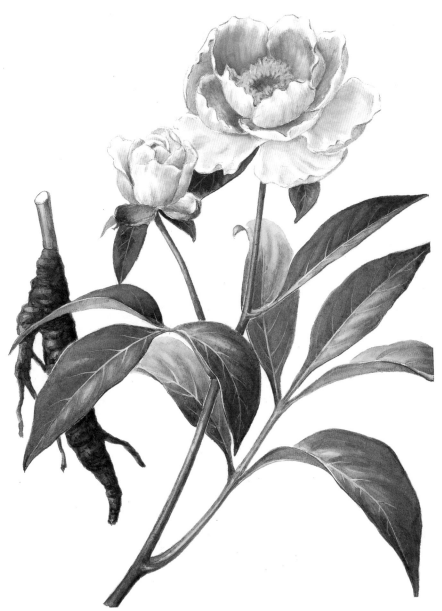

验方集萃

1. 腓肠肌痉挛： 白芍 15 克，虎杖 30 克，猪脚节 1 具，水炖服。

2. 痛经： 白芍 60 克，干姜 24 克，共研细末，分成 8 包，月经来时，每日 1 包。

本草说

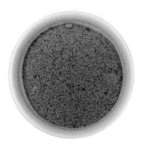

阿胶

来源产地 为马科动物驴 *Equus asinus* L. 的干燥皮或鲜皮经煎煮、浓缩制成的固体胶。主产于山东、浙江。

《药性全备食物本草》记载，阿胶粥，止血补虚厚肠胃，兼治胎动不安。糯米煮粥，临熟入阿胶末一两，和匀食之。

性味功效

甘，平。补血滋阴，润燥，止血。用于血虚萎黄，眩晕心悸，肌痿无力，心烦不眠，虚风内动，肺燥咳嗽，劳嗽咯血，吐血尿血，便血崩漏，妊娠胎漏。

用法用量

烊化兑服，3~9 克。

饮片特征

阿胶　呈长方形块、方形块或丁状。棕色至黑褐色，有光泽。质硬而脆，断面光亮，碎片对光照视呈棕色半透明状。气微，味微甘。

阿胶粉　呈粗粉，棕褐色，质松软，夹杂少量黑色胶状质。气香，味甘。

品质要求

以胶色棕褐或黑褐而表面光泽、质硬而脆、断面光亮、无腥气者为佳。

验方集萃

1. 缺铁性贫血：阿胶 15 克，炖瘦肉食用，隔日 1 次，连服 1 个月。

2. 心烦失眠、心悸头晕：阿胶（烊化）、枸杞子各 15 克，黄连 3 克，白芍 10 克，水煎兑服。

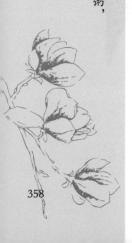

358

鳖甲

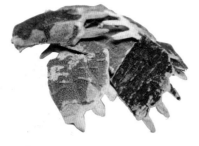

来源产地

为鳖科动物鳖 *Trionyx sinensis* Wiegmann 的背甲。主产于湖北、安徽、江苏、河南。

本草说

《饮膳正要》记载，有鳖甲勿食苋菜。

性味功效

咸，微寒。滋阴潜阳，退热除蒸，软坚散结。用于阴虚发热，骨蒸劳热，阴虚阳亢，头晕目眩，虚风内动，闭经，癥瘕，久疟疟母。

用法用量

煎服，9~24 克，先煎。

饮片特征

呈椭圆形或卵圆形，背面隆起，长 10~15 厘米，宽 9~14 厘米。外表面黑褐色或墨绿色，具细网状皱纹和灰黄色或灰白色斑点，中间有一条纵棱，两侧各有左右对称的横凹纹 8 条。内表面类白色，中部有突起的脊椎骨，颈骨向内卷曲，两侧各有肋骨 8 条，伸出边缘。质坚硬。气微腥，味淡。

品质要求

以个大、甲厚、洁净无腐肉者为佳。

验方集萃

1. 结核病低热、阴虚骨蒸潮热、小儿疳热：鳖甲 15 克，青蒿、知母、生地黄、牡丹皮各 10 克，水煎服。小儿用量减半。
2. 疟疾日久：炙鳖甲适量，捣末，每次 2~3 克。

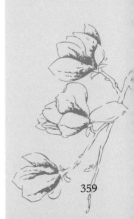

南沙参

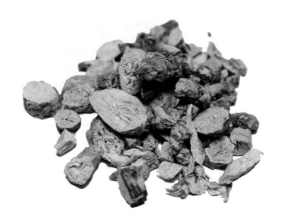

本草说

《本草纲目》记载，沙参甘淡而寒，其体清虚，专补肺气，因而益脾与肾，故金能受火克者宜之。

来源产地

为桔梗科植物轮叶沙参 *Adenophora tetraphylla* (Thunb.) Fisch. 或沙参 *Adenophora stricta* Miq. 的干燥根。轮叶沙参主产于贵州、四川、湖北、湖南、河南、江苏、浙江、安徽，以江苏、安徽、浙江为道地。沙参主产于贵州、四川、湖北、湖南、河南、江苏、浙江、安徽。

性味功效

甘，微寒。养阴清肺，益胃生津，化痰，益气。用于肺热燥咳，阴虚劳嗽，干咳痰黏，胃阴不足，食少呕吐，气阴不足，烦热口干。

用法用量

煎服，9~15克。不宜与藜芦同用。

饮片特征

呈类圆形的厚片。表面黄白色或淡棕黄色，凹陷处常有残留粗皮；切面黄白色，多裂隙。气微，味微甘。

品质要求

以根粗大、粗细均匀、色黄白者为佳。

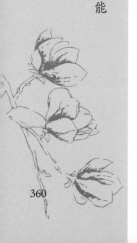

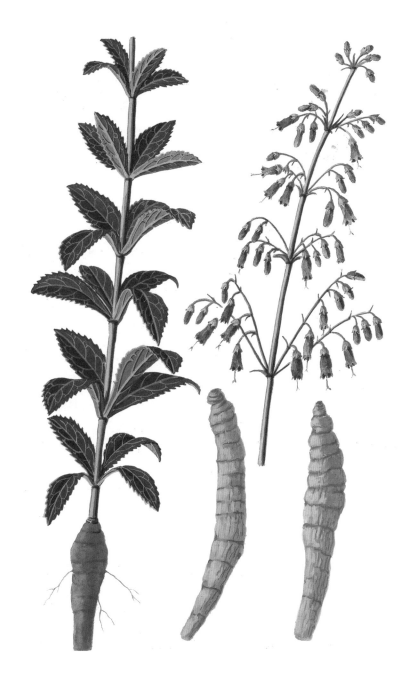

轮叶沙参

验方集萃

1. **咳嗽痰多**：南沙参 15 克，桔梗、浙贝母各 10 克，水煎服。

2. **脾胃气虚食少**：南沙参、党参、麦芽、谷芽各 15 克，水煎服。

百合

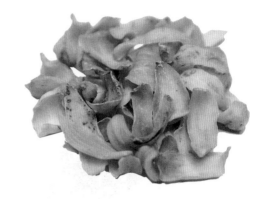

《山家清供》记载，百合面，春秋仲月，采百合根。曝干，捣筛，和面作汤饼，最益血气。又蒸熟，可以佐酒。

来源产地 为百合科植物卷丹 *Lilium lancifolium* Thunb.、百合 *Lilium brownii* F. E. Brown var. *viridulum* Baker 或细叶百合 *Lilium pumilum* DC. 的干燥肉质鳞叶。全国各地均有产，以湖南、浙江产者最多。

性味功效

甘，寒。养阴润肺，清心安神。用于阴虚燥咳，劳嗽咳血，虚烦惊悸，失眠多梦，精神恍惚。

用法用量

煎服，6~12克。

饮片特征

百合 呈长椭圆形。表面类白色、淡棕黄色或微带紫色，有数条纵直平行的白色维管束。顶端稍尖，基部较宽，边缘薄，微波状，略向内弯曲。质硬而脆，断面较平坦，角质样。气微，味微苦。

蜜百合 形同百合，表面略带焦斑，稍有黏性。味甜。

品质要求

以鳞片均匀、肉厚、质坚、色白者为佳。

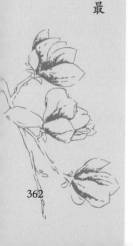

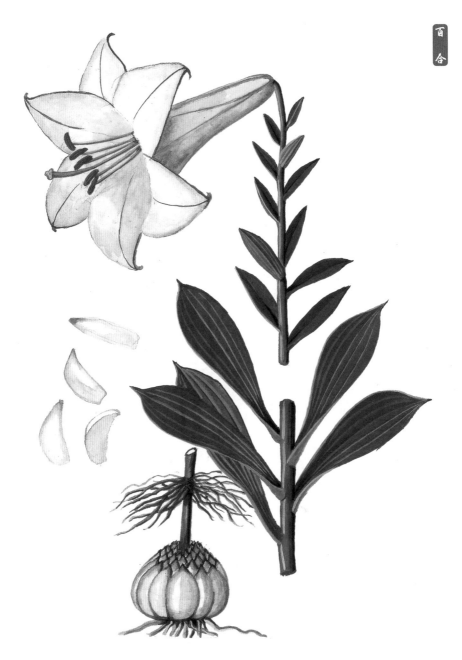

验方集萃

1. **失眠：** 百合、合欢皮、夜交藤、绞股蓝、酸枣仁各 15 克，水煎服。

2. **久咳声音嘶哑：** 百合、北沙参各 15 克，石斛 10 克，乌梅 1 枚，水煎服。

3. **风热咳嗽：** 百合、鲜枇杷叶各 15 克，薄荷 6 克，冰糖适量，水煎服。

麦冬

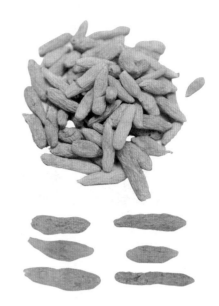

来源产地 为百合科植物麦冬 *Ophiopogon japonicus* (L. f) Ker-Gawl. 的干燥块根。主产于浙江、四川。

性味功效

甘、微苦，微寒。养阴生津，润肺清心。用于肺燥干咳，阴虚痨嗽，喉痹咽痛，津伤口渴，内热消渴，心烦失眠，肠燥便秘。

用法用量

煎服，6~12 克。

饮片特征

呈纺锤形，两端略尖，长 1.5~3 厘米，直径 0.3~0.6 厘米。表面黄白色或淡黄色，有细纵纹。质柔韧，断面黄白色，半透明，中柱细小。气微香，味甘、微苦。

品质要求

以表面淡黄色、肥大、质柔者为佳。

《养生食鉴》记载，麦门冬粥，治反胃，用麦门冬浸汁，和米煮粥食之。妊妇亦宜。

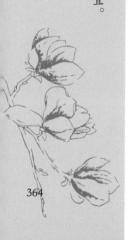

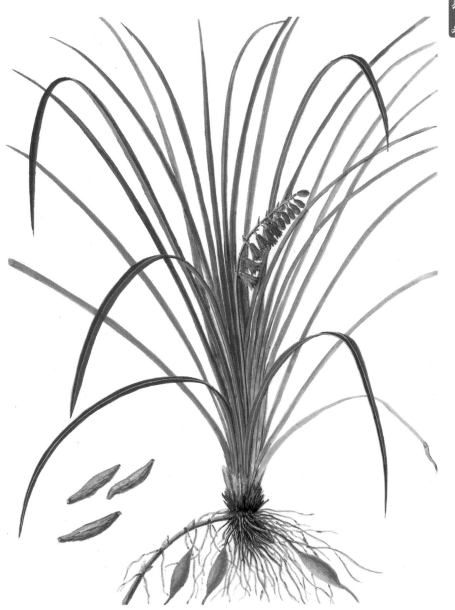

验方集萃

1. **咳嗽**：麦冬、百部、枇杷叶各 15 克，冰糖适量，炖服。

2. **牙龈出血**：麦冬、茯苓各 3 克，人参 2.5 克，水煎温服。

3. **慢性咽喉炎**：麦冬、金银花、菊花、沙参各 9 克，木蝴蝶 3 克，煎水代茶。

本草说

天冬

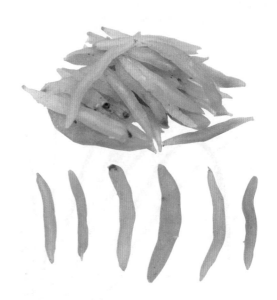

来源产地 为百合科植物天冬 *Asparagus cochinchinensis* (Lour.) Merr. 的干燥块根。主产于贵州、重庆、四川、广西，以贵州为道地。

性味功效

甘、苦，寒。养阴润燥，清肺生津。用于肺燥干咳，顿咳痰黏，腰膝酸痛，骨蒸潮热，内热消渴，热病津伤，咽干口渴，肠燥便秘。

用法用量

煎服，6~12 克。

饮片特征

呈类圆形的薄片，直径0.5~2厘米。表面黄白色至淡黄棕色，半透明，光滑或具深浅不等的纵皱纹。质硬或柔润，有黏性，切面角质样，中柱黄白色。气微，味甜、微苦。

品质要求

以肥满、致密、色黄白、半透明者为佳。

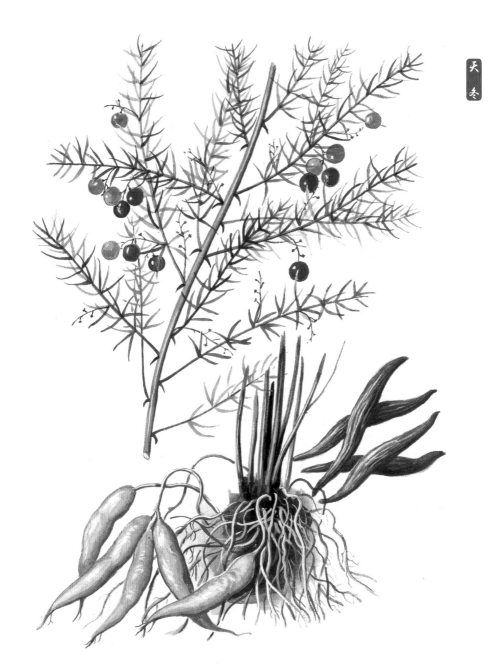

验方集萃

1. 肺热咳嗽：天冬、麦冬各 10 克，藕片 15 克，水煎服。

2. 干燥综合征：天冬 10 克，旱莲草 30 克，生地黄、黑芝麻各 15 克，水煎服。

3. 热病伤阴、糖尿病、烦渴引饮：天冬、麦冬各 15 克，天花粉、知母各 12 克，黄芩、甘草各 6 克，水煎服。

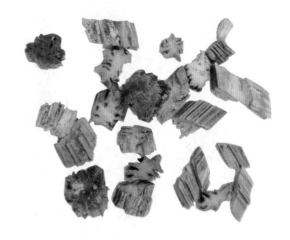

石斛

《本草纲目》记载，石斛乃足太阴脾、足少阴右肾之药。

来源产地 为兰科植物金钗石斛 *Dendrobium nobile* Lindl.、鼓槌石斛 *Dendrobium chrysotoxum* Lindl. 或流苏石斛 *Dendrobium fimbriatum* Hook. 的栽培品及其同属植物近似种的新鲜或干燥茎。主产于四川、广西、云南、贵州等地。

性味功效

甘，微寒。益胃生津，滋阴清热。用于热病津伤，口干烦渴，胃阴不足，食少干呕，病后虚热不退，阴虚火旺，骨蒸劳热，目暗不明，筋骨痿软。

用法用量

煎服，干石斛 6~12 克，鲜石斛 15~30 克。

饮片特征

干石斛 呈扁圆柱形或圆柱形的段。表面金黄色、绿黄色

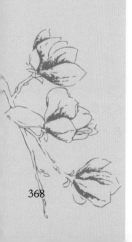

或棕黄色，有光泽，有深纵沟或纵棱，有的可见棕褐色的节。切面黄白色至黄褐色，有多数散在的筋脉点。气微，味淡或微苦，嚼之有黏性。

鲜石斛 呈圆柱形或扁圆柱形的段。表面黄绿色，光滑或有纵纹，肉质多汁。气微，味微苦而回甜，嚼之有黏性。

品质要求

以色金黄、有光泽、质柔韧者为佳。

验方集萃

1. **久咳声音嘶哑**：石斛10克，百合、北沙参各15克，乌梅1枚，水煎服。
2. **尿路感染**：石斛、海金沙、车前草、金银花、一点红各15克，水煎服。

铁皮石斛

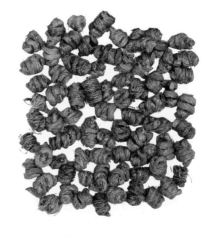

来源产地 为兰科植物铁皮石斛 *Dendrobium officinale* Kimura et Migo 的干燥茎。主要为人工栽培，主产于浙江、云南、福建。有少量野生铁皮石斛出产于广西、贵州、四川、云南、重庆。

性味功效

甘，微寒。益胃生津，滋阴清热。用于热病津伤，口干烦渴，胃阴不足，食少干呕，病后虚热不退，阴虚火旺，骨蒸劳热，目暗不明，筋骨痿软。

用法用量

煎服，6~12克。

饮片特征

铁皮枫斗 呈螺旋形或弹簧状，通常为 2~6 个旋纹，茎拉直后长 3.5~8 厘米，直径 0.2~0.4 厘米。表面黄绿色或略带黄色，有细纵皱纹，节明显，节上有时可见残留的灰白色叶鞘；一端可见茎基部留下的短须根。质坚实，易折断，断面平坦，灰白色至灰绿色，略角质状。气微，味淡，嚼之有黏性。

铁皮石斛 呈圆柱形的段，长短不等。

品质要求

以螺旋状、色金黄、有光泽、质柔韧者为佳。

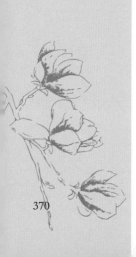

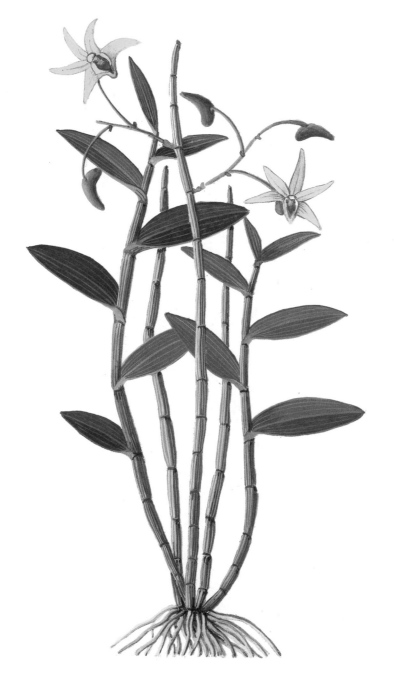

验方集萃

1. 夜盲：铁皮石斛、淫羊藿各 30 克，苍术 15 克，共捣为散，每次 3~6 克，空腹米汤调服。

2. 津液不足、口渴尿多：铁皮石斛、麦冬、太子参各 10 克，水煎服。

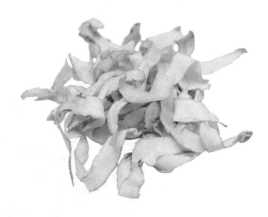

玉竹

《本草纲目》记载，其叶如竹，两两相值。亦可采根种之，极易繁也。嫩叶及根，并可煮淘食茹。

来源产地

为百合科植物玉竹 *Polygonatum odoratum* (Mill.) Druce 的干燥根茎。产于黑龙江、吉林、辽宁、河北、山西、内蒙古、陕西、甘肃、青海、河南、湖北、湖南、江西、山东、安徽、江苏、浙江、台湾，主产于湖南邵东、祁阳。

性味功效

甘，微寒。养阴润燥，生津止渴。用于肺胃阴伤，燥热咳嗽，咽干口渴，内热消渴。

用法用量

煎服，6~12克。

饮片特征

呈不规则厚片或段。外表皮黄白色至淡黄棕色，半透明，有时可见环节。切面角质样或显颗粒性。气微，味甘，嚼之发黏。

品质要求

以条长、肉肥、色黄白、光泽柔润者为佳。

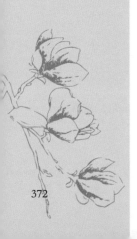

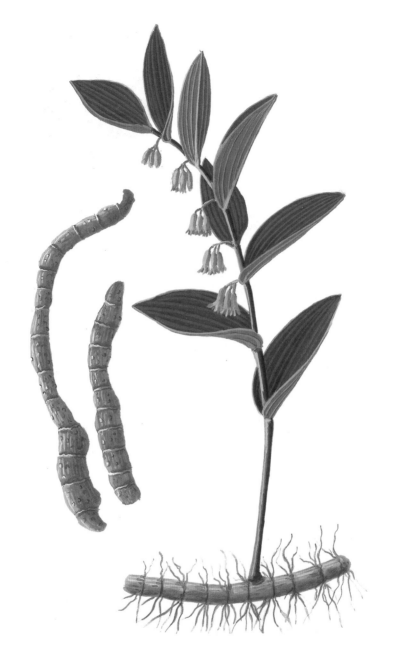

验方集萃

1. **燥咳咽干**：玉竹、麦冬各 15 克，川贝母 6 克，甘草 3 克，冰糖适量，炖服。

2. **慢性支气管炎**：玉竹、藕片、百合、北沙参各 10 克，水煎服。

3. **热病伤津或糖尿病、口干喜饮**：玉竹、芦根、生地黄、麦冬各 15 克，冰糖适量，水煎代茶。

黄精

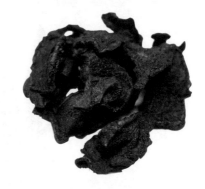

《遵生八笺·饮馔服食笺》记载，黄精饼方，用黄精蒸熟者，去衣（指外面的硬皮）、须，和炒熟黄豆，去壳，捣为末，加白糖卤揉为团，作饼食，甚清。

来源产地

为百合科植物滇黄精 *Polygonatum kingianum* Coll. et Hemsl.、黄精 *Polygonatum sibiricum* Red. 或多花黄精 *Polygonatum cyrtonema* Hua 的干燥根茎。滇黄精主产于贵州、云南、广西等地。黄精主产于河北、陕西。多花黄精主产于浙江、四川、福建、安徽。

性味功效

甘，平。补气养阴，健脾，润肺，益肾。用于脾胃气虚，体倦乏力，胃阴不足，口干食少，肺虚燥咳，劳嗽咳血，精血不足，腰膝酸软，须发早白，内热消渴。

用法用量

煎服，9~15克。

饮片特征

黄精 呈不规则的厚片，外表皮淡黄色至黄棕色。切面略呈角质样，淡黄色至黄棕色，可见多数淡黄色筋脉小点。质稍硬而韧。气微，味甜，嚼之有黏性。

酒黄精 呈不规则的厚片。表面棕褐色至黑色，有光泽，中心棕色至浅褐色，可见筋脉小点。质较柔软。味甜，微有酒香气。

品质要求

以块大、肥润、色黄、断面透明者为佳。

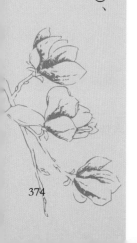

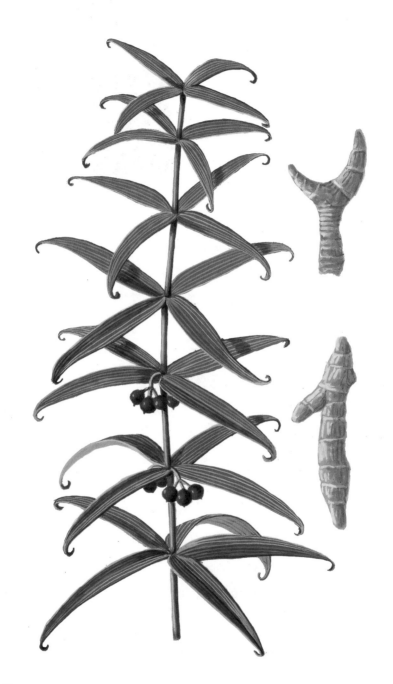

黄精

验方集萃

1. 肾虚遗精： 制黄精 24 克，五味子、白果各 10 克，熟地黄 30 克，水煎服。

2. 不孕不育： 制黄精、炙黄芪、党参各 24 克，枸杞子、菟丝子各 15 克，水煎服。

枸杞子

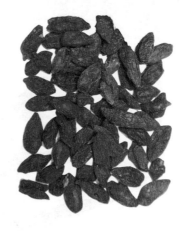

《遵生八笺·饮馔服食笺》记载，枸杞子粥，用生者研如泥，干者为末。每粥一瓯，加子末半盏，白蜜一二匙，和匀，食之，大益。

来源产地 为茄科植物宁夏枸杞 *Lycium barbarum* L. 的干燥成熟果实。主产于宁夏、内蒙古，以宁夏中宁、中卫为道地。

性味功效

甘，平。滋补肝肾，益精明目。用于虚劳精亏，腰膝酸痛，眩晕耳鸣，阳痿，遗精，内热消渴，血虚萎黄，目昏不明。

用法用量

煎服，6~12克。

饮片特征

呈类纺锤形或椭圆形，长6~20毫米，直径3~10毫米。表面红色或暗红色，顶端有小突起状的花柱痕，基部有白色的果梗痕。果皮柔韧，皱缩；果肉肉质，柔润。种子20~50粒，类肾形，扁而翘，长1.5~1.9毫米，宽1~1.7毫米，表面浅黄色或棕黄色。气微，味甜。

品质要求

以粒大色红、肉厚质润、籽少甘甜者为佳。

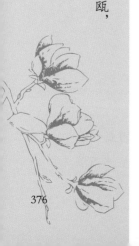

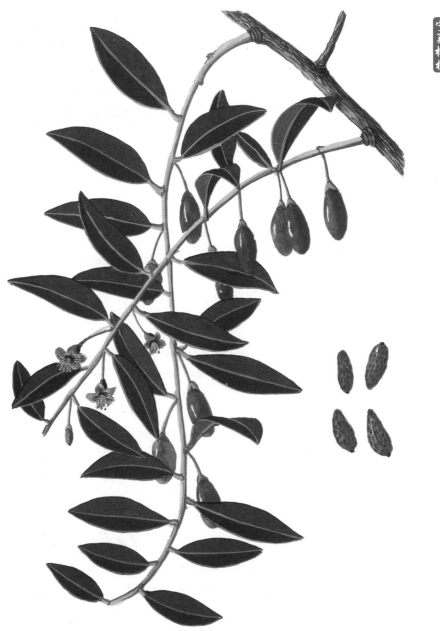

宁夏枸杞

验方集萃

1. **视物昏花、目生翳障**：枸杞子、当归、菟丝子各 15 克，菊花 10 克，水煎服。

2. **腰膝酸软、头晕、遗精、遗尿**：枸杞子、菟丝子、覆盆子、金樱子各 15 克，五味子 9 克，水煎服。

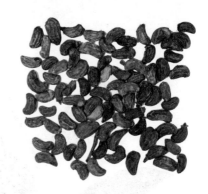

女贞子

《本草纲目》记载，此木凌冬青翠，有贞守之操，故以贞女状之。

为木犀科植物女贞 *Ligustrum lucidum* Ait. 的干燥成熟果实。产于全国大部分地区。主产于浙江、江苏、湖南、福建、广西。

性味功效

甘、苦，凉。滋补肝肾，明目乌发。用于肝肾阴虚，眩晕耳鸣，腰膝酸软，须发早白，目暗不明，内热消渴，骨蒸潮热。

用法用量

煎服，6~12 克。

饮片特征

女贞子 呈卵形、椭圆形或肾形，长 6~8.5 毫米，直径 3.5~5.5 毫米。表面黑紫色或灰黑色，皱缩不平，基部有果梗痕或具宿萼及短梗。外果皮薄，中果皮较松软，易剥离，内果皮木质，黄棕色，具纵棱，破开后种子通常为 1 粒，肾形，紫黑色，油性。体轻。气微，味甘、微苦涩。

酒女贞子 形如女贞子，表面黑褐色或灰黑色，常附有白色粉霜。微有酒香气。

品质要求

以粒大、饱满、色黑紫、质坚实者为佳。

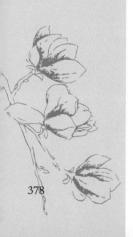

378

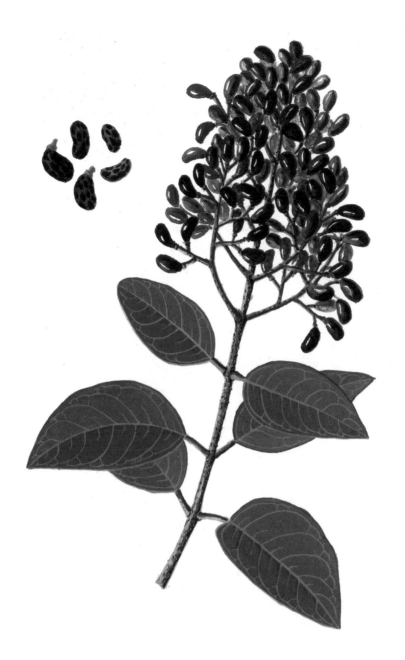

验方集萃

1. **阴虚发热**：女贞子、墨旱莲各 15 克，地骨皮、银柴胡各 10 克，水煎服。

2. **腰膝酸软、须发早白、视物昏花**：女贞子、墨旱莲、枸杞子、何首乌各 15 克，水煎常服。

本草说

《饮膳正要》记载，五味子汤，代葡萄酒饮。生津止渴，暖精益气。

北五味一斤，净肉；紫苏叶六两；人参四两，去芦，锉；砂糖二斤。上件，用水二斗，熬至一斗，滤去滓，澄清，任意服之。

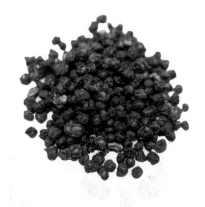

五味子

来源产地 为五味子科植物五味子 *Schisandra chinensis* (Turcz.) Baill. 的干燥成熟果实。主产于黑龙江、吉林、辽宁。

性味功效

酸、甘，温。收敛固涩，益气生津，补肾宁心。用于久嗽虚喘，梦遗滑精，遗尿尿频，久泻不止，自汗盗汗，津伤口渴，内热消渴，心悸失眠。

用法用量

煎服，2~6 克。

饮片特征

五味子　呈不规则的球形或扁球形。表面红色、紫红色或暗红色，皱缩，显油润；有的表面呈黑红色或出现"白霜"。果肉柔软，种子 1~2，肾形，表面棕黄色，有光泽，种皮薄而脆。果肉气微，味酸。种子破碎后，有香气，味辛、微苦。

醋五味子　形如五味子，表面乌黑色，油润、稍有光泽。有醋香气。

品质要求

以粒大、果皮紫红、肉厚、柔润者为佳。

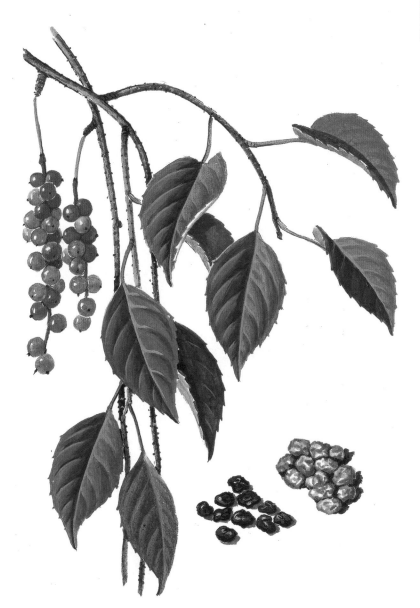

验方集萃

1. 气阴虚而汗多口渴：五味子 6 克，人参 5 克，麦冬 15 克，水煎服。

2. 久咳虚喘：五味子 6 克，山茱萸 10 克，熟地黄、山药各 15 克，水煎服；或人参 10 克，蛤蚧 1 对，五味子 6 克，研末，每次 5 克，每日 2 次。

《饮膳正要》记载，莲子粥，治心志不宁，补中强志，聪明耳目。莲子一升，去心，煮熟，研如泥，与粳米三合，作粥，空腹食之。

莲子

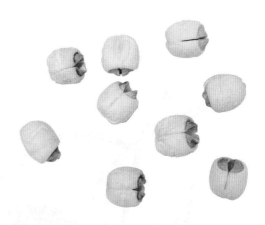

来源产地 为睡莲科植物莲 Nelumbo nucifera Gaertn. 的干燥成熟种子。主产于湖南、湖北、福建、江苏、浙江、江西。

性味功效

甘、涩，平。补脾止泻，止带，益肾涩精，养心安神。用于脾虚泄泻，带下病，遗精，心悸失眠。

用法用量

煎服，6~15 克。

饮片特征

略呈椭圆形或类球形，长 1.2~1.8 厘米，直径 0.8~1.4 厘米。表面浅黄棕色至红棕色，有细纵纹和较宽的脉纹。一端中心呈乳头状突起，深棕色，多有裂口，其周边略下陷。质硬，种皮薄，不易剥离。子叶 2，黄白色，肥厚，中有空隙。气微，味甘、微涩。

品质要求

以个大饱满、无抽皱、无破碎、色棕黄、质坚实者为佳。

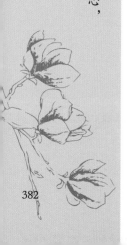

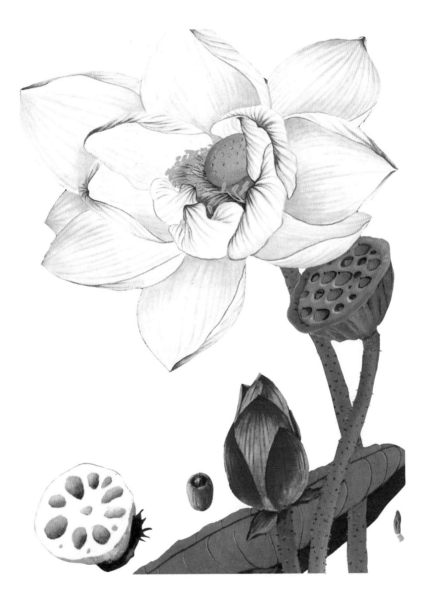

验方集萃

1. 遗精、遗尿、白浊、带下病：莲子15克或莲须5克，沙苑子、金樱子、鹿角霜各15克，水煎服。

2. 久泻、食少：莲子50克，胡椒10克，炖猪肚服；如小儿食少，莲子、芡实、山药、茯苓各适量，炒黄研末，每次1小匙，炖米粉食用。

《遵生八笺·饮馔服食笺》记载，芡实粥，用芡实去壳三合，新者研成膏，陈者作粉，和粳米三合，煮粥食之。益精气，强智力，聪耳目。

芡实

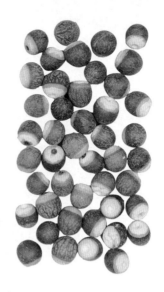

来源产地 为睡莲科植物芡 *Euryale ferox* Salisb. 的干燥成熟种仁。主产于山东、江苏、安徽、湖南、湖北、四川。

性味功效
甘、涩，平。益肾固精，补脾止泻，除湿止带。用于遗精滑精，遗尿尿频，脾虚久泻，白浊，带下病。

用法用量
煎服，9~15 克。

饮片特征
芡实 呈类球形，多为破粒，完整者直径 5~8 毫米。表面有棕红色内种皮，一端黄白色，约占全体 1/3，有凹点状的种脐痕，除去内种皮显白色。质较硬，断面白色，粉性。气微，味淡。

麸炒芡实 形如芡实，表面黄色或微黄色。味淡、微酸。

品质要求
以粒完整、饱满、断面白色、粉性足、无碎末者为佳。

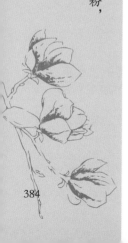

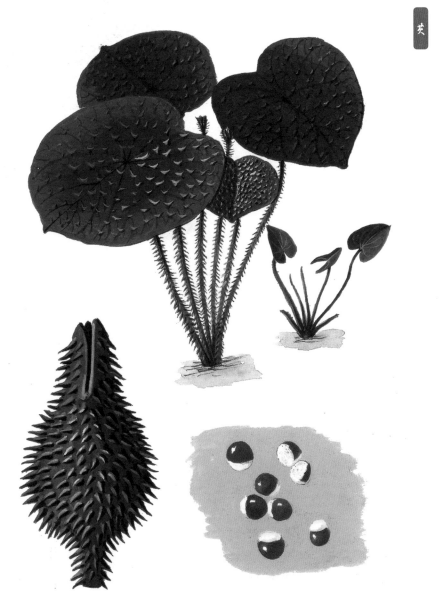

芡

验方集萃

1. 小儿疳积：芡实 15 克，陈皮 3 克，猪肚 1 个，炖烂食用。

2. 遗精、小便不禁：芡实、金樱子各 15 克，莲须 10 克，水煎服。

3. 脾虚泄泻、食少：芡实、白术、党参、山药各 12 克，陈皮、山楂各 8 克，水煎服；

或莲子、芡实各 20 克，煮粥食用。

《调疾饮食辩》记载，金樱子粥，先用金樱子煮浓汁，布巾滤去渣，入米煮粥。主肾虚精滑，泻利脱肛，妇人产后子肠不收。

金樱子

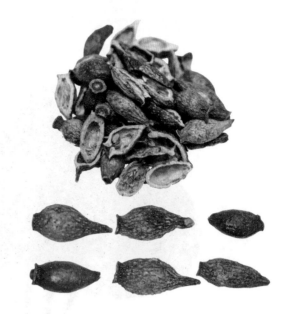

来源产地

为蔷薇科植物金樱子 *Rosa laevigata* Michx. 的干燥成熟果实。主产于江苏、安徽、浙江、江西、福建、湖南、广东、广西。

性味功效

酸、甘、涩，平。固精缩尿，固崩止带，涩肠止泻。用于遗精滑精，遗尿尿频，崩漏带下，久泻久痢。

用法用量

煎服，6~12克。

饮片特征

呈倒卵形纵剖瓣。表面红黄色或红棕色，有突起的棕色小点。顶端有花萼残基，下部渐尖。花托壁厚1~2毫米，内面淡黄色，残存淡黄色绒毛。气微，味甘、微涩。

品质要求

以个大、肉厚、色红、有光泽、去净毛刺者为佳。

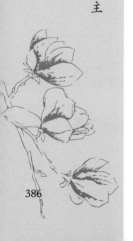

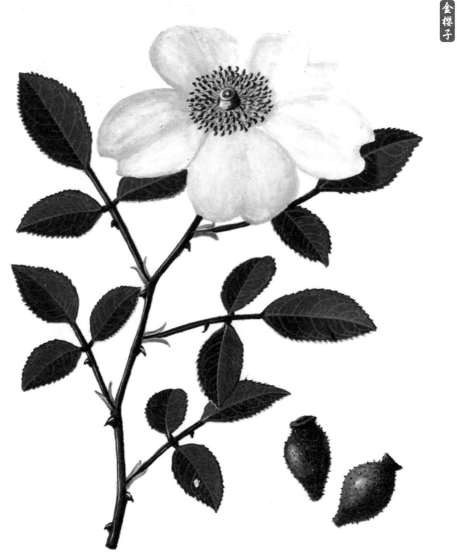

验方集萃

1. **遗尿、多尿**：鲜金樱子 30 克，益智 9 克，水煎服。

2. **脱肛、子宫下垂**：金樱子、黄芪各 30 克，升麻 15 克，小母鸡 1 只，将药纳入鸡腹中，炖熟，食鸡肉喝汤。

3. **带下病**：金樱子或金樱子根 1000 克，煎煮去渣，文火熬成膏，每次 15 克；或鲜金樱子花 30 克，鸡蛋炖服。

乌梅

《居家必用事类·饮食》记载，醍醐汤，止渴生津。乌梅一斤，槌碎，用水两大碗同熬，作一碗，澄清，不犯铁器；缩砂半斤，碾；白檀末二钱；麝香一字，蜜五斤。上将梅水、缩砂、蜜三件，一处于石器内熬之，候赤色为度。冷定，入白檀、麝香。

来源产地 为蔷薇科植物梅 *Prunus mume* (Sieb.) Sieb. et Zucc. 的干燥近成熟果实。主产于重庆、四川、福建、浙江、云南，以福建、浙江为道地。

性味功效

酸、涩，平。敛肺，涩肠，生津，安蛔。用于肺虚久咳，久泻久痢，虚热消渴，蛔厥腹痛，呕吐。

用法用量

煎服，6~12 克。

饮片特征

乌梅　呈类球形或扁球形，直径 1.5~3 厘米。表面乌黑色或棕黑色，皱缩不平，基部有圆形果梗痕。果核坚硬，椭圆形，棕黄色，表面有凹点。种子扁卵形，淡黄色。气微，味极酸。

乌梅肉　性状如乌梅。无果核。

乌梅炭　形如乌梅，皮肉鼓起，表面焦黑色。味酸略有苦味。

品质要求

以个大、肉厚、柔润、味极酸者为佳。

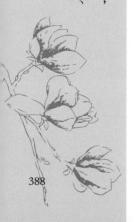

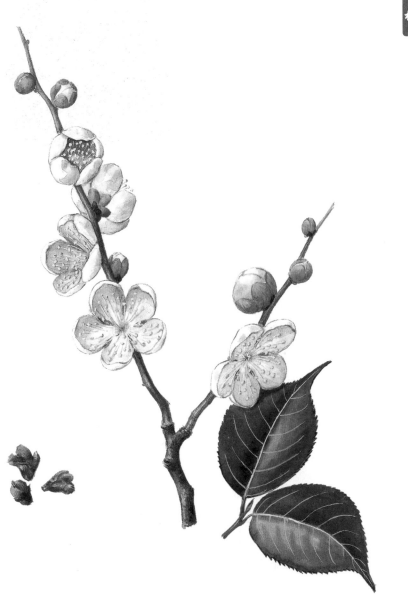

验方集萃

1. 小儿慢性腹泻：乌梅肉（炒炭）、神曲各10克，研末，炖服，每次3~5克。

2. 久咳无痰或少痰：乌梅肉9克（焙干），罂粟壳3克，共研末，睡前用蜜水送服。

3. 慢性结肠炎：乌梅15克，水煎加适量冰糖，每日1剂，当茶饮。

山茱萸

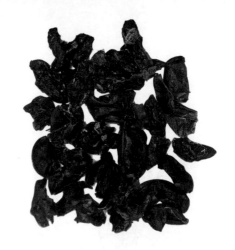

《遵生八笺·饮馔服食笺》记载，山茱萸粥，作面亦可。采，去皮，捣研为泥粉。每用一盏，入蜜二匙，同炒令凝，揉，同粥搅食。

来源产地 为山茱萸科植物山茱萸 *Cornus officinalis* Sieb. et Zucc. 的干燥成熟果肉。主产于河南、浙江、陕西、四川，以浙江淳安、临安、桐庐为道地。

性味功效

酸、涩，微温。补益肝肾，收涩固脱。用于眩晕耳鸣，腰膝酸痛，阳痿遗精，遗尿尿频，崩漏带下，大汗虚脱，内热消渴。

用法用量

煎服，6~12 克。

饮片特征

山茱萸 呈不规则的片状或囊状，长 1~1.5 厘米，宽 0.5~1 厘米。表面紫红色至紫黑色，皱缩，有光泽。顶端有的有圆形宿萼痕，基部有果梗痕。质柔软。气微，味酸、涩、微苦。

酒萸肉 形如山茱萸，表面紫黑色或黑色，质滋润柔软。微有酒香气。

品质要求

以肉厚、柔软、色紫红者为佳。

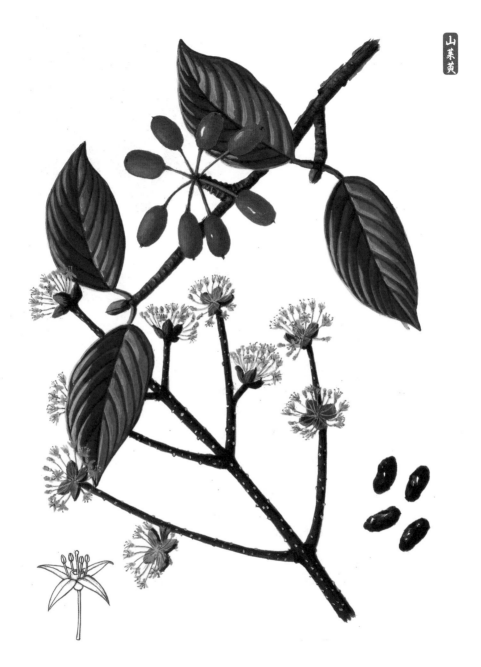

山茱萸

验方集萃

1. **遗精、尿频、遗尿**：山茱萸、鹿角霜各12克，金樱子、鸡内金各10克，水煎服。

2. **崩漏、月经过多（色淡清稀）**：山茱萸、乌贼骨、棕榈炭各10克，黄芪15克，水煎服。

《调疾饮食辩》记载，覆盆子固补肾上药。

覆盆子

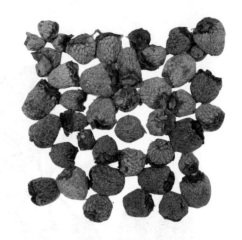

来源产地 为蔷薇科植物华东覆盆子 *Rubus chingii* Hu 的干燥果实。主产于浙江、福建、安徽、江西。

性味功效

甘、酸，温。益肾固精缩尿，养肝明目。用于遗精滑精，遗尿尿频，阳痿早泄，目暗昏花。

用法用量

煎服，6~12 克。

饮片特征

为聚合果，由多数小核果聚合而成，呈圆锥形或扁圆锥形，高 0.6~1.3 厘米，直径 0.5~1.2 厘米。表面黄绿色或淡棕色，顶端钝圆，基部中心凹入。宿萼棕褐色，下有果梗痕。小果易剥落，每个小果呈半月形，背面密被灰白色茸毛，两侧有明显的网纹，腹部有突起的棱线。体轻，质硬。气微，味微酸涩。

品质要求

以颗粒完整、色黄绿、质坚实、具酸味者为佳。

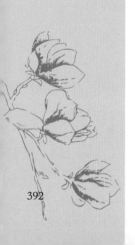

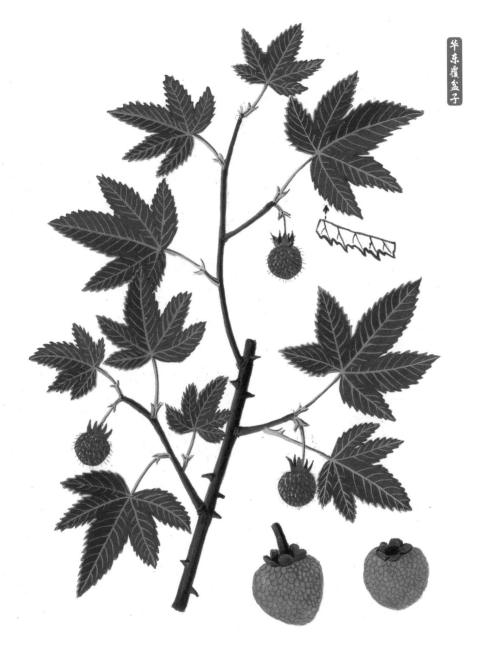

华东覆盆子

验方集萃

1. **遗精滑精、遗尿、尿频**：覆盆子 15 克，焙干研末服；或覆盆子、山茱萸、芡实各 15 克，益智仁、鸡内金各 10 克，水煎服。

2. **阳痿不育**：覆盆子 60 克，雄蚕蛾 10 克，人参 15 克，蛤蚧 1 对，焙干研末，浸入白酒 1000 毫升，每次 5~20 毫升，每日 2 次。

《本草医旨食物类》记载，乌贼鱼干者名明鱼鲞，骨名海螵蛸。生东海池泽，形若草囊，口在腹下，八足聚生于口旁，其背上只有一骨。

海螵蛸

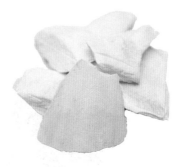

来源产地 为乌贼科动物无针乌贼 *Sepiella maindroni* de Rochebrune 或金乌贼 *Sepia esculenta* Hoyle 的干燥内壳。无针乌贼主产于浙江、江苏、广东。金乌贼主产于辽宁、山东。

性味功效

咸、涩，温，收敛止血，涩精止带，制酸止痛，收湿敛疮。用于吐血衄血，崩漏便血，遗精滑精，赤白带下，胃痛吞酸；外治损伤出血，湿疹湿疮，溃疡不敛。

用法用量

煎服，5~10 克。外用适量，研末敷患处。

饮片特征

多为不规则形或类方形小块，类白色或微黄色。体轻，质松，易折断，断面粉质，显疏松层纹。气腥，味微咸。

品质要求

以块大、色白、洁净者为佳。

验方集萃

1. **湿疹、疮疡不敛**：海螵蛸适量，研末，外敷。

2. **鼻出血、外伤出血、拔牙出血等**：海螵蛸适量研细末，外敷。

3. **胃、十二指肠溃疡，胃痛吐酸水**：海螵蛸、浙贝母、延胡索各 10 克，甘草 5 克，研细末，每次 5 克，开水冲服。

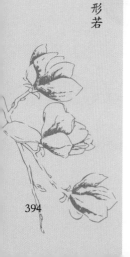

中药材名笔画索引